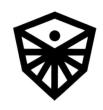

多元計算解剖学の
基礎と臨床への応用

編著：橋爪 誠

誠文堂新光社

目 次

序　　発刊にあたって：MCA-based Medicine の創出 ･････････････････ 007

第1章　新学術領域「多元計算解剖学」序論 ･･････････････････ 009
　　「多元計算解剖学」序論 ･･･････････････････････････ 010

第2章　多元計算解剖学の基礎（多元計算解剖学を支える技術）･････ 017
　　1. 多元計算解剖学の目的 ･････････････････････････ 018
　　2. 生体画像技術 ･･･････････････････････････････ 022
　　3. ミクロ3次元画像化技術 ･･･････････････････････ 028
　　4. 4次元画像化技術 ･･･････････････････････････ 034
　　5. 人体画像データベース技術 ･･･････････････････････ 042
　　6. 数理学的・統計学的アプローチ技術 ･･･････････････ 050
　　7. 多重解像度解析 ･･････････････････････････････ 056
　　8. 時空間統計モデル化技術 ･･･････････････････････ 062
　　9. 解剖と機能をつなぐ多元計算解剖モデル ･･･････････ 068
　　10. 臓器と病変の画像認識技術 ･･････････････････････ 076
　　11. 手術支援ロボットと術中生体情報計測 ･･･････････････ 082
　　12. ディープラーニングによる医用画像解析 ･･･････････ 088

第3章　多元計算解剖学の学術展開 ･････････････････････ 097
　　解剖学・微細形態学への学術展開
　　1. 解剖学的ランドマークの自動認識 ･･････････････････ 098
　　2. 時空間統計形状モデルを用いた発達障害発症リスク評価 ･････ 104
　　3. ヒト発生研究への応用と進化発生学への展開 ･･････････ 112
　　4. ヒト胎児の発達過程の解析 ･･･････････････････････ 118
　　5. Autopsy imaging における診断支援 ･･･････････････ 124

　　病理学への学術展開
　　6. 多重線形スパースコーディングによる多時相CT画像に基づく
　　　類似肝腫瘍性病変症例検索 ･･････････････････････ 130
　　7. 深層学習を用いた肺がん、膵がんの病理組織画像からのモデル ･････ 138
　　8. 空間統計指標による肝小葉内の類洞と毛細胆管網の形態解析 ･･･ 146

生理学への学術展開

9. 肺機能評価 ･･･････････････････････････････････ 152

10. 電気・磁気刺激による脳機能診断 ･･････････････ 160

11. 光コヒーレンストモグラフィー・OCT ･･･････････ 166

画像診断学への学術展開

12. 脳MRI解析技術 ･･･････････････････････････････ 174

13. 機能画像と認知症 ･････････････････････････････ 182

14. 5-ALA脳腫瘍イメージングと手術 ･･･････････････ 186

超音波医学への学術展開

15. 粘弾性画像化システム ･････････････････････････ 192

16. リアルタイム病理診断と物性モデルの構築 ･･････ 200

17. 超音波・光伝播モデルと組織性状・機能の評価 ･･ 208

第4章 多元計算解剖学の臨床研究への応用 ･････････････ 215

1. 画像診断学への臨床応用 ･･･････････････････････ 216

2. 脳科学への臨床応用；脳機能標準アトラスと未来予測手術 ･･ 222

3. 胸部外科への臨床応用；Micro-CTと肺 ･･････････ 228

4. 腹部外科学への臨床応用；肝臓 ･････････････････ 234

5. 整形外科学への臨床応用；筋骨格系 ･････････････ 242

6. 小児外科学への臨床応用 ･･･････････････････････ 248

7. 循環器内科学への臨床応用；心臓 ･･･････････････ 256

8. 腫瘍内科・外科学への臨床応用；膵臓がん ･･･････ 262

9. 消化器内科への臨床応用1；共焦点内視鏡を用いた消化管神経叢の観察法 ･･･ 270

10. 消化器内科への臨床応用2；大腸内視鏡への診断支援システム ･･････ 276

11. 分子遺伝学への応用；Radiomicsと脳腫瘍の分子遺伝学 ･･ 282

12. ロボット工学への応用 ･････････････････････････ 288

第5章 多元計算解剖学の将来展望「生きた人体の総合理解にむかって」 295

人材育成と組織改革 ･･････････････････････････････ 296

索 引 ･･･････････････････････････････････････ 300

＊本文の図表は、出典・引用元のオリジナリティを保持するため、
原則的に各項目執筆者より提供のあった図版データを加工せず掲載しています。

分担執筆者一覧

第1章	橋爪誠	九州大学大学院医学研究院多元計算解剖学国際研究センター教授
第2章-1	増谷佳孝	広島市立大学大学院情報科学研究科教授
第2章-2	縄野繁	国際医療福祉大学医学部教授
第2章-3	仁木登	徳島大学大学院社会産業理工学研究部特命教授
	河田佳樹	徳島大学大学院社会産業理工学研究部教授
第2章-4	鈴木直樹	東京慈恵会医科大学高次元医用画像工学研究所教授
	服部麻木	東京慈恵会医科大学高次元医用画像工学研究所准教授
	神保教広	筑波大学医学医療系小児外科・土浦協同病院小児外科
第2章-5	森健策	名古屋大学大学院情報学研究科教授
第2章-6	本谷秀堅	名古屋工業大学大学院工学研究科教授
第2章-7	井宮淳	千葉大学総合情報センター教授
第2章-8	清水昭伸	東京農工大学大学院工学研究科教授
第2章-9	佐藤嘉伸	奈良先端科学技術大学院大学情報科学研究科教授
	大竹義人	奈良先端科学技術大学院大学情報科学研究科准教授
	横田太	奈良先端科学技術大学院大学情報科学研究科助教
第2章-10	藤田広志	岐阜大学工学部電気電子・情報工学科／大学院医学系研究科教授
	周向栄	岐阜大学工学部電気電子・情報工学科／大学院医学系研究科助教
	原武史	岐阜大学工学部電気電子・情報工学科／大学院医学系研究科准教授
第2章-11	小林英津子	東京大学大学院工学系研究科准教授
第2章-12	木戸尚治	山口大学大学院創成科学研究科教授
	間普真吾	山口大学大学院創成科学研究科准教授
第3章-1	花岡昇平	東京大学医学部附属病院放射線科特任講師
第3章-2	小橋昌司	兵庫県立大学大学院工学研究科教授
第3章-3	勝部元紀	京都大学大学院医学研究科博士課程
	山田重人	京都大学大学院医学研究科教授
	巻島美幸	京都大学大学院医学研究科博士研究員
第3章-4	高桑徹也	京都大学大学院医学研究科教授
第3章-5	清水昭伸	東京農工大学大学院工学研究科教授
第3章-6	陳延偉	立命館大学情報理工学部教授

	王建	立命館大学情報理工学部
第3章-7	小野直亮	奈良先端科学技術大学院大学情報科学研究科准教授
第3章-8	昌子浩登	関西学院大学理工学部准教授
第3章-9	田中利恵	金沢大学医薬保健研究域准教授
第3章-10	平田晃正	名古屋工業大学大学院工学研究科教授
第3章-11	西澤典彦	名古屋大学大学院工学研究科教授
第3章-12	伊藤康一	東北大学大学院情報科学研究科助教
第3章-13	木村裕一	近畿大学生物理工学部生命情報工学科教授
第3章-14	羽石秀昭	千葉大学フロンティア医工学センター教授
第3章-15	菅幹生	千葉大学フロンティア医工学センター准教授
第3章-16	山口匡	千葉大学フロンティア医工学センター教授
第3章-17	椎名毅	京都大学大学院医学研究科教授
第4章-1	仁木登	徳島大学大学院社会産業理工学研究部特命教授
	鈴木秀宣	徳島大学大学院社会産業理工学研究部助教
第4章-2	田村学	東京女子医科大学大学院非常勤講師
第4章-3	中村彰太	名古屋大学大学院呼吸器外科学病院講師
第4章-4	大城幸雄	筑波大学医学医療系消化器外科・臓器移植外科講師
	大河内信弘	筑波大学医学医療系消化器外科・臓器移植外科教授
第4章-5	菅野伸彦	大阪大学大学院医学研究科運動器医工学治療学寄附講座教授
	高尾正樹	大阪大学大学院医学研究科運動器医工学治療学寄附講座講師
第4章-6	家入里志	鹿児島大学学術研究院医歯学総合研究科教授
第4章-7	原口亮	兵庫県立大学大学院応用情報科学研究科准教授
第4章-8	大内田研宙	九州大学病院消化管外科講師
第4章-9	炭山和毅	東京慈恵会医科大学内視鏡科教授
第4章-10	森悠一	昭和大学横浜市北部病院消化器センター助教
第4章-11	木下学	大阪国際がんセンター脳神経外科部長
第4章-12	荒田純平	九州大学大学院工学研究院准教授
第5章	橋爪誠	九州大学大学院医学研究院多元計算解剖学国際研究センター教授

序．発刊にあたって；MCA-based Medicineの創出

　多元計算解剖学（Multidisciplinary Computational Anatomy, MCA）は、近年の計算科学の急速な発展に伴い、従来計測不可能であった医用画像データを用いて、人体の総合的理解を深化させ、基礎科学の発展と革新的医療の発展に貢献することを目指した新しい学問領域である。多元計算解剖学では、医用画像の背景にある時間、空間、機能、病理軸上の情報との関係を数理統計学的に記述し、多元計算解剖モデルを確立することで、より普遍的な理論体系の確立を目指している。多元計算解剖学を新学術領域として今後さらに発展させ、国際的に広く認知させるには、情報工学や、計算科学、統計学、形状工学、医学、生体医工学など、多くの異分野の研究者や海外の国際拠点研究者との国際交流の推進と、課題解決型グローバル人材育成のための学際的基盤構築が必須である。

　本書は、文部科学省の平成26年度新学術領域研究に「多元計算解剖学」が採択されたのを契機に、国内外に本分野の裾野を広げ、「多元計算解剖学の概念と今後の展開」について理解が深まることを目的に企画し、多くの図を用いて平易に解説した。

　多くの異分野の研究者や臨床医がこの分野に興味をもって参入し、多元計算解剖学がライフサイエンスの基盤として学理構築され、多元計算解剖学に基づいた未来医療（MCA-based Medicine）が広く国際的に展開され、生命科学の発展と健康社会の構築に貢献することを願っている。本書が新学術領域「多元計算解剖学」の更なる発展への端緒となれば幸いである。

新学術領域「多元計算解剖学」領域代表
九州大学大学院医学研究院多元計算解剖学国際研究センター
九州大学先端医療イノベーションセンター
橋爪　誠

第1章
新学術領域「多元計算解剖学」序論

「多元計算解剖学」序論

1.「多元計算解剖学」序論

新学術領域の創成

　多元計算解剖学[1]は、医用画像を介して「人体の総合的理解」を深めることを目的とした新学術領域である。具体的には、ヒトの胎児から死亡時までの時間軸上の身体の変化や、病気の進行、腫瘍の増大、身体の機能上の変化や、病変部位の病理学的変化など、時間、空間、機能、病理軸上の情報の変化を数理統計学的に記述し、より普遍的な「多元計算解剖モデル」を確立する。このモデルを確立し、ダイナミックな生きたヒトの解剖をより深く理解できるようにするために、各種モダリティの医用画像情報を、生化学や、生理学、生物学、物理学的アプローチからみた情報に変換する。あるいは、分子レベルから細胞や組織レベルまでの変化を、マクロの現象からミクロの現象までの変化としてシームレスな情報に変換することで、時間、空間や機能軸上の情報を形態情報の変化として表現する。経時的な変化から統計学的に近未来の時空間における姿・形・機能を予測できるモデルを構築する。個々の時点やレベルにおける姿・形を投影したあるモダリティの医用画像に、時間軸上の情報や、空間位置情報、機能情報を統一した言葉で注釈としてタグを付ける。この作業をアノテーションと呼ぶ。次に仮想空間上で軸（次元）を一致させ、経時的な変化を数理統計学的な数式として記述する。例えば、胃がんや肝臓がん患者のCT画像や、MRI、超音波画像、内視鏡画像、病理画像など、検索の目的に応じてモダリティ間の相関関係を数式として記述することで、異なる画像情報から、がんの質的診断や、浸潤範囲、予後予測など臨床的意義を確率論的に推論することができる。さらに、ヒトの成長や病態の経時的変化を示す医用画像を4次元表示することで、人の成長やがんの進展の理解を助けることができる。従来計測できなかった画像上の特徴を情報として抽出し、全く新しい角度からの情報を提供することで、より新しい発想による病態の解明、革新的診断方法や治療方法の発明に貢献できる。本領域の創成には、情報工学や、計算科学、統計学、形状工学、医学、生体医工学など数多くの異分野の研究者がもつ知識や経験が必要で、領域横断的な研究によって初めて成立する学問領域なのである。

医用画像の多元化

　小畑らによる計算解剖学[2]では、"正常成人"の人体の臓器構造を統計的に記述した「計算解剖モデル」を構築することで高精度に医用画像を理解できるようになった。これは高精細な3次元情報であるX線CT画像の大量データの数理統計解析に基づいており、近年の医用イメージング技術の進歩と情報学の融合した成果である。

　その画像情報を最大限に有効活用する方法論は、X線CT画像のみならず、MRI、超音波画像、病理学の光学顕微鏡画像、外科領域の術中内視鏡画像、PETなどの各種機能画像など、日常診療で利用されている様々な画像に対しても適用可能である。これら多様な画像は、従来の計算解剖学の対象画像を空間、時間、機能、病理の4つの軸において多元化したものといえる。多元計算解剖学では、これらに対する個別モデルの構築ではなく、全ての多元情報を「多元計算解剖モデル」としてシームレスに融合させることにより、個別の画像理解にとどまらず、ダイナミックな生きた人体解剖の総合的理解を支援することができるようになる。（図1.1）

多元かつ精緻な数理統計モデル

　同様に人体の総合的理解を目的とする新しい学問領域としてPhysiomeがある[3]。Physiomeがゲノム・タンパクから細胞、組織、臓器へボトムアップで「生

第1章 新学術領域「多元計算解剖学」の応用展開

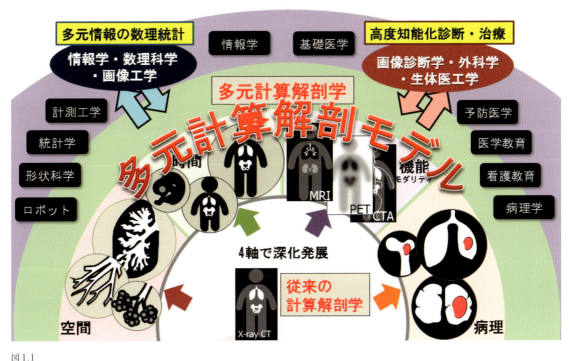

図1.1
多元計算解剖学の創成：新しい学問領域創成のためには、多くの異分野の横断的融合が必要である。

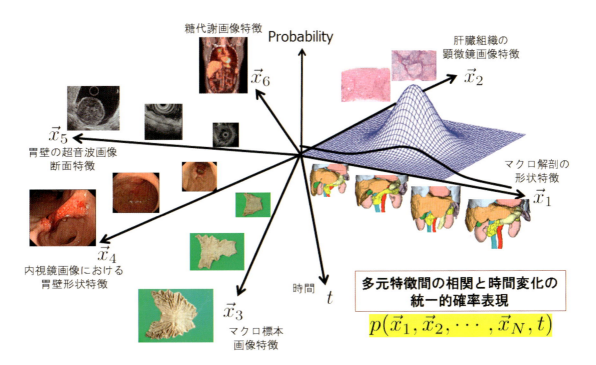

図1.2
多元計算解剖モデルの概念図：4つの軸、すなわち時間、空間、機能、病理軸上の情報の変化を普遍的数理統計モデルとして確立することで、多元間の予測・推計が可能となる。

011

命現象の理解」を目指すのに対し、臓器形状の数理統計モデルを出発点として、これを空間、時間、機能、病理の4つの概念において多元化する計算解剖学のアプローチは相補的役割を果たす。以下にこの4つの軸の概念について説明する（図1.2）。

1) 時間軸：診断時、治療時、死亡時などの限られた時点の単位に加え、秒単位から、数年、生涯レベルまでの期間における時間の単位を対象とする。これにより胎児や乳幼児期の臓器の発達、疾患発生、治療予後などを予測できる生体シミュレーションモデルを構築する。多元計算解剖モデルを用いた診断・治療の最適化から、予後予測、予防医学への応用展開までを扱う。

2) 空間軸：顕微鏡画像、マイクロCT、MRIなどの各種画像を対象に加え、階層構造を持つ人体構造のマクロ構造からミクロ構造までをシームレスに取り扱うことにより、多元計算解剖モデルによる人体の統計的記述を臓器レベルから細胞レベルまで到達させる。

3) 機能軸：X線CT画像に加え、MRI、超音波画像、PETなどの各種モダリティによる医用画像は、異なる生化学、物理学、生理学、生物学的現象に基づいた生体の機能情報を形（画像）として反映しており、各種モダリティのデータを用いて、マルチフィジックスな情報として融合する。これにより多元計算解剖モデルを構築し、計算機による人体解剖の総合的理解を目指す。

4) 病理軸：正常な臓器形状のみならず、病理構造における疾患の進行、悪性や良性に加えて変異や奇形など、様々な形状の変化を統計的に扱う理論およびモデルを構築する。これにより疾患の理解をさらに深め、より効果的な診断・治療法の創成につなげる。

以上のように、多元かつ精緻な数理統計モデルに基づき「人体解剖の総合的理解」を進めることは、高度に知能化された診断・治療法の創成およびその関連研究に繋がり、周辺及び関連分野の飛躍的な発展が期待される。

学際研究による人体の総合的理解

多元計算解剖学が目指す人体の総合的理解は、データ・モデル・アルゴリズムの3要素に依存する。データの時間、空間、機能、病理軸の多元化に見合うモデル・アルゴリズムの水準向上のため、複雑・多様・変化する人体を数理的に取り扱えるモデルと、それを用いた認識理解アルゴリズムを多様なデータを対象とした新たな視点から組織的に開発する必要がある。これにより、（1）計算解剖学の学理の再構築と強化、（2）高次元のモデリング技術と認識理解技術の基盤構築への貢献、（3）高度な数理モデルに基づく新しい診断・治療法の開発と、これに伴う新しい数理理論、数理的手法の発展への貢献、（4）生体シミュレーション、手術機器など、生体医用工学など幅広い分野への波及と、水準向上・強化につながり、特に医・理・工融合分野の学際研究を加速する効果が期待できる。（図1.3）

国内外の研究動向

1. 人体生理および解剖の階層的計算モデル

1) 人体生理の階層的計算モデル（Physiome）：Physiome系で最も大規模なプロジェクトとして欧州の仮想生理人体[3]がある。人体のマルチスケール時空間シミュレーションが研究されており、心臓においてモデル化が進んでいる。国内でも「ミクロからマクロへ階層を超える秩序形成のロジック」や「多階層生体機能学」などの関連するプロジェクトがあるが、臨床展開に不可欠のマクロからミクロまでの解剖学的関連付けは弱い。

2) Connectome（脳結合の階層的計算解剖モデル[4]）に関連する研究動向：脳の領野（マクロ）からニューロン（ミクロ）の各レベルでの神経結合

第1章　新学術領域「多元計算解剖学」の応用展開

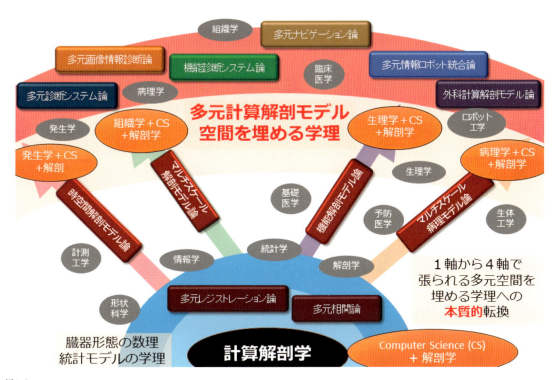

図1.3
多元計算解剖学の学理。

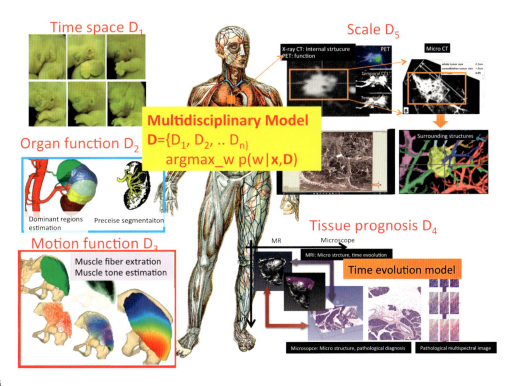

図1.4
生体シミュレーション：多元計算解剖学は益々進化し、多元軸での生体シミュレーションが可能となり、医用画像の総合的理解と未来予測が可能となる。

013

状態の網羅的解明を目指しており、欧米で脳科学と医用画像を融合した複数のプロジェクトがある。「脳」の解剖のみならず、「体幹部」においてもマクロからミクロにいたる階層的な解剖構造のモデル化は、未来医療の研究開発にとって必須であるが、まだ確立されていない。

2. 診断治療支援のための生体・疾患の多元データベース・計算モデル

米国の The Cancer Genome Atlas（TCGA）[5] では、ゲノム、病理画像、マクロ臨床画像のデータベース（DB）を構築している。貴重なDBではあるが、マクロからミクロへの関連付けを十分に行えるDBではない。国内でも多元的ながんの診断治療の数理モデルを扱った「がんの先端的診断、治療、予防法の開発」プロジェクトはあるが、人体解剖や機能のモデル化に基づく診断治療のモデル化はない。

3. 医用画像解析および診断支援・治療システム

1）米国ADNI（Alzheimer's Disease Neuroimaging Initiative[6]）：米国UCLAの脳神経イメージング研究所を中心に、アルツハイマー病早期診断を目的として、1,000症例近くのMRI/PET、ゲノム、および種々の検査結果の多元DBを整備・提供し、革新的早期診断法の開発を目指している。このADNIは技術的な観点からは、「脳」への応用に先鋭化しており、「体幹部」の臓器については、DBのみならずアルゴリズム的にも新しい技術開発が必要である。

2）全米医用画像解析連合（NAMIC, National Alliance for Medical Image Computing[7]）：米国NIHの助成金により、複数の研究機関が画像解析の基礎から臨床での実用化まで一貫して取り組む体制を整え、画像解析の研究成果を医学研究の強化に直結させることを目的としている。NAMICは、人体の普遍的な解剖モデルよりも画像解析ソフトウエアの臨床応用に重点が置かれている。

3）IBM Watson[8] 専門家意思決定支援：IBMでは、自然言語処理とビッグデータを利用したDB検索を組み合わせた質問応答システムを開発し、人間のクイズ王を超える能力を有することを実証した。その医療応用として、医学文献のDBに基づいて、医師の能力を超える意思決定を行うシステムを開発している。そのIBM Watsonが、白血病患者の診断と適切な治療法の提案をし、患者の命を救った。しかし、テキスト情報のみを利用しており、画像などのパターン情報は利用していない。

4）人工知能：最近ではコグニティブ・コンピューティング・システムとして自然言語を理解し、人間の意思決定を支援するだけにとどまらず、非構造情報を認識し、特徴量を抽出するディープラーニングを用いた認識能力の向上で、人工知能AlphaGo[9] が囲碁のプロ棋士に完勝したことは画期的な事件である。この技術を医用画像の認識に応用し、消化器内視鏡画像や病理画像、放射線画像などの臨床診断支援機器開発が世界中で始まっている[10]。

4. 情報科学と医学の融合領域に関する我が国の動向

情報科学と医学の融合を目指したプロジェクトは従来散見されるが、基礎生命科学・基礎医学との融合に重きが置かれ、臨床医学との関連が薄い。また、数学と臨床医学との融合研究を試みたプロジェクトはあるが、臨床医学の基盤となりうる普遍性のある数理モデルの提案には至っていない。

本領域の発展のためには、学部教育や、大学院教育、さらには国内外の研究施設間の人材交流、学会間交流など情報工学や、計算科学、統計学、形状工学、化学、物理学、生物学、医学、生体医工学など異分野の領域の研究者が、多くの知識と経験をベースとしてぶつかり合い、話し合い、新しい未知の世界を探索するなどして、新しい領域を創出することが必要である。

5. 国際学会での動向

多元計算解剖学は、電子情報通信学会の医用画像研究会、日本医用画像工学会、日本コンピュータ外科学会、日本生体医工学会などの国内主要学会のほか、IEEE-EMBC、CARS、MICCAI、IPCAI、SPIEなどの世界トップの国際学会においてもその革新性や、新産業創出における核をなすものと認識され、国際シンポジウムの新設や、関連学会での演題数の増加、また、IJCARSやMedical Image Analysisなど世界トップの国際学会誌における論文数の増加に反映されている。

MCA-based Medicineの創出

新学術領域「多元計算解剖学（Multidisciplinary Computational Anatomy, MCA）」創出の重要な目的は、CTやMRI、超音波など多くのモダリティに対応し、ミクロからマクロまでの空間軸、胎児から乳幼児、青少年期、成人、老人、死後の時間軸、病変や疾患などの病理軸など、時空間を超えた多元軸での観察や理解を可能とし、ダイナミックな生命の構造と機能に関する領域横断的な基礎学問体系の確立である（MCA-based Medicineの創出）。これにより医師の能力に制限されることなく、臨床現場に必須の複雑かつ膨大なデータに基づく数理統計モデルに基づいた高度に知能化された診断治療システムが構築され、世界の健康社会の構築とライフサイエンスの発展に貢献できる（図1.4）。

平成25年6月7日閣議決定された科学技術イノベーション総合戦略の中では、健康格差がなく、病気や怪我をしても、治療や病態・障害の緩和により速やかに社会復帰ができ、安心して生活ができることが望まれている。そのための取り組みとして国際社会の先駆けとなる健康長寿社会の実現が挙げられている。さらにその重点的な取り組みとして、がんの革新的予防・診断・治療法の開発と、医薬品、医療機器分野の産業競争力強化、最先端技術の実用化研究の推進が記載されている。これらが目指すところは、多元計算解剖学が目指す永続的なイノベーション創出のための基盤構築があって初めて成り立つものである。これは、現在の医療における問題点を解決するだけでなく、新たな産業の創出に繋がり、国際競争力の強化は、社会的・経済的に大きなインパクトとなり、我が国の経済成長に大きく寄与する。学術的にも医学だけでなく、情報学や工学などの垣根を超えた新たな学問が生み出される。その波及効果は大きく、幅広い学術分野の向上や強化につながる。本新学術領域の教育モデルは、実臨床への応用のみならず、生物を対象とする科学教育の在り方など多方面にわたって影響を及ぼし、科学の裾野を拡大し、科学技術に立脚した社会の基盤構築に極めて大きな波及効果が期待される。

［橋爪 誠］

参考文献
- [1] http://wiki.tagen-compana.org/mediawiki/index.php/Project_Overview
- [2] Hidefumi Kobatake and Yoshitaka Masutani: Computational Anatomy Based on Whole Body Imaging, Springer, 2017
- [3] http://physiomeproject.org/about/the-virtual-physiological-human
- [4] http://www.humanconnectomeproject.org/
- [5] https://cancergenome.nih.gov/
- [6] Alzheimer's Disease Neuroimaging Initiative（ADNI）http://adni.loni.usc.edu/
- [7] https://na-mic.org/index.html
- [8] https://www.ibm.com/watson/jp-ja/what-is-watson.html
- [9] https://deepmind.com/research/alphago/
- [10] Surgical data science, Nature Biomedical Engineering, 2017（in Press）

（ホームページはすべて参照2018-01-31）

第2章
多元計算解剖学の基礎
(多元計算解剖学を支える技術)

1. 多元計算解剖学の目的
2. 生体画像技術
3. ミクロ3次元画像化技術
4. 4次元画像化技術
5. 人体画像データベース技術
6. 数理学的・統計学的アプローチ技術
7. 多重解像度解析
8. 時空間統計モデル化技術
9. 解剖と機能をつなぐ多元計算解剖モデル
10. 臓器と病変の画像認識技術
11. 手術支援ロボットと術中生体情報計測
12. ディープラーニングによる医用画像解析

2.1. 多元計算解剖学の目的

多元計算解剖学とは？

「多元計算解剖学」とは、文字通り「計算解剖学」を多元的に拡張した学問領域といえるが、単なる拡張にとどまらず、大きな発展が期待されている。計算解剖学自体が比較的新しく、これをさらに拡張した多元計算解剖学も、これから発展が期待される新しい学問領域である。これらがどのような学問領域なのかを俯瞰し、理解しておくことは本書の内容を理解する上で重要であると思われる。よって本稿では、計算解剖学から始まり多元計算解剖学へ至った背景、およびこれらの学問領域における考え方を概説する。

計算解剖学

計算解剖学とは、計算機科学や数理科学、統計学の手法に基づく高度なデータ処理により旧来の解剖学における定量性や信頼性の徹底的な強化を行ったものであるといえる[1]。これは「計算物理学」、「計算天文学」や「計算生物学」などを含めた近年の科学技術と同様に、仮説に基づいた解析的なモデル構築に加え、大量のデータ処理や数値計算に基づいて対象の本質に迫るアプローチである。計算解剖学の対象データは、臓器や組織などの様々なスケールの生体内の構造物の形態に関するものが中心であり、これらを精密に取得可能なX線CTやMRI、顕微鏡などの画像機器と、大量のデータを高速に処理することのできる計算機の飛躍的な技術の発展によるところが大きい。

計算解剖学の大きな成果の一つは、各種臓器の統計的形状モデル（SSM: Statistical Shape Model）、すなわち主成分分析を中心とした統計的な手法に基づく形状表現[2]とその応用であろう。臓器の形状は細部に個体差があるものの、その概形は類似性が高く各個体の形状間のおおよその対応を決定するのは容易である場合が多い。その形状間の対応に基づき、個体差がありながら一定の傾向を持つ形状群を共通する成分に分解し、その合成で形状を表現するのがSSMである。生成されたSSMは特定の臓器について「ありそうな形」をコンパクトに表現したものであり、新たな画像データ中で臓器の認識を行う問題である臓器領域抽出の信頼性を高めることができる。すなわち、計算機による医用画像理解のための前駆知識の一表現としての役割をSSMが果たすことになる。SSMを利用した臓器の領域抽出は、各形状成分の合成における重みの決定を中心とした最適化問題に帰着される。さらに、臓器領域抽出の過程で得られる形状の各成分の重みは対象の個体特有の形状特徴を表しており、肝線維症などの臓器の形態変化を伴う疾患の診断支援にも利用できる[3]。

一方、対応関係を決定するのが容易ではない場合も存在する。特に「解剖学的破格」と呼ばれる個体間で構造のトポロジーが異なる場合、例えば椎骨の個数が違うなどの場合は対応決定が不可能である。これらの問題をいかに解決するかといった問題の解決も計算解剖学に含まれる。

以上のような解析の手法や考え方は、旧来の解剖学や「モルフォメトリ」と呼ばれる生体形態計測の延長上にあるが、X線CTやMRIなどの高精細かつ大量のデータ処理が可能となって初めて実現したものであり、計算解剖学の本質である。

本邦の「計算解剖学プロジェクト（※1）」は、成人健常者の大量のX線CTデータおよびSSMを中心とした数理的解析モデリング手法に基づき、臓器の形状・構造モデルである「計算解剖モデル」を構築し、さらにこれを医用画像理解ひいては診断・治療への展開を目指すものであった。海外でも、ADNI（Alzheimer's Disease Neuroimaging Initiative）プロジェクト[4]など、大規模データベースに基づく解剖学的構造の解析に関する研究は広く行われており、国

内外で計算解剖学の分野は発展し続けている。

計算解剖学の多元化

ここでは、計算解剖学の多元化がどのような意味を持つか、また多元計算解剖学の扱う対象が計算解剖学とどのように異なるかについて述べる。

一般に「多元化」とは、物事の要素あるいは考え方や視点を二つ以上に増やすことを意味する。この場合、「元」に相当するのは物事の要素、考え方や視点という概念的あるいは抽象的なものであるが、多元計算解剖学では「元」をデータの種類や属性を指すものと明確に定義する。これまでの計算解剖学のアプローチとは異なり、複数のスケール（分解能）、複数のモダリティ（画像種）、複数の時相（時刻～年齢など）、健常を含めた複数の病態、といった多様な画像データ群を同時に扱う。これは「スケール軸」、「機能（モダリティ）軸」、「時間軸」、「病理軸」といった概念でしばしば表される「軸」において異なる座標に位置する複数のデータを統一的に扱うことを意味する（※2）。また一般に、解剖学は正常な臓器や組織の形態や構造のみを取り扱うが、多元計算解剖学では疾患による病理組織・構造も対象に含む点が大きな特徴の一つであるといえる。

多元計算解剖学のためのデータ表現空間

計算解剖学および多元計算解剖学における元の概念は、上記の複数の軸で構成される空間で考えるとわかりやすい（図2.1.1）。この空間を「データ表現空間」と定義する。すなわちデータ表現空間での点が元であり、空間内の一点は、特定のスケール、モダリティ、時相、病態という種類や属性のデータを示している。ただし、複数患者のデータであっても同一の種類や属性を持つデータであれば空間内の一点に過ぎない。従来の計算解剖学では健常成人のCT腹部画像、アルツハイマー病患者の脳MRIなど、大量ではあるがデータ表現空間では単一の元で表されるデータ群を用い、特定の臓器形状や構造、特定の疾患という限定された対象を扱っていた。これに対し、多元計

算解剖学ではデータ表現空間内の多種多様なデータすなわち多元データ群により、人体の総合的な理解を目指す点が大きく異なる。

現時点までの多元計算解剖学プロジェクトでは、上記に挙げたスケール、機能、時間、病理の四つの軸を想定してデータ表現空間を構成しているが、例えば人種や居住地、生存した時代など、さらに新しい軸の追加によるデータ表現空間の拡張も可能である。また、各軸についても時間やスケールのように連続量を表す場合と機能や病理のように離散的なラベルを含む場合があるなど、様々な解釈や定義が成立することから学問領域全体として未開拓の部分も大きく、今後の発展が期待される。

データ表現空間から多属性データ空間へ

データ表現空間は、多元データを概念的に理解する上で重要であるが、定量的な解析や人体の理解につながるモデリングを行うには、さらにデータ処理を行う必要がある。すなわち、大量の画像データ間でのレジストレーション（位置合わせ）である。これは、従来の計算解剖学の扱う単元のデータ群でも必須であり、多数の個体のデータ間の対応付けを解剖学的ランドマーク[5]などにより行うことでSSMのようなモデルを構築することができた。多元計算解剖学では、さらに個体間だけでなく、同一の個体で異なるスケール、異なる時相、異なるモダリティなどのデータをすべてレジストレーションする必要がある。その結果、多元かつ多数の個体データ群が時空間で標準化された人体にマッピングされ、ある時空間座標(x,y,z,t)においては複数個体から得られた多属性のデータが分布する空間が新たに構成できる（図2.1.2）。

この人体を「時空間標準人体」と定義し、またその任意の点において構成されるデータの空間を「多属性データ空間」と呼ぶことにする。多元計算解剖学の究極の目的は、多元かつ多数の個体の画像データから人体そのものを理解する知見を見出し、ひいては診断や治療の高度化に貢献することである。そのためには、まず大量のデータ間のレジストレーションを経て時空間標準人体を構築し、次に各位置での多属性

データ空間に分布する多数のデータ群から一定の分布や法則を見出し、最終的に適切なモデリングを行う必要がある。その結果を「多元計算解剖モデル」と呼ぶことにすると、これは一種の仮想的な人体、仮想的な患者を表現しているモデルであるといえる。

多元計算解剖学の目指すところ

　最後に、計算解剖学と多元計算解剖学の差異や多元計算解剖学の目指すところを具体的な例によって明確にしておきたい。

　計算解剖学的アプローチでは、2群からなる対象の臨床画像データを解析し、それぞれの群から得られる特徴量の有意差を比較するような、いわゆる「群間比較」の研究が広く行われている。先に挙げたADNIのデータベースを使用し、アルツハイマー病（AD: Alzheimer's Disease）の患者データ群と健常者（コントロール）データ群の間で脳の各部位の体積をVBM（Voxel-based morphometry）[6]と呼ばれる解析手法で比較を行う研究がその典型例である。このアプローチは、各部位の体積の統計量（平均や標準偏差）により2群の間に有意差のある部位、すなわちADによる体積変化の大きい部位を同定することが目的の一つである。よって、疾患状態と健常状態という病理軸に沿った2元のデータを対象としていることから多元計算解剖学的なアプローチであるといえるが、以下の理由から不十分である。

　多元計算解剖学の目指すところは、人体そのものの理解に結びつくような疾患の発生や進行の機序までを含めた統合的なモデリングである。上記のアプローチは各群を独立にモデル化して比較しているに過ぎず、疾患の判別などへの応用は十分可能となるものの、発生の機序や疾患の進行とともに画像上で連続的に変化する特徴のモデリングまでは対象としていない。健常と疾患という2値の状態記述をさらに進め、グレードやステージなどで疾患の重篤度や進行度を表現し、これらと各種の画像から得られる特徴との回帰分析によりモデリングすることで発生や進行の機序までを議論できることになり、2群の単純な比較では不十分であることがわかる。

「人体の総合理解」への挑戦

　人体そのものを総合的に理解することを目指す多元計算解剖学の目標は、臨床・基礎医学の目指すところと一致していることは明らかである。ただし、多量かつ多元的な画像データ群に支えられた豊富な情報に立脚するところが、多元計算解剖学の大きな特徴である。

　一方、同様の大量のデータに基づく医用画像の解析手法としてDeep Convolutional Neural Network（DCNN）をはじめとする深層学習の手法群が、近年その性能の高さから注目され多く用いられている[7]。その学習結果は画像に撮像された人体に関する何らかの知識を潜在的（implicit）に表現しているといえるが、体系化された医学的知識との対応付けが現段階では明確ではなく、現状ではその出力を吟味して利用するにとどまっている。一方、これまで述べたように多元計算解剖学を含めた計算解剖学のアプローチは各種のモデルにより明示的（explicit）に知識を表現し、人体の画像データや人体そのものの理解につなげる試みである。以上より、現状ではDCNNによる画像解析の手法群と計算解剖学のアプローチは相反するもののようであるが、明らかにされつつあるDCNNの学習の経過や結果の詳細な分析により、将来的には明示的な計算解剖学の知識をサポートする部分集合として融合されうるものであると考えられる。

　「多元計算解剖学プロジェクト」でこれまでに明らかになっていることとして、まず従来ではあまり扱われなかったスケールの異なる画像間のレジストレーションなど、解決すべき技術的課題が多く存在することが挙げられる。また、時空間標準人体を構成し、多属性データ空間から信頼性の高いモデルを構築するために必要なデータの量が不足しているという問題もある。これまでには、いくつかの部分モデルの構築の試みが進められている。すなわち、特定の部位や疾患周辺に限定するものの多元データによって部分モデルを構築するアプローチを複数の疾患に対して適用し、将来的にこれらの部分モデルを統合して人体の一生を対象とした全身の多元計算解剖モデルを完成させることを目指すものである。

本稿では新しい学問である多元計算解剖学の背景や考え方を概説した。以降の部分では「多元計算解剖学プロジェクト」の成果の一部、すなわち上記の試みがより具体的に示され、多元計算解剖学の目標や現状での課題がさらに明確となるであろう。

【注釈】
（※1）「計算解剖学」と「多元計算解剖学」は学問領域を指しているが、ともに文科省の新学術領域研究プロジェクトの呼称でもある。よって、プロジェクトの内容が対象である場合は「～プロジェクト」と表記している。
（※2）スケール、モダリティ、年齢、病理のように多くの軸を設定することから、しばしば「多元＝多軸」と混同されることがある。しかしながら、この考え方によると従来の計算解剖学は「単軸」の計算解剖学であり、必ず任意の単軸で複数の座標を持つデータを対象としなければならない。これは計算解剖学の研究では必ずしもあてはまらず、本稿で定義したデータ表現空間内の点を元とする方が自然である。

［増谷佳孝］

参考文献
[1] Kobatake H, Masutani Y(Eds.), Computational Anatomy Based on Whole Body Imaging: Basic Principles of Computer-Assisted Diagnosis and Therapy, Springer, 2017
[2] Heimann T, Meinzer HP, Statistical shape models for 3D medical image segmentation: a review, Med Image Anal. 13(4):543-563, 2009
[3] Hori M, Okada T, Higashiura K, Sato Y, Chen YW, Kim T, Onishi H, Eguchi H, Nagano H, Umeshita K, Wakasa K, Tomiyama N, Quantitative imaging: quantification of liver shape on CT using the statistical shape model to evaluate hepatic fibrosis, Academic Radiolgy. 22(3):303-309, 2015
[4] Mueller SG, Weiner MW, Thal LJ, Petersen RC, Jack CR, Jagust W, Trojanowski JQ, Toga AW, Beckett L, Ways toward an early diagnosis in Alzheimer's disease: The Alzheimers Disease Neuroimaging Initiative (ADNI), Alzheimers Dement, 1: 55-66, 2005
[5] Hanaoka S, Shimizu A, Nemoto M, Nomura Y, Miki S, Yoshikawa T, Hayashi N, Ohtomo K, Masutani Y, Automatic detection of over 100 anatomical landmarks in medical CT images: A framework with independent detectors and combinatorial optimization, Medical Image Analysis 35:192-214, 2017
[6] Ashburner J, Friston KJ, Voxel-Based Morphometry—The Methods, NeuroImage. 11 (6): 805–821, 2000
[7] Greenspan H, van Ginneken B, Summers RM, Guest Editorial Deep Learning in Medical Imaging: Overview and Future Promise of an Exciting New Technique, IEEE Trans. Med Img. 35(5): 1153-1159, 2016

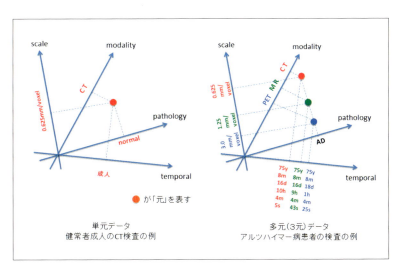

図 2.1.1
データ表現空間における多元性。

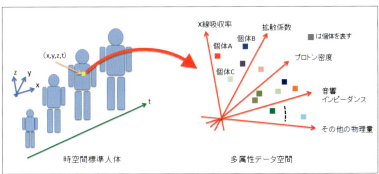

図 2.1.2
時空間標準人体から多属性データ空間へ。

2.2. 生体画像技術

単純X線写真

胸部や骨など一般診療に広く利用されている。全体を1枚で観察することが可能であるが、組織や臓器の重なりが生じる。コントラストはX線吸収値によって決まるが、胸部では肋骨や心臓に重なった部分も観察する必要があり、100～120kVpという比較的高い電圧で撮影される。単純X線写真系もモニタで診断される時代になっており、イメージングプレートを使用したCR（computed radiography）、固体検出器を使用したDR（digital radiography）で撮影されている。デジタル化により画像解析技術が駆使され、画像の周波数に合わせた強調やエネルギーサブトラクション、肋骨陰影の削除、過去画像とのサブトラクションなどが一般臨床でも利用されている（図2.2.1～2.2.3）。

マンモグラフィ

乳房を圧迫して撮影する単純X線写真である。微細な石灰化や腫瘤を単純写真で描出するためには胸部X線写真より低電圧（25～30kVp）で撮影することが必要で、専用の電源やX線管が使われている。通常は片側について頭尾（Cranio-caudal：CC）方向と大胸筋の走行にあわせた斜位（Medio-lateral oblique：MLO）方向が必要で、左右で計4枚が撮影される。マンモグラフィもデジタル化が進んでおりCRやDRが利用されているが、微細石灰化の検出のために1ピクセルの大きさが25～100µと細かく、高いS/Nも要求される（図2.2.4、2.2.5）。最近ではX線管を回転しながらDRを用いて撮影し、撮影部位の深度毎に断層面を再構成するトモシンセシスが導入されつつある。CTのような明瞭な断層像ではないが、厚い正常乳腺組織に重なった乳がん候補の検出に優れているとされる。

消化管撮影

バリウムと空気を利用した二重造影法によりわずかに陥凹した病変や隆起性病変を検出し、診断する方法。最近では内視鏡の進歩により検査件数が減少しているが、集団検診や人間ドックの上部消化管検査では短時間に多くの被験者をこなせるため、引き続き行われている（図2.2.6）。

CT

現在の画像診断の中心である。多列検出器とヘリカル撮影、機種によっては2管球を使用し、短時間に1mm以下の薄いスライス厚で体軸方向に大量の画像を得ることができる。画像のコントラストはX線の吸収値で規定され、1ピクセル毎にデータはCT値という絶対値に近い数値が与えられる。通常水が0になるようにキャリブレーションが行われ、ゆがみも少なく形態診断のみならず定量性に優れた検査である。

精密検査では経静脈性造影剤をインジェクタで急速に静脈投与し、造影剤が組織に到達する時間にあわせて数回撮影するダイナミック撮影が行われる。臓器間のコントラストが増大するばかりでなく、造影剤によって濃度が上昇する時間や程度、組織から造影剤がwash outされる程度から腫瘍や組織の特徴を推定することが容易になる（図2.2.7～2.2.10）。

最近では同一スライスを低電圧と通常の120kVpで撮影し、その吸収値の差によって画像を再構成するDual Energy Imagingや1回のスキャンから複数のエネルギー成分に分けて画像化するSpectral CTも開発されている。

一方、短時間に広範囲かつ繰り返し撮影が容易にできるようになったため、被検者の被曝が問題となるようになった。そこでメーカーは逐次近似法を利用したノイズ低減を行うことで、低線量でも画質を落とさない画

第2章 多元計算解剖学の基礎（多元計算解剖学を支える技術）

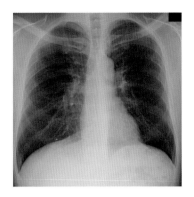
図2.2.1
通常胸部X線。

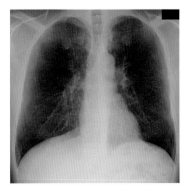
図2.2.2
肋骨削除像。

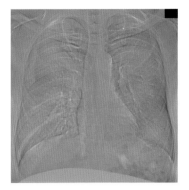
図2.2.3
過去画像とのサブトラクション。

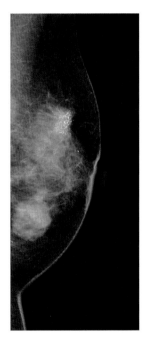
図2.2.4
集簇石灰化を持つ乳がん・マンモグラフィMLO。

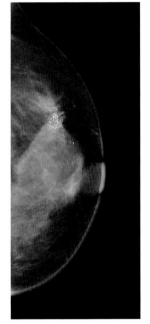
図2.2.5
同症例・CC。

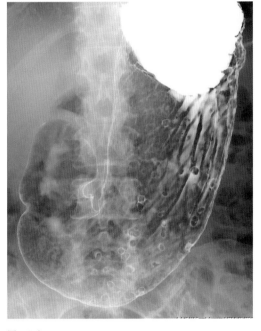
図2.2.6
多発胃ポリープ

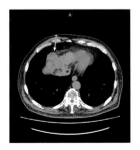
図2.2.7
肝細胞がん・単純CT。

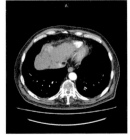
図2.2.8
同・ダイナミックCT早期相。

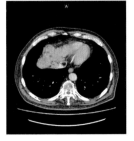
図2.2.9
同・門脈相。

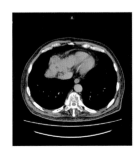
図2.2.10
同・平衡相。

023

像再構成を可能とした（図2.2.11～2.2.12）。処理はraw dataから行われるため、古い機種に搭載することはできない。また、ノイズ低減法は各社、機種によっても異なり、ノイズ低減の度合いも選択できるため、人間の目には同じように見えても、画像データ上では微妙に異なっている可能性があり、データベース化する場合に注意を要する。

大量の画像はPACSのサーバに保管され、専用のワークステーションで読影されるが、ネットワークやサーバに設置された画像処理専用装置を利用して高度な3次元処理や臓器、血管の抽出、分割、測定が可能で、診断のみならず外科治療の分野でも利用されている。

MRI

被検者を均一性の高い高磁場の中に置き、共鳴周波数に相当する電波を照射し、目的とする臓器や部位から出る電波を人体の近傍に置いた受信コイルで受信後フーリエ変換により画像化する。高いS/Nを得るため、頭部、頭頸部、脊椎、乳腺、体幹部、膝、小領域用など部位にあわせた受信コイルが多数用意されている。さらに頭部用と脊椎用など複数のコイルをあわせて広範囲を撮影できる機種が多い。

MRIのコントラストを規定するパラメータはT1緩和時間、T2緩和時間、流速、磁化率、拡散値などによる（図2.2.13、2.2.14）。MRIは撮影時に目的とする疾患に適した撮影シークエンスが複数選択され、横断像のみならず冠状断像や矢状断像、斜位像も体位を変えることなく自由に撮影可能である。

MRIはパラメータの設定を駆使することでCTよりコントラストの優れた画像を得ることが可能であるが、CTとほぼ同様の効果を示す経静脈性造影剤や肝細胞に特異的に集積する造影剤なども使用される（図2.2.15、2.2.16）。

機種は永久磁石を使用した0.2～0.4Tの低磁場の装置と超伝導磁石を使用した1.5T、3Tの装置が販売されており、研究用には7T以上の超高磁場の装置も稼働している。

MRIの濃淡は信号の強さに左右され、個人や部位、撮影法により信号強度は異なり、各ピクセルの値は相対値である。この点がCTと大きく異なり、閾値の設定には注意が必要である。

MRIで呼吸性移動のある胸部～上腹部では呼吸同期撮影や呼吸停止下撮影が必要である。心臓の撮影では心電図同期が行われることもある。一方呼吸性移動の少ない中枢神経系や骨盤内臓器、骨軟部の撮影ではCTよりはるかに高い診断能を有している。

RI（Radioisotope）

骨や心筋、脳などに集積する物質にテクネチウム99mやタリウム201などの放射性薬品で標識して体内に投与し、放出される微量のガンマ線を外部のカメラによって撮影する。カメラを回転させてデータをとることで、断層像も得られる（SPECT：single photon emission CT）。

X線CTに比べると放出されるガンマ線は弱く、しかも集積した部分から全ての方向へ放出されるため解像度は低いが、特異的に薬品が集積するので生理学的情報が得られる（図2.2.17、2.2.18）。最近ではCTと組み合わされたSPECT/CTも販売されている。

PET（Positron Emission Tomography）

陽電子を放出する放射性医薬品を投与し、体外から計測し画像化する検査。陽電子は放出された直ぐ近傍で180度反対方向に放射される511keVの2本のガンマ線に変化する。対向する検出器でこの2本のガンマ線が到達する時間差を計算することで、どこで発生したかがより正確に確定できる特徴がある。ただし、SPECTで使用されるテクネチウム99mよりエネルギーが高いため、各検出器間の遮蔽を厚くする必要があり、解像力は低くなる。

一般臨床ではF18で標識したFDG（fluoro-deoxyglucose）が多く使用される。薬剤を静注し、1時間後に撮影するが、悪性が疑われる場合にはさらに1時間後に再撮影（delayed scan）が行われることがある。

PETにおける集積の程度を半定量的に計算した値をSUV（standardized uptake value）といい、SUV

第2章　多元計算解剖学の基礎（多元計算解剖学を支える技術）

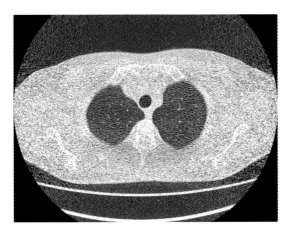

図2.2.11
検診モード10mAs撮影・ノイズ低減なし。

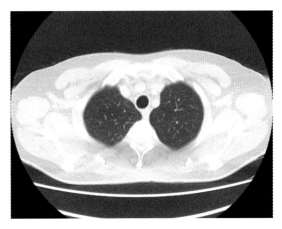

図2.2.12
同・ノイズ低減あり。

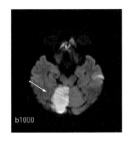

図2.2.13
右小脳早期梗塞・DWI。

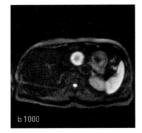

図2.2.14
転移性肝がん・DWI。

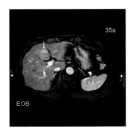

図2.2.15
肝細胞がん・EOBダイナミックMRI・早期相。

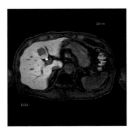

図2.2.16
同・肝細胞相。

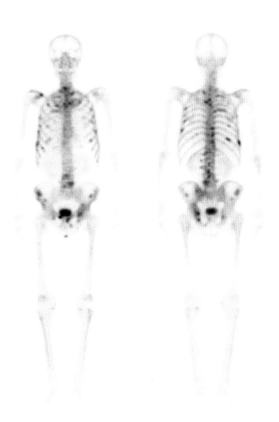

図2.2.17
前立腺がん多発骨転移・骨スキャン前面像。

図2.2.18
同・後面像。

025

＝集積値／薬剤投与量／体重で表される。ただし、大きさが小さな腫瘍の場合、腫瘍、関心領域内の平均SUVは低下するため、その領域内で最も高いSUV値をSUVmaxとして診断に利用する場合がある。SUVやSUVmaxは撮影機種、撮影法、画像再構成法などが異なると、変化することがあるので注意が必要である。

PETの画像はCTやMRIに比べ空間分解能が劣るため、CTやMRIと重ね合わせて出力されることが多い。PET/CTはCTとPETをZ軸方向に近接して設置し、寝台を同一として位置情報を共有することで、重ね合わせを容易にしている（図2.2.19、2.2.20）。ただし、下胸部〜上腹部は呼吸性移動による画像間のズレが生じることがある。PET/MRIはMRI装置の内部にPETの検出器を組み込み、MRIとPETを同時に撮影可能とした装置である。

超音波診断

人間の可聴域以上の高い周波数を超音波といい、人体に超音波を送波して反射してくるエコーを画像化して診断する。

超音波の送波、受信は探触子（プローブ）と呼ばれる装置で行われ、体に密着させて使用する。受信したエコーは電気信号に変換され、装置本体で画像処理が行われる。超音波は周波数が高くなると分解能が高くなる性質があるが、体内での減衰は大きくなるため、腹部などの深部用として3.5MHz前後、甲状腺や乳腺などの体表用として7〜10MHzが用いられる（図2.2.21、2.2.22）。

エコーは生体組織の音響インピーダンスの差がある部分で発生するが、反射面の形状によっても波形は変化し、他の組織で発生した2次的な反射が偽像を生成する場合がある。

画像はリアルタイムで装置の画面に表示され、施行者は画像を見ながら探触子の部位や角度を変えて観察し、診断する。診断の根拠となる画像を装置外のサーバで保管することが可能である。

体内の血管の血流状態を表示するカラードプラ法、組織の非線形性による高調波を画像化したハーモニックイメージング、組織の硬さを表示する弾性イメージングなど多数の画像処理検査が通常検査と一緒に診断に利用されている（図2.2.23）。また、微小気泡を用いた微音波造影剤も開発されている。

血管造影

体内の動脈や静脈にカテーテル（プラスチックでできた細い管）を挿入し、造影剤をインジェクタで急速吸入して目的とする血管を撮影する（図2.2.24）。最近では検査のみならず、狭窄している部位の血管を直接拡張させたり、カテーテルの先から薬剤やコイルを患部に注入して治療するIVR（Interventional Radiology：画像下治療）も盛んに行われている。

内視鏡検査

食道や胃、十二指腸に対する上部消化管内視鏡検査や大腸に対する下部消化管内視鏡検査が柱であるが、咽頭や喉頭を観察する耳鼻科領域の内視鏡、腹腔鏡や胸腔鏡など、手術に使用される内視鏡もある。

通常の検査では、先端に小型カメラ、ライトが設置された直径10mm程度の細長い管を挿入し、直接患部を観察する。最近はCCDカメラを装着した電子スコープが主流で、撮影したカラー画像は外部のサーバに保管が可能である。また、ファイバー先端に超音波プローブを設置し、鉗子口から生検針を出して近傍の組織を観察する超音波内視鏡（図2.2.25）や、鉗子口から専用のメスをのばし、観察しながら病変粘膜を切除する内視鏡治療も行われている。

粘膜表層の血管の走行を強調するNBI（narrow band imaging）や2色の光を照射して粘膜層の差異を強調するAFI（auto fluorescence imaging）、顕微鏡のように直接拡大して組織の細胞を観察する拡大内視鏡検査も行われている。

［縄野　繁］

参考文献
[1] 医用画像工学ハンドブック　日本医用画像工学会監修・日本医用画像工学ハンドブック編集委員会編　2012

第2章　多元計算解剖学の基礎（多元計算解剖学を支える技術）

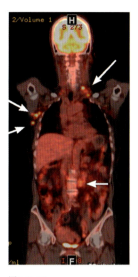

図2.2.19
悪性リンパ腫・PET/CT。

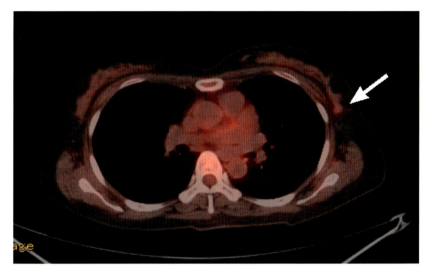

図2.2.20
乳がん・PET/CT。

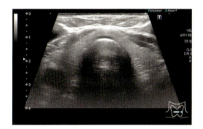

図2.2.21
超音波画像・甲状腺。

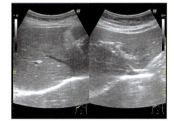

図2.2.22
超音波画像・肝臓。

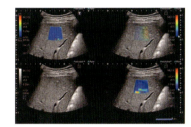

図2.2.23
組織の硬さ表示（TOSHIBA MEDICAL SYSTEMS（現キヤノンメディカルシステムズ）社提供）。

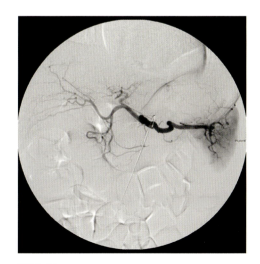

図2.2.24
血管造影・腹腔動脈。

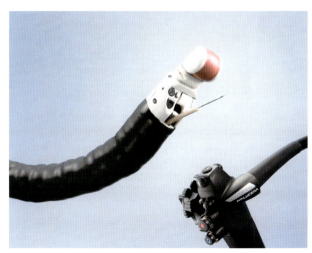

図2.2.25
超音波内視鏡（オリンパス社提供）。

027

2.3. ミクロ３次元画像化技術

肺３次元ミクロ病態イメージングのねらい

21世紀の日本社会は、疾病及び加齢による経済負担が極めて大きい。4人に1人が後期高齢者となる2025年超高齢化社会を見据え、活力ある社会の実現には、がん、慢性閉塞性肺疾患（Chronic Obstructive Pulmonary Disease: COPD）、循環器疾患及び糖尿病を中心としたNCD（非感染性疾患、世界の死因の60%）対策が欠かせない。この推進において疾病の早期発見、適正な治療管理による重症化予防が担う役割は重要である（健康日本21）[1]。がん死の第1位である肺がん、急速に死亡数が増加しているCOPD、間質性肺炎などの肺疾患への対応が早急に求められている。肺がん・COPD・間質性肺炎の診断・治療において中心的情報源である3次元CT画像、臨床・病理・呼吸機能情報を最大限に活用することにより、個別化医療の発展への貢献が期待される。

肺疾患の3次元ミクロレベルにおける発症・進展機序の解明とマルチスケールのCT画像診断学の構築及び診断・治療への臨床応用には、疾患のマルチスケール計測と高度情報処理の融合によるインテリジェント計測・解析手法の開発は重要な鍵となる。我々は大規模なCT画像情報を含む多元情報の計算解剖モデルを用いて診断・治療法の高度化を目指した研究「多元計算解剖モデルを利用した腫瘍診断支援システム」を推進させている。これは、放射光CT／超高精細CTのマルチスケールCT画像及び病理画像からなるマルチスケールデータベース（臨床・呼吸機能情報を含む）を構築し、ミクロ・マクロの3次元CT画像と病理画像の多元情報による肺がん・COPD・間質性肺炎の本態解明から個別化診断・治療への展開をねらいとする（図2.3.1）。本章では、未踏分野の肺3次元ミクロ病態解明、3次元ミクロ病態に基づく病態関連因子の発掘、病態発症・進化のモデル化の実現

に不可欠な肺3次元ミクロ病態イメージングの技術基盤として研究開発を進めている放射光CTを用いた肺2次小葉の3次元ミクロ形態のイメージングと肺2次小葉内の気管支系・血管系に注目した3次元ミクロ形態解析について述べる。

肺既存構造 [2][3][4][5]

肺既存構造は肺実質と非実質構造に分けられる。肺胞、肺胞管、肺胞嚢、肺胞隔壁などの軟部組織と空気から構成される肺実質はガス交換を行う領域である。気管支、肺血管、気管支・肺血管周囲組織、小葉間隔壁、肺胸膜などは非実質構造に含まれる。気管から分岐する左右の主気管支は肺門から肺内に入り、右は3本、左は2本の葉気管支に分岐する。葉気管支はさらに分岐し、肺区域を支配する区域気管支となる。区域気管支は分岐を繰り返し、細気管支を経て終末細気管支に到達する。肺動静脈は肺門付近では気管支と近接するが、肺動脈は区域気管支レベルの気管支に併走し、区域中心を走行する。これに対して肺静脈は、区域の境界を走行する。

肺病態を解明するためには主要な肺末梢構造をすべて含む肺2次小葉（小葉間隔壁に囲まれた大きさ5〜25mmの多面体の領域）の定量的な構造解析は重要である。この領域はMillerの2次小葉とも呼ばれ、支配気管支は、小気管支または細気管支（径1mm程度）である。終末細気管支以下の全構造は細葉と呼ばれる。細気管支は分岐を繰り返して終末細気管支、肺胞の付着した呼吸細気管支に至り、肺胞管（径約0.3mm）、肺胞嚢、肺胞（開口径0.1〜0.2mm）につながっている。肺胞管（嚢）の周囲に肺胞が存在し、肺胞同士を分ける肺胞隔壁は側壁とドームに区別される。肺動脈は細気管支と併走して中心部を走行し、細葉内では呼吸細気管支に伴走する。肺静脈は小葉間隔壁内を走行し、小葉辺縁から

第2章 多元計算解剖学の基礎（多元計算解剖学を支える技術）

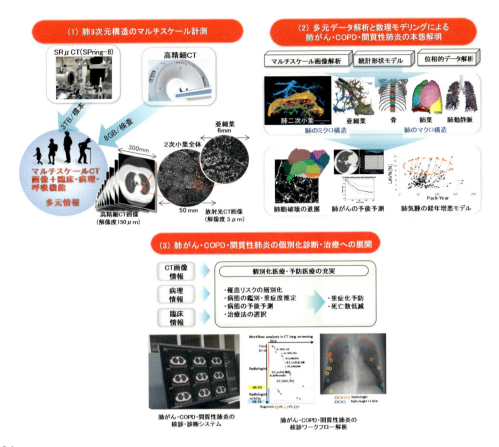

図2.3.1
肺3次元構造のマルチスケール計測・多元解析による肺疾患（肺がん・COPD・間質性肺炎）の本態解明と個別化診断・治療への展開。

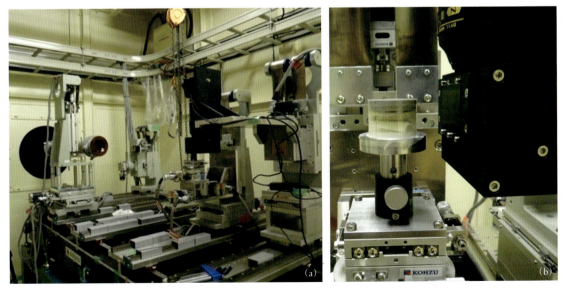

図2.3.2
放射光CTを用いた肺3次元ミクロイメージング。(a) 放射光CT概観（SPring-8；BL20B2）、(b) 肺標本設置。

029

小葉内に入る。肺胞毛細血管（径約10μm）より太い径0.1mmまでの肺細血管（細静脈、細動脈）は肺胞ドーム内に分布し、毛細血管は肺胞ドームと肺胞側壁内に分布する。

放射光CT（SPring-8）

病態の発症・進化機序をイメージングするには肺2次小葉全体を視野に収めることが必要である。さらに、血管系の解析には肺胞毛細血管をイメージングできる3μm程度の高解像度が同時に要求される。マイクロCTはこれらの肺ミクロ構造を描出するものとして期待されているが、低SN比のため密度分解能が不十分なことや撮影視野（FOV10mm程度）が小領域であることに制約がある[6][7][8][9]。このため、高輝度、大断面積で平行性の高いビームを作り出すことが可能な白色X線が利用できる放射光CT（SPring-8；ビームラインBL20B2）を用い、肺2次小葉全体の画像化に取り組んだ（図2.3.2）[10][11][12][13][14]。放射光CTは単色・平行X線を光源とする等倍投影CTである。この空間分解能は検出器解像度で限界が決まり、現行の到達空間分解能は10μm程度である。検出器は蛍光板（厚さ：20μm）でX線像を可視光像に変換し、光学レンズでCCDカメラ（1,000万画素（4,000×2,642素子）、画素サイズ5.87μm）に結像する。高空間分解能化には蛍光板内の可視光散乱の軽減とCCD画素サイズの高解像度化が重要となる。そこで、高効率な散乱抑制をもたらす蛍光板の薄型化、36M画素X線検出器、拡大光学レンズ撮影系を導入した放射光CTを開発し、オフセットスキャンを採用して視野範囲40mm、到達空間分解能4.2μmを可能にしている。

肺標本作製

伸展固定肺標本の作製にはHeitzman・伊藤の方法がある[15][16]。これは、切除肺の気管支断端から固定液を注入して浸漬させた後、空気ポンプで気管支に送気加圧し、固定液を除去して伸展固定肺を作製する。径気管支による伸展固定により細血管以下

の血管形状が損なわれることがあるため、血管系の観察には肺動静脈からバリウム溶液が伸展固定前に注入される。予備実験で血管造影されたヒト肺標本の放射光CT画像を計測した結果、数十μm径の肺細血管でバリウムが不連続に沈着し画像上での肺胞毛細血管に至る血管追跡に課題が残っていた。この要因はバリウム粒子が大きく不均一であることが挙げられる。また、X線吸収係数が高いことからCT特有のアーチファクトが生じることも課題となる。そこで、ナノサイズで均一粒子のナノ粒子造影剤を調査し、CT上のアーチファクトを軽減させ細肺血管から肺胞毛細血管までの血管内に粒子を充填させる溶液の最適な混合比率の検討を進めている。

肺3次元ミクロイメージング

作製した肺標本を放射光CTで撮影を行った。撮影手順の概要は次の通りである。

（a）ヒト肺標本から得る造影肺標本を円筒状のプラスチック容器（径36mm）に入れ密封・封入する。

（b）高性能検出器を使用した放射光CT検出面の中心軸を回転中心から約10mmずらして投影データを撮影するオフセットスキャンによって投影データを撮影する。360度方向から0.05度刻み7,200投影データを収集する。

（c）オフセットスキャンで得た360度方向からの投影データを変換し、ノーマルスキャンに対応する180度方向からの0.05度刻み3,600投影データを求め、CT再構成によってisotropic volume dataを計算する。

ヒト正常肺標本の肺3次元マイクロCT画像（視野40mm×40mm×15mm、13,371×13,371×4,912画素・画素サイズ3μm）のスライス像を（図2.3.3）に示す。

肺3次元ミクロ構造解析[13][14]

放射光CTによる肺3次元マイクロCT画像を用いて気管支系、血管系の観点から肺2次小葉の3次元ミクロ構造を解析する。気管支系は小気管支、終

第 2 章 多元計算解剖学の基礎（多元計算解剖学を支える技術）

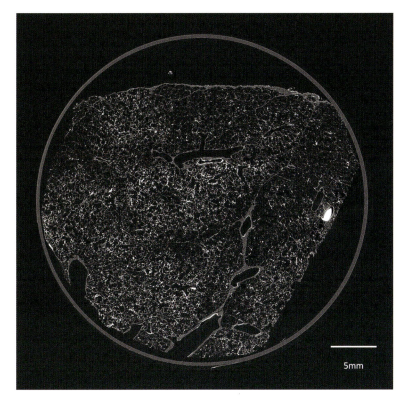

図 2.3.3
放射光CTによる造影肺標本の3次元マイクロCT像（13,371×13,371×4,912画素・画素サイズ3μm）。

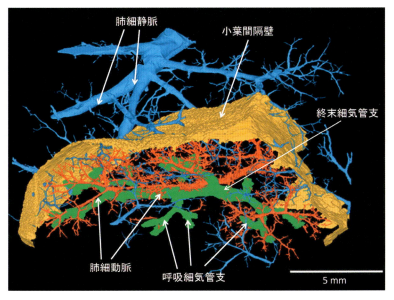

図 2.3.4
肺3次元マイクロCT画像による気管支系・血管系の解析。

031

末細気管支、呼吸細気管支、肺胞管の支配する領域を定義して解析する。ここでは、小気管支、終末細気管支、呼吸細気管支、肺胞管が支配する領域を肺2次小葉、細葉、亜細葉、肺胞房、肺胞嚢とした。亜細葉を支配する呼吸細気管支を3次元的に追跡し、肺胞管につながる呼吸細気管支以下の全構造を肺胞房とした。血管系は、肺動脈、細動脈、肺胞毛細血管、細静脈、肺静脈の経路に沿って解析する。（図2.3.3）で示した肺3次元マイクロCT画像から注目する肺2次小葉領域の位置を選択し、この領域に関わる小葉間隔壁、終末細気管支、低次の呼吸細気管支、肺細動静脈の気管支系・血管系の概要を（図2.3.4）に示す。

細葉を支配する気管支系に基づいて亜細葉、肺胞房、肺胞嚢に分類した結果を（図2.3.5）に示す。肺胞房内の細動脈、肺胞毛細血管、細静脈の血管系と細気管支との位置関係を（図2.3.6）に示す。

放射光CTを用いた肺2次小葉の3次元ミクロ形態のイメージングと肺2次小葉内の気管支系・血管系に注目した3次元ミクロ形態解析について述べ、従来の鋳型標本による肺末梢構造の形態学的研究や組織標本2次元スライス画像解析で得ることが困難であった肺2次小葉の定量解析が可能になることを示した。今後、肺3次元ミクロ病態イメージングに展開し、超高精細3次元CT画像が捉える肺全領域の巨視的構造から放射光CTが捉える肺2次小葉のミクロ形態、組織切片の局所領域の2次元病理画像の細胞形態の微視的構造のマルチスケール計測・解析と情報科学・統計数理手法の融合により、胸部疾患の発症・進展機序に基づく高度知能化した個別化診断・治療支援システムの創出が期待される。

［仁木 登］

参考文献

[1] http://www.mhlw.go.jp/seisakunitsuite/bunya/kenkou_iryou/kenkou/kenkounippon21/ken.kounippon21（参照2017-08-27）

[2] W. S. Miller: The lung, Charles C Thomas, 191-193, 1937.

[3] 「肺結核の画像診断2 肺の正常末梢構造−特に小葉内の構造について−結核」（西村浩一、伊藤春海、64、55-61、1989）

[4] 『胸部CT 読影と診断のテキスト（第2版）』（中田肇、高島力、伊藤春海編、秀潤社、17-57、1994）

[5] 「HRCT読影のための肺既存構造−肺実質を中心に−」（伊藤春海、日本胸部臨床、61、S25-S36、2002）

[6] N. Niki, Y. Kawata, M. Fujii, et al.: Image analysis of pulmonary nodules using micro CT, Proc. SPIE Medical Imaging,4322,. 718-725, 2001.

[7] H. Watz. A. Breithecker, W. S. Rau et al.: Micro CT of the human lung: imaging of alveoli and virtual endoscopy of an alveolar duct in a normal lung and in a lung with centrilobular emphysema-initial observations, Radiology, 236, 1053-1058, 2005.

[8] A. Tsuda, N. Filipovic, D. Haberthür, et al.: Finite element 3D reconstruction of the pulmonary acinus imaged by synchrotron X-ray tomography, J Appl Physiol, 105, 964-976, 2008.

[9] D. M. Vasilescu, Z. Gao, P.K. Saha, et al.:Assessment of morphometry of pulmonary acini in mouse lungs by nondestructive imaging using multiscale microcomputed tomography, Proc Natl Acad Sci USA, 109, 17, 105-17110, 2012.

[10] Y. Kawata, K. Kageyama, N. Niki, et al.: Microstructural analysis of secondary pulmonary lobule imaged by synchrotron radiation micro CT using offset scan mode, Proc SPIE Medical Imaging 7626: 762610-1-9, 2010.

[11] Y. Nakaya, Y. Kawata, N. Niki, et al.: A method for determining, the modulation transfer function from thick microwire profiles measured with x-ray microcomputed tomography, Medical Physics, 39: 4347-4364, 2012.

[12] K. Umetani, Y. Kawata, N. Niki, H. Itoh : Development of 36M-pixel micro-CT using digital single-lens reflex camera, IEEE International Conference on Imaging Systems and Techniques, 11-15, 2015.

[13] Y. Tokumoto, K. Minami, N. Niki, et al.: Microstructure analysis of the pulmonary acinus using a synchrotron radiation CT, Proc. SPIE Medical Imaging, Vol.9417, pp.94172P-1-7, 2015.

[14] K. Minami, N. Niki, K. Umetani, et al. : Microstructure analysis of the pulmonary acinus by a synchrotron radiation CT, Proc. SPIE Medical Imaging, 9783, 978355-1-6, 2016.

[15] E. R. Heitzman: The Lung: Radiologic-pathologic correlations, Second Edition, The C.V. Mosby Company, 4-12, 1984.

[16] H. Itoh, S. Tokunaga, H. Asamoto, et al.:Radiologic-pathologic correlations of small lung nodules with special reference to peribronchiolar nodules, Am J Roentgenol, 130, 223-231, 1978.

第 2 章 多元計算解剖学の基礎（多元計算解剖学を支える技術）

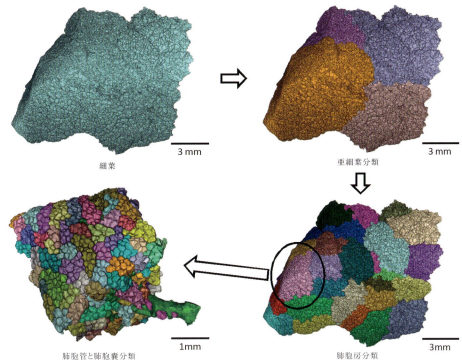

図 2.3.5
細葉・亜細葉・肺胞房・肺胞管・肺胞嚢の解析。

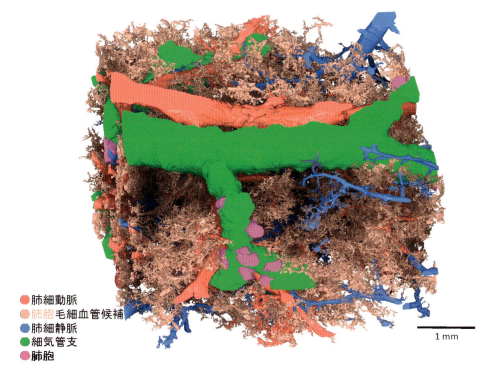

図 2.3.6
肺胞房内の細血管・毛細血管。

033

2.4. 4次元画像化技術

4次元画像とは

　本来人間とはどの部分を取っても4次元現象を呈している。ヒトの4次元現象として代表的な例としては心臓が挙げられる。4つの内腔を持つ3次元的な構造体である心臓が規則的な収縮を行うという動的変化により大動脈、肺動脈など各血管に圧の異なる血流を発生させる様子は時空間的な広がりを持つ動的変化であり、まさに4次元現象である。もっとも静的な部位と思われがちな脳ですら、実際には心臓の拍動に伴って僅かに膨張と収縮を繰り返している。筋肉によって発生される随意、不随意運動もしかり、4次元現象である。時空間的に見れば生体のどの僅かな部分も4次元現象として捉えることのできる対象なのである。

　しかし対象物を4次元現象として捉えるためには高度の科学的手法が必要であり、定量的に計測するためには膨大なデータ収集能力が必要となる。古来より医学においては生体の動的変化を知りながらその時代での科学技術で可能な計測方法を用いて生体の正常と異常を判別してきた。やはりここでも4次元的な動態を生じる心臓を対象として、これを診断するための歴史を思い出してみよう。体表を介して1次元的な電位変動を得る、すなわち心電図により心機能を診断することが行われてきた。同じくX線技術を用いた2次元像により動いている心臓の拡張末期付近の透過像を得て心形状の診断をする、などがこの良い例であると言える。生体計測技術の高速化とこれを支援するコンピュータの多機能化と大容量化により、4次元的な生体を4次元現象として計測し、解析することがこの十数年の中で現実化し始めたと言える。ここではヒトの生体を4次元現象として捉えるための手段、これを解析するための手法について述べる。

　また現代科学ではすべての4次元現象を計測するだけの発達をしていないことも事実である。いくつかの科学的手法を工夫で結合させ、臨床的に生体の4次元現象データの獲得をすることも大切なことである。この節ではこのような創意工夫についても触れていくことにする。

生体からの4次元データ収集法

　最近では生体計測技術の発達と処理の高速化に伴い、生体の4次元現象を直接計測できるようになってきた。時間分解能、空間分解能、さらに計測できる範囲が異なるものの、MDCT、4次元超音波断層装置、高速断層シーケンスを用いたMRIにより体の部位ごとの4次元データを収集することができる。例えば心拍動を例に取れば、心拍動に伴う心臓と周辺血管の4次元データは上記の3つの計測法のどれによっても可能となる。しかし、まだ現状では人体の4次元データを計測する方法は限られている。

　（図2.4.1）にMDCTにより1心拍を15個の時系列のボリュームデータとして計測した画像を示す。仮想空間上でボリュームデータに任意平面の切断面を設け、心臓の拍動に伴う内部の動的変化を観察している。

　またMRIによる生体の4次元データ収集を考えると、ただ単に高速断層シーケンスを用いるだけでは比較的大きな体積を持つ領域の4次元データを計測することは難しく、目的に応じた計測手法の工夫が必要である。

　ここでは大腿部の骨格筋を対象とし、MRIを用いた筋モデル変形の4次元的可視化を目的とした計測法の開発例を示す。現在のMRIの能力では大腿部を覆う空間内でひとつの動作に対して解剖学的に十分な時空間分解能を持つ4次元データ収集はまだ困難である。そこで大腿部を反復して屈伸運動させ、断層面を移動させながら撮像することにより、25個の時系列のボリュームデータとして得るようにした。これを実現するためには、ガントリ内での被験者の動作を安

第2章　多元計算解剖学の基礎（多元計算解剖学を支える技術）

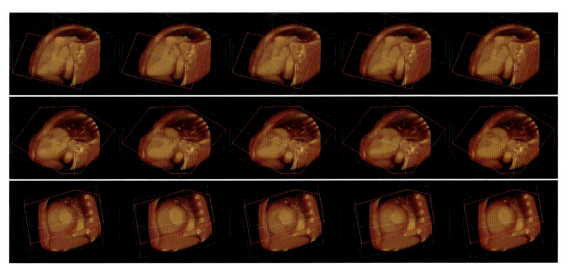

図 2.4.1
胸部の4次元CTデータセットを3つの視点を設定して3次元再構築し、時系列に表示した結果。任意平面で断面を設定して内部構造の時間的変化の様子を示した。

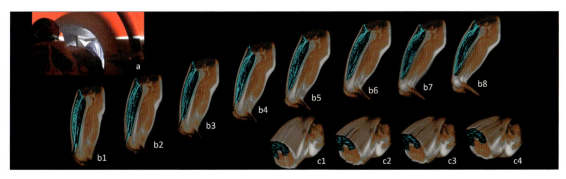

図 2.4.2
MRIによる計測の様子（a）と得られた4次元データから再構築した大腿部の4D画像。4D画像をsagittal平面（b1-b8）、およびaxial平面（c1-c4）でクリッピングして表示した。

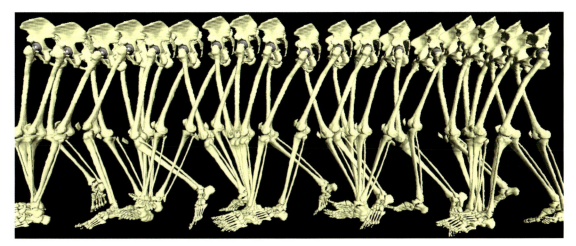

図 2.4.3
下肢骨格モデルを歩行動作のモーションキャプチャーデータによって駆動した結果。

035

定させるための治具や動作と撮像のタイミングを同期させる手法などの開発が必要であった。これらによって、比較的ゆっくりとした動作における上下肢の骨格、骨格筋群の動作を4次元的に計測することが可能になった。（図2.4.2）にこの手法で得られた屈伸動作に伴う大腿部主要筋肉の変形状況を示す。

残念ながら、人体が通過できるほどの直径のガントリをもつ超高速大型CT装置、もしくは同等の機能をもつMRI装置はまだ存在せず、全身運動に伴う骨格と骨格筋の協調動作に代表されるような全身の体内変化などは、現代ではまだ直接計測することはできないのが現状である。そのため、以下に紹介するような既存の計測技術やコンピュータグラフィクス技術、シミュレーション技術などを複合的に組み合わせ、直接計測できない人体の4次元現象を可視化し、動態解析や診断に用いる手法が今後もとられていくと予想される。

以下の項では短い時間内で生じる生体の示す4次元的変化の解析と、数ヶ月、数年という長い時間を経て生体が示す変化の4次元的解析に分けて説明を行う。

短い時間内で生じる動態の解析1
全身の動態を表す4次元人体モデルの構築

まず今までの人体の動作の4次元的解析のための手法に触れてみよう。

体表面の光学式マーカの計測値から骨格系の動態を推定した例として、人工股関節置換術後の患者の歩行動作の様子を観察した例を（図2.4.3）に示す。また同様の手法で得られた下肢骨格系の動きから、骨格筋の動態を推定した例を（図2.4.4）に示す。しかしこの手法では構築した下肢の骨格筋群の変形量の推定は演算量が多く、リアルタイムに駆動させることは困難であった。臨床的には軟組織を含む全身の構造が動作に伴ってリアリタイムに可視化できる手法が求められた。

このための手法として、紹介する4次元人体モデルを構築するにあたって最も必要なことは「変形しない骨格」を取り巻いている軟組織群に対し動作に伴った妥当な変形を生じさせることである。ただし全身の構造分のデータ量をリアルタイムに変形させるだけの高速性がなければモデルの有用性は著しく低下する。よって解剖学的にリーズナブルであり、かつコンピュータの演算において著しい負担のない軟組織の変形を可能とするものでなくてはならない。本来、生体の軟組織は骨格系を中心としてその周囲に存在しており、通常の動作では取り巻く軟組織が著しくその位置関係を変えることもないし、層状をなす構造が反転することもない。この「解剖学的矛盾を生じさせない」変形法則により人体モデルを駆動させることとした。

軟組織の変形には、コンピュータグラフィクスでよく用いられる手法であるlinear blend skinning [1][2]を用いた。ただし変形を決定するパラメータに関しては各関節動作時の軟組織の変形量を計測して反映させ、重みを部位や性別、体格によって変化させることができるようにする必要がある。また内部構造の変形をリアルタイムに行えるよう、これらの変形の演算はGPUを用いるなどの高速化を図り、歩行のような全身運動においても最低約40 fpsで処理できるようにした。

ヒトの全身構造はMRI（T1 weighted imageにてスライス厚2mm、スライス数840枚）により計測したデータから体表面、主要臓器、骨格系、脈管系の形状をセグメンテーションし、それぞれをサーフェスモデルとした。また骨格筋群に関しても主要筋肉形状をセグメンテーションし、それぞれの筋肉の骨格上での付着部位を指定した。骨格系は関節中心を設定して屈曲、回転できる構造とした。なお心臓の駆動については全身像の撮像とは異なる条件で取得した。

一方、同じ被験者の全身動作を記録するためには光学式3次元位置計測システムVICON512（Vicon Motion Systems, UK）を用い、42個の光学式マーカを用いて頭部、体幹部、左右の上肢、および下肢の動きを計測した。そして光学式マーカの位置情報から構築された樹状モデル（（図2.4.5）のグリーンのモデル）を骨格モデルの解剖学的形状と関節群に対応した樹状モデルに変換し（（図2.4.5）のシアンのモデル）、最終的に主要臓器、血管系、骨格筋系、皮膚を変形させた4次元モデル像（（図2.4.5）の左端のモデル）としている。

（図2.4.6）の上段にVICONシステムによる被験

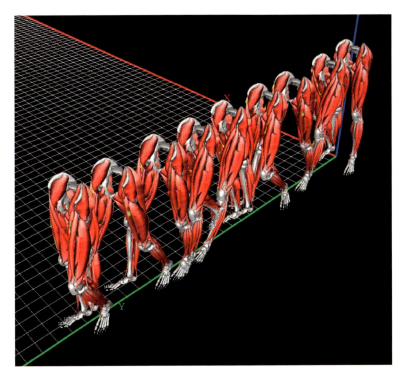

図 2.4.4
歩行動作時の下肢骨格、および骨格筋変形の可視化。

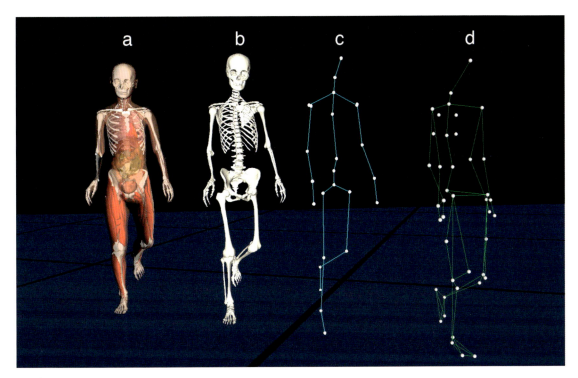

図 2.4.5
主な軟組織も含んだ全身モデル（a）、骨格のみの全身モデル（b）、骨格モデルの解剖学的形状と関節群に対応した樹状モデル（c）、光学式マーカによる樹状モデル（d）。

者の動作のビデオ画像とともに下段にキャプチャーした
データによる全身モデルの駆動状況を示す。光学式
マーカの情報を骨格モデルに対応させ最終的に軟組
織を変形させて皮膚に覆われた全身像として表示して
いる。（図2.4.7）は立ち上がり動作の際の全身の動
態を皮膚を半透明にして観察している。

　この方法を用いることにより、今まで医師が頭脳内
で想像するしか手段がなかった全身構造の動態を画
像として確認する、また解析を行うことができるようにな
る手法を作ることができたと考える。

　このような4次元画像により（1）手術ベッド上で複
雑な姿勢を取った際の標的臓器の位置と形状の変
化、および周辺臓器との相互位置関係の把握、（2）
姿勢変化に伴う循環動態の変化の推定、（3）動作の
過程で胸腹部臓器に加わる外力の大きさと方向の把
握。またスポーツ医学領域、人間工学領域において
は、（4）ある動作により臓器などへ加えられる加速度
の算出、（5）身体各部ごとの運動エネルギー量の算
出、（6）動作による重心点の変化、（7）消費エネル
ギー量の把握。そして法医学的には、（8）犯行時に
被害者に加えられた外力による身体損害状況を被害
者の動作を考慮して詳細に検証するなどが本手法を
用いることにより可能になると考える。

短い時間内で生じる動態の解析2
軟組織変形モデルの構築

　術中の手術操作に伴う物理的環境の変化、重力の
影響、および外力による臓器の変形もまた生体の4次
元現象として捉えるべきものである。臓器内の解剖学
的構造を視覚的に捉えながら手術を行う手術ナビゲー
ション[3][4]においては、臓器変形を考慮した対象臓器
構造の表示が今後必要となってくる。しかしながら手
術中に持続してCT、MRIによる術野の常時モニタリ
ングは困難であるため、何らかの技術的工夫をする必
要がある。ここでは臓器変形現象をある幾何学的モ
デルに置き換え、術前に構築した3次元モデルを変形
し、内部の脈管構造の変化をナビゲーションに活用す
べく開発したシステムの例を紹介する。

　本手法では、患者から得た手術部位の3DCTデー

タから、標的とする腫瘍、その周囲の血管形状を抽出
して3次元モデルを構築する。そしてこの3次元構造
内にあらかじめ仮想関節リンクモデルを構築しておく。
もとより臓器内に関節はないが臓器の変形する方向は
臓器の形状によりある程度予測ができるため、臓器の
種類ごとに決まった関節数を持つ仮想関節リンクモデ
ルを敷設しておく。構築された腫瘍ならびに血管形状
モデルはこの仮想関節リンクモデルに基づき分割され、
各関節を中心に回転する構造とした。そしてこの仮想
関節リンクモデルにより位置を変化する臓器内構造の
パーツを4次元骨格モデルと同様に中枢から末梢に向
かって階層的に追従してその位置を連続的に変化さ
せる機能を持つ。このシステムにおいてもうひとつ大き
な要素は臓器表面から表面形状の変化を取得し、こ
れに基づき仮想関節リンクモデルの状態を変化させる
ための関節ごとの変化量を決定する機能である。臓
器表面の変化を計測するためにKinect（日本マイクロ
ソフト（株））を利用する。まずKinectにより得られた
表面形状と患者から得た3DCTにより3次元再構築
した臓器表面モデルとの対応付けを使用者の判断によ
りマニュアルで行う。3DCTから3次元再構築した臓
器が常にその全体像を得られるのに対し、Kinectによ
り得られた表面形状はその一部分でしかないため、こ
の両者の対応付けをする必要があるためである。この
対応付けを行った後、計測された臓器表面形状の変
化は仮想関節リンクモデルの各関節の角度の変化に
変換される。そして、仮想関節リンクモデルの各関節
の変化量をもとに臓器内の血管形状、および腫瘍の
部分的変化を発生させて内部構造の3次元モデルを
生成する。

　実験では摘出したブタの肝臓を用いた。これに疑
似腫瘍を設置するとともに脈管系を造影して3DCT
データを得てから、肝表面、疑似腫瘍、および血管
形状をセグメンテーションして3次元モデルを構築した。
（図2.4.8）上段では肝臓の左葉下縁を鉗子で持ち
上げた際の変形した肝内の仮想関節リンクと血管形
状の状態を表示した例を示している。（図2.4.8）下
段に検証のために同様の動作を行った対象を3DCT
にて計測し、volume rendering法で画像化したものを
示す。

第2章 多元計算解剖学の基礎（多元計算解剖学を支える技術）

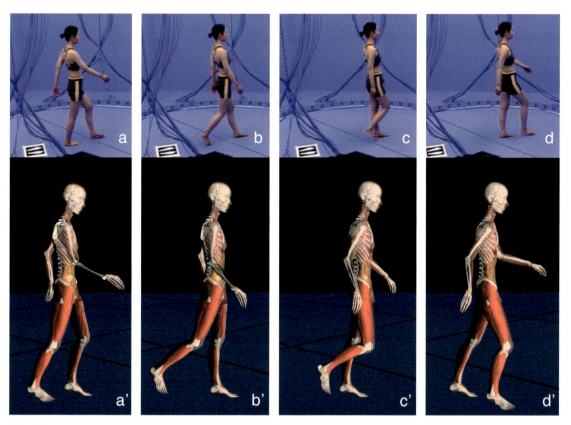

図2.4.6
歩行動作計測時の被験者のビデオ画像（上段）と4次元モデル（下段）。

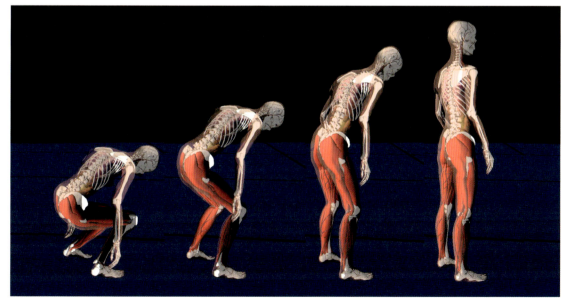

図2.4.7
立ち上がり動作データにより駆動した4次元人体モデルを時系列に表示した結果。

039

本手法は3次元臓器モデルと術野で計測する表面形状の適切な対応付けが行われれば、臓器表面にマーカを設置することなしに、肉眼では把握することのできない臓器内部の変化を表示できる手段となることがわかった。

長い時間内で生じる動態の解析

前項までの4次元現象よりも長い時間のレンジで生じる変化、ヒトの成長や治療した部位の変化を可視化し解析することは、診断や治療、そして将来の予測などに有用であると考える。今回、特に大きな変化が生じる小児の成長を対象とし、5年ほどの間に複数回撮影されたCTデータを用いて、長い時間の間にどのように内部構造が変化していくのか可視化するための表示手法の開発を行った。具体的には、異なる撮影日t、および$t+1$において計測された2つのCTデータV_t、V_{t+1}について、それぞれを小領域に分割し、V_tにおける解剖学的特徴点とV_{t+1}における特徴点が一致するように、V_tの各小領域を変形させたV_t'を生成する。そしてV_tをV_t'へと各小領域を補間しながら変形させ、V_{t+1}と合成表示を行うことで、2回のCT撮影の間の内部構造の変化を可視化することとした。またセグメンテーションを行った結果を用いて注目臓器の変化を可視化したり、任意断面を設定して内部の変化を観察できるようにした。

生体肝移植、および先天性横隔膜ヘルニア治療後の小児のCTデータを用い、術後の数年間にわたる変化を可視化した結果を示す。生体肝移植の小児の例（図2.4.9）では、3歳と9歳の時に撮影されたCTデータを用いて表示を行った。また先天性横隔膜ヘルニアの小児の例（図2.4.10）では、3年間で4回行ったCTデータについて肺領域のセグメンテーションを行って表示している。術後の数年間に撮影された複数のCTデータを用い、各ボリュームデータ間を補間して変形させながら表示することで、注目臓器が術後どのように変化していくのかを把握しやすい可視化を行うことができた。この症例では、患側（右側）肺が術後1年程で急速に成長し、胸郭の拡大と共に肺容量が増多する過程が詳細に可視化できた。また、患

側肺の上葉と下葉の容積増加率は、各々出生時と比較して9.89倍と7.15倍であり、各分葉の成長を視覚的に比較することが可能であった。1年後の予測CTから、継時的に肺容積が増加し、良好な臓器成長が得られることを可視化することが可能であった。更に過去のデータから得られた成長曲線を利用し、近未来の状態を予測したものが（図2.4.10）下段の画像である。ここでは1年後の未来での患者の生体構造の様子を予測して表示している。

生体の成長を特定の時点でのみ評価・診断するだけでなく、複数時点のボリュームデータを用いて、長期の時間軸を加え表示することが可能である。時間軸を加え可視化することで、単一の画像では評価し得ない、生体臓器の継時的変化を捉えることが可能と考えられた。

人体の4次元的解析と診断

生体の4次元現象を4次元データとして収集し時空間的に解析することは、計測手法、解析装置を開発することにより徐々に可能となってきた。整形外科、スポーツ医学のみでなく、医学のどの領域においても生体の動態を4次元的に可視化し解析することができるようになれば、心血管動態、筋動態、消化器系動態などの分野においても、さらに精度の高い診断と治療が実現できると考える。

［鈴木直樹］

参考文献
[1] Magnenat-Thalmann N, Laperrière R, Thalmann D. Joint-dependent local deformations for hand animation and object grasping. In Proceedings of Graphics interface '88, Canadian Information Processing Society 1988, 26–33.
[2] Lewis JP, Cordner M, Fong N. Pose space deformation: a unified approach to shape interpolation and skeleton-driven deformation. In Proceedings of the 27th annual conference on Computer graphics and interactive techniques 2000, ACM Press/Addison-Wesley Publishing Co., 165–172.
[3] Onda S, Okamoto T, Kanehira M, Suzuki F, Ito R, Fujioka S, Suzuki N, Hattori A, Yanaga K. Identification of inferior pancreaticoduodenal artery during pancreaticoduodenectomy using augmented reality-based navigation system, J Hepatobiliary Pancreat Sci 2014; 21: 281-287.
[4] Okamoto T, Onda S, Yasuda J, Yanaga K, Suzuki N, Hattori A. Navigation surgery using an augmented reality for pancreatectomy, Dig Surg 2015; 32: 117-123.

第2章　多元計算解剖学の基礎（多元計算解剖学を支える技術）

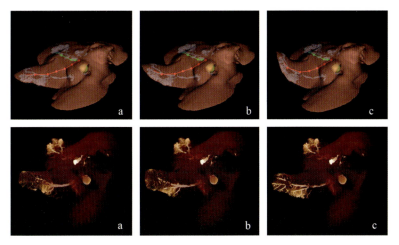

図2.4.8
ブタの肝臓の左葉下縁を鉗子で持ち上げた際の臓器モデルの変形結果（上段）と実際の臓器での変形をCTにより計測した結果（下段）。

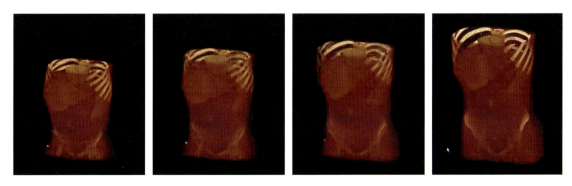

図2.4.9
生体肝移植後の小児の3歳（左端）と9歳（右端）のCTデータから成長による変化を可視化した結果。

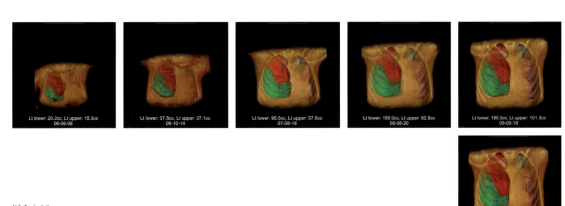

図2.4.10
先天性横隔膜ヘルニア治療後の小児の3年間4回のCTデータから可視化した成長による変化（上段）と最後のCT計測から1年後の将来を推定した結果（下段）。

041

2.5. 人体画像データベース技術

人体画像データベース

　多元計算解剖学において人体画像をデータベース化する技術は、その基盤技術としてとらえることができる。一般的にデータベースとは、情報学的には「データの集まり」として規定される。また、検索、蓄積など「データの集合に対する操作」が可能であることが必要である。そのために、情報学分野におけるデータベースでは、関係データベース（リレーショナルデータベース）、カード型データベースなどのデータベースが開発されてきた。また、関係データベースを操作するための言語としては、SQL（Structured Query Language）などがある。SQLは社会情報インフラを支えるデータベースとその操作言語として広範囲に利用されている。

多元計算解剖学と人体画像データベース

　多元計算解剖学における人体画像データベースとは、CTやMRIなどのイメージング装置により撮像された人体画像、あるいは、それに付随する情報をデータベースに格納したものとしてとらえることができる。また、CT/MRI画像などのいわゆる「原画像」を基にして、ボリュームレンダリングやサーフェースレンダリングなどにより描画した画像、臓器セグメンテーションの結果をSTL（Standard Triangulated Language）ファイルなど3次元形状ファイルとして格納したデータベースも広義のデータベースとしてとらえることができよう。

　医用画像分野において日常の業務で利用されているデータベースとしては、PACS（Picture Archiving and Communication System）がある。これは、臨床の場で撮影される医用画像を、ネットワークを介してデータベース上に蓄積し、蓄積された画像を検索、閲覧することができるようにしたシステムである。PACSはデータベースが具備すべき機能を持つ画像データベースであるが、単なる画像の蓄積と検索を可能とするデータベースであり、後述する多元計算解剖学における人体画像データベースとは異なるものである。

多元計算解剖学における人体画像データベース

　多元計算解剖学では、時間軸、空間軸、機能軸、病理軸の4つの軸で張られる空間における画像を多数取り扱うことで、人体の完全理解を目指す新たな学術領域である。また、多元空間における元の概念も示され、例えば同一モダリティ（例えば、CT）などによる異なる時間軸での結果も多元計算解剖モデルを構築するための基礎的な画像として取り扱われることになる。

　多元計算解剖学における人体画像データベースとは、「多元計算解剖学における4つの軸で張られる空間に配置される画像の集合」、とも読み替えることができる。日常的な臨床業務を行うための、蓄積、検索、閲覧機能を持つ実務的画像データベースではなく、「人体の完全理解」を目指すための画像データベースである。データベースとは先の4軸で張られる空間内にある画像の集合として定義される。

　さらに、単なる原画像の集合としてのデータベースだけでなく、原画像上に臓器情報が付与されたラベル画像データベース、解剖構造名称が付与されたメタ解剖情報データベースなど、2次的に生成されるデータベースも多元計算解剖学における人体画像データベースに含まれる。

コンピュータ上における人体画像データベースの格納法

　人体画像データベースは、コンピュータ上において画像を多数格納することで構築される。多数の画像ファイルの集合として画像を格納する場合もあれば、

第 2 章　多元計算解剖学の基礎（多元計算解剖学を支える技術）

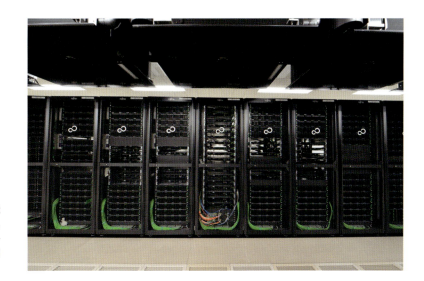

図 2.5.1
名古屋大学情報基盤センターに設置されたスーパーコンピュータの一部。多元計算解剖学では大規模ストレージならびに大規模計算環境の利活用が不可欠である。

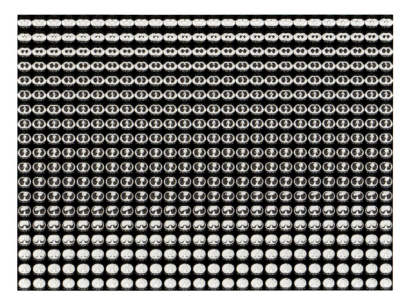

図 2.5.2
CT 原画像の例。

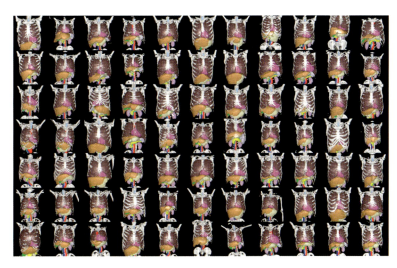

図 2.5.3
臓器領域ラベル画像を 3 次元的に表示した画像の例。

043

先述の関係データベースシステム（RDBS; Relational Database System）上にデータを直接格納、あるいは、ファイル位置（ファイルパス）を格納することで人体画像データベースを構築することもできる。また、ボリュームレンダリングなどによって可視化された画像データも同様にデータベース上に格納される。

人体画像データベースは一般的に大規模な画像データベースとなるため、大規模なデータストレージデバイスが必用となる。RAID (Redundant Arrays of Inexpensive Disks)などの装置とファイルサーバならびに外部アクセス用のフロントエンドサーバが必要となる。また、各装置間はSAN（Storage Area Network）が構築され、Fibre Channel 16Gbpsや10Gbpsのイーサネット規格である10GbEを介してiSCSIプロトコルなどで接続される。このようなサーバはデータセンターに置かれる。

最近では、Amazon S3といったクラウド型ストレージサービスも人体画像データベースを格納するシステムとして格納可能である。

臓器領域情報を含む人体画像データベースは、例えばFully Convolutional Network（FCN）を利用した臓器領域自動セグメンテーションなど、医用画像解析手法を実現するうえでも重要なデータベースとなる。FCNなどの学習過程では、1ないし2週間ほどを要することも珍しくない。したがって、大規模ストレージと大規模計算環境（図2.5.1）を備えるクラウドサービスは、多元計算解剖学における人体画像データベースを活用した医用画像解析技術の開発において重要な役割を果たすと考える。

人体画像データベースの分類

これらのことから、多元計算解剖学におけるデータベースを見てみると、
（1）空間軸に沿った画像の集合
（2）病理軸に沿った画像の集合
（3）時間軸に沿った画像の集合
（4）機能軸に沿った画像の集合
（5）上記4軸で張られる空間内の画像の集合
として扱うことができる。例えば、（1）では同一患者の

異なるスケールで撮影した画像の集合、（2）は例えば、様々ながんのタイプのCT/MRIなどの画像データベース、（3）は時系列で撮影された画像データベース、（4）はPET/fMRIなどの機能を測定可能なイメージング装置で撮影された画像データベースがある。（5）は、（1）～（4）の空間をカバーするデータベースとなる。

1次画像データベースと2次画像データベース

さらに、原画像の人体画像データベースからコンピュータグラフィックスなどの技術によって生成される画像、あるいは、セグメンテーション結果から生成されるSTLファイルなどの形状ファイルも人体画像データベースの要素となる画像としてみなすことができよう。

原画像のデータベースは1次画像データベース、原画像におけるアノテーション結果は1.5次画像データベースと記すのに対して、何らかの処理を経て生み出された人体画像のデータベースをここでは2次画像データベースと呼ぶことにしたい。

多元計算解剖学における関係データベース

単なる人体画像データベースとしては、様々な切り口があり、
（1）同一モダリティデータベース
（2）同一患者データベース
（3）ラベル画像データベース
（4）メタ解剖構造情報データベース
などがある。多元計算解剖学における人体画像データベースはこれらの関係が複雑に関連するデータベースであるともいえる。情報学の分野では、関連性を表すデータベースとして関係データベースなどがこれまでに開発され、大きな成功を収めるとともに、社会情報基盤を支える重要な役割を担っている。同様にして、多元計算解剖学の「多元」を容易に扱うことのできるデータベースの開発も必要とされるが、その開発はまだ緒に就いたばかりである。

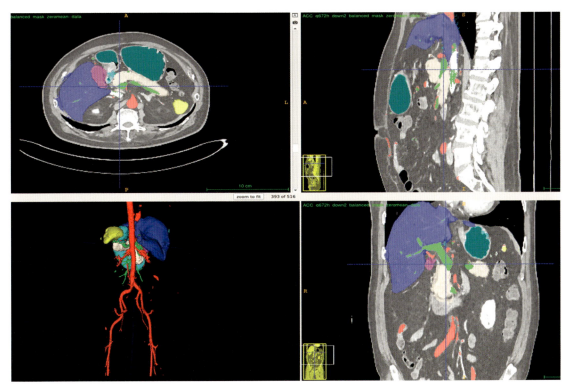

図 2.5.4
大規模ラベル画像データベースを用い、3D U-Netと呼ばれるニューラルネットワークにより腹部CT画像を自動解析した例。

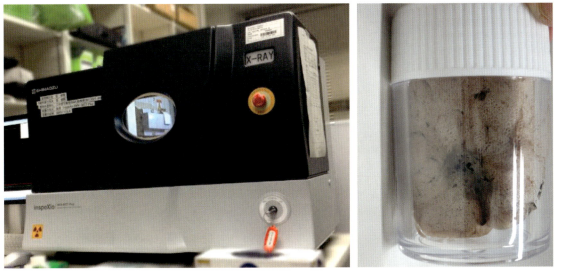

図 2.5.5
マイクロCT装置ならびに伸展固定肺標本の例。

人体画像データベースと「元」

多元計算解剖学では、その名前にある「元」を「データそのものでなくデータの種類」「画像検査という作業インスタンス」としてとらえている（第2章参照）。すなわち、同じモダリティで撮影された同一部位の多数の患者の画像データは、多元ではなく単元とみなされている。一方、ある被験者を複数のモダリティで撮影した画像の集合は多元となる。しかしながら、これらは人体画像データベースであり、人体画像の集合は、医用画像解析やそれに基づく人体の総合理解に役立つことになる。

人体画像データベースの例

ここでは、人体画像データベースの例をいくつか取り上げる。

人体画像データベースに格納される原画像

（図2.5.2）は人体画像データベースに格納される画像例を示したものである。この例は、3次元胸部CT像を示したものである。512×512画素の断面画像が1患者当たり500枚程度格納されることになる。このような画像を多数コンピュータ上に格納することで人体画像データベースが構築される。

ラベル画像データベース

多元計算解剖学おいては、解剖構造の解析、あるいは、その結果を用いた病態の解明が一つの学術的ゴールとされている。そのためには、原画像データベースから解剖学的構造を認識する手法の開発が望まれる。最近では、アトラスベースのセグメンテーション手法やFully Convolutional Networkによるセグメンテーション手法のように、大規模な人体画像データベースを用いた医用画像解析手法が提案されている。さらに、原画像と並んで臓器領域のラベル画像も必要となる。（図2.5.3）に臓器領域ラベル画像を3次元的に表示した画像を示す。原画像とラベル画像が大

量に格納された人体画像データベースが未知の医用画像（新しい被検者画像）の解析に利用される。

例えば3D U-Netと呼ばれるニューラルネットワークを用いた腹部CT画像を自動解析した例を（図2.5.4）に示す[1]。ここでは、300例の腹部領域ラベル画像を含むデータベースを用いた、ニューラルネットワークを訓練することで、腹部臓器領域を自動的にセグメンテーションすることが可能となっている。

マルチスケール画像データベース

人体の構造を異なるスケールで撮影した画像のデータベースである。臨床用CTなどでは、1ボクセルの大きさが0.6mm×0.6mm×0.6mm から、0.125mm×0.125mm×0.6mm程度の異なるスケールで画像撮影が可能である。また、マイクロCTと呼ばれるCT装置を用いれば（図2.5.5）、1ボクセル当たり50μm×50μm×50μmの解像度から1μm×1μm×1μm程度の解像度まで可変で撮影することができる。このような画像は、対象とする部位を異なる解像度で撮影したものであり、このような画像を多数撮影し、人体画像データベースとして格納することは、病態の機序などを解明するうえでも重要なデータベースとなる[2]。マイクロCTによって得られた伸展固定肺標本の画像例を（図2.5.6）ならびに（図2.5.7）に示す。

また、マイクロCTによって撮影されたマルチスケールマイクロCT画像データベースも公開されている[3]。（図2.5.8）は食肉として販売されている手羽元の骨、ならびに星の砂をマイクロCTで撮影したマルチスケールマイクロCT画像の例である。

時系列画像データベース

病態の経時変化をとらえるために、2～3か月おきに撮影された画像を収集した画像データベース、あるいは、心拍動、呼吸動、蠕動などの人体内部の動きを収集した画像のデータベース、歩行などの人体内部のみならず外部に大きな影響を与える動きを撮影した画像のデータベースなどがある。多元計算解剖学

第 2 章　多元計算解剖学の基礎（多元計算解剖学を支える技術）

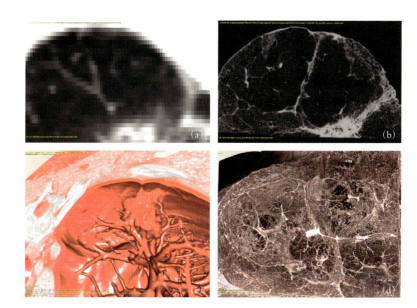

図 2.5.6
臨床用 CT ならびにマイクロ CT で撮影された肺がんとの 3 次元表示画像。(a) 臨床 CT 画像、(b) マイクロ CT 画像、(c) 臨床 CT 画像の 3 次元表示例、(d) マイクロ CT 画像の 3 次元表示例。

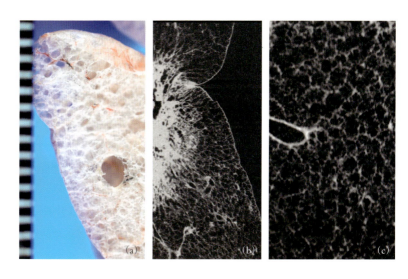

図 2.5.7
肺伸展進呈固定標本とそのマイクロ CT 画像。(a) ルーペ像、(b) (c) マイクロ CT 画像。

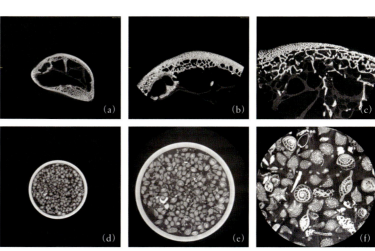

図 2.5.8
マルチスケールマイクロ CT 画像データベースの例。(a) 〜 (c) 手羽元の骨、(d) 〜 (f) 星の砂。

047

では、これらの多岐にわたる時系列画像データベースを取り扱っている。（図2.5.9）に胃がん手術を対象として化学療法の効果を確認するために撮影された経時CT画像の例を示す。

メタアノテーションデータベース

血管や気管支などの脈管系には、個々の枝に対して解剖学的名称が付与されている。また、脈管系の分木構造は人毎に異なる。脈管系の各枝に対して解剖学的名称を付与したデータベースも多元計算解剖学における人体画像データベースを成す画像とみなすことができる[4]（図2.5.10）。

内視鏡画像データベース

多元計算解剖学では、CT/MRIなどの人体断面画像だけでなく、気管支鏡、胃カメラ、大腸内視鏡、また、手術で用いられる腹腔鏡画像なども人体画像データベースとして収集される。

バーチャル画像データベース

CT/MRIなどの1次画像データベースを基に、ボリュームレンダリングなどによって生成したバーチャル解剖画像も人体画像データベースとなる。このような画像は、2次画像データベースとして1次画像データベースとは明確に区別される。外科領域などでは、解剖構造を3次元的に把握することが重要であり、原画像のデータベースに加えて、バーチャル画像の2次画像データベースが構築されることで、手術手技の解析などに利用することができる。また、仮想膵管内視鏡（図2.5.11）など、容易に観察できない部位のバーチャル内視鏡画像データベースも臨床的価値が十分に高いといえよう。

［森 健策］

参考文献

[1] Holger R. Roth, Hirohisa Oda, Yuichiro Hayashi, Masahiro Oda, Natsuki Shimizu, Michitaka Fujiwara, Kazunari Misawa, Kensaku Mori, "Hierarchical 3D fully convolutional networks for multi-organ segmentation," arXiv:1704.06382 [cs.CV], 2017 /04

[2] Holger R. Roth, Kai Nagara, Hirohisa Oda, Masahiro Oda, Tomoshi Sugiyama, Shota Nakamura, Kensaku Mori, "Multi-scale Image Fusion Between Pre-operative Clinical CT and X-ray Microtomography of Lung Pathology," arXiv:1702.08155 [cs.CV], 2017/02

[3] 「マルチスケール画像処理のためのマイクロCT画像データベース構築～多元計算解剖学における画像処理アルゴリズム開発のためのデータベース構築～」（森健策、長柄快、小田昌宏、電子情報通信学会技術研究報告(MI)、Vol.115、No.401、pp.165-170、2016/01）

[4] Tetsuro Matsuzaki, Masahiro Oda, Takayuki Kitasaka, Yuichiro Hayashi, Kazunari Misawa, Kensaku Mori, "Automated anatomical labeling of abdominal arteries and hepatic portal system extracted from abdominal CT volumes," Medical Image Analysis, Vol.20, No.1, pp.152-161, 2015/02

第 2 章　多元計算解剖学の基礎（多元計算解剖学を支える技術）

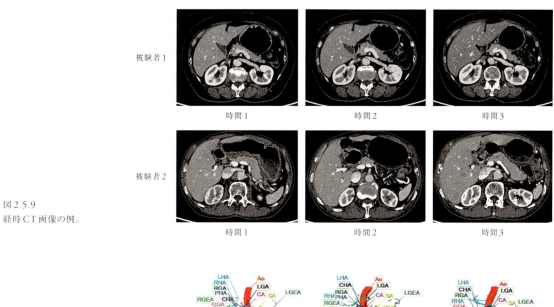

図 2.5.9
経時 CT 画像の例。

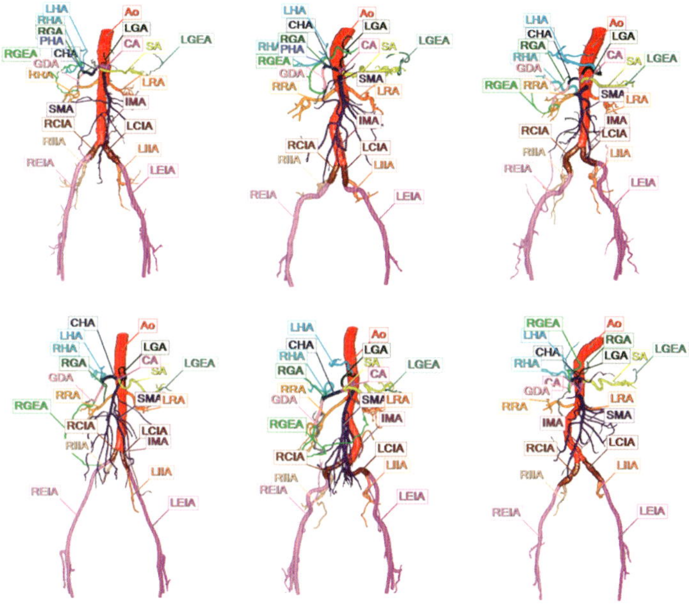

図 2.5.10
腹部血管アノテーション画像データ
ベースの例。

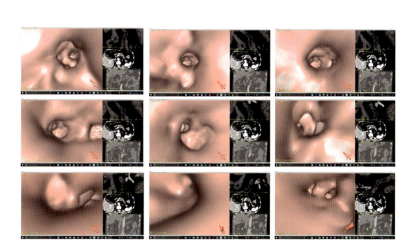

図 2.5.11
仮想膵管内視鏡画像データベースの例。

049

2.6. 数理学的・統計学的アプローチ技術

多元計算解剖学に必要な要素技術

多元計算解剖学は、複数の異なる「元」に属する医用画像を統合し、人体に関わる新たな知見の獲得を目指す。医用画像を統合する際の難点の1つは、仮に「元」の異なる画像群が多数入手できたとしても、既存の統計解析技術をそのまま適用できない点にある。統計解析技術を適用するためには「元」の異なる画像間の対応付けが必要であり、画像間の対応付けは容易ではない。このことを理解するために、例として、身長と体重の相関関係を調べることを考えてみる。正しく相関関係を計算できるならば、正の相関係数、すなわち身長が高いほど体重が重いという相関関係が得られるはずである。

最初に、医用画像ではなく、複数の患者の身長 $\{h_i | i = 1, 2, ..., N\}$ と体重 $\{w_i | i = 1, 2, ..., N\}$ の数値データ群が得られている場合を考える。添え字は患者のIDを表すとする。この場合は、古典的な手法をデータに直接適用できるため、問題は極めて容易である。すなわち、与えられたデータ群の数値を次式に入力するだけで、相関係数 R を計算することができる。

$$R = \frac{\sum_i h_i w_i}{\sqrt{\sum_i h_i^2} \sqrt{\sum_i w_i^2}}$$

しかし、医用画像解析においては、このように「既存の数式にデータを入力するだけ」では解析ができない。このことを下記の例で示す。

2番目の例として、各患者の全身のCT画像と体重のデータが与えられている場合を考える。最初の例と異なるのは、各患者の身長が数値データとして与えられているのではなく、医用画像から導出しなければいけないことである。身長は直立したときの「かかと」と「頭頂」の間の鉛直方向の距離である。つまり、第2の例においては、身長と体重の相関関係を求めるために、全身のCT画像から、各患者の「かかと」と「頭頂」とを前処理として検出しなければならない。患者ごとの解剖構造の位置や長さや大きさや形状を比較する際に用いられる部位を、本節では解剖学的ランドマークと呼ぶことにする。「身長」のように極めて単純な量を扱う場合であっても、全ての医用画像から「かかと」と「頭頂」を解剖学的ランドマークとして正確に検出しなければならない。そして、このランドマーク検出により初めて異なる画像中の異なる患者の身体間の「対応付け」が実現され、この対応付けにより初めて患者間の解剖構造の定量的な比較が可能となる。異なる患者の身体間の対応付け抜きに人体の位置・長さ・大きさ・形状に関わる統計量を解析することはできず、対応付けのためのランドマーク検出は、今日でも決して容易な問題ではない。

上記第2の例では、各患者の画像と体重がペアで得られている場合を考えた。しかし実際には、全ての患者から、全ての「元」の画像が入手できるとは限らない。身長と体重の相関を求める問題に即して言えば、複数の患者の全身CT画像群と、それら患者とは別の患者群の体重データ群しか入手できない場合がある。第3の例として考えなければならないのは、全身のCT画像群に加えて、それら画像群に写っている患者とは別の患者群の体重データ群に基づいて、身長と体重の相関を求めねばならない状況である。前記の式を見ても分かるとおり、異なる2つの量の間の相関を求めるにはデータ間の対応付け（添え字が同じデータは、同じ患者のデータ）が必須であり、身長と体重の相関を求めるためには、仮想的にではあっても、身長と体重のデータ間の対応付けが必要である。この対応付けには、例えばCT画像より身体の体積を推定した上で、体積と体重とを対応付けるようなモデルが必要となるであろう。このように、第3の例のような状況では、「元」の異なるデータ間を対応付けるためのモデルを新たに導入しなければならず、このモデルはデータ群から導出するのではなく、物理学や医

学・生理学など既存の知見より構築する必要がある。多元計算解剖学においては、例えば年齢の異なる患者の画像群を手掛かりに、加齢にともなう成長や老化の経時変化モデルを構築することも重要な目的の1つである。同一患者の画像データを何年にもわたって撮影し続けた画像の組が数多くあれば経時変化モデルの構築も比較的容易であるかもしれない。しかし実際には、同一患者を追跡撮影した画像の組は稀であり、年齢の異なる複数の患者の画像群より経時変化モデルを構築しなければならず、これは本節で述べた第3の例と同種の問題、すなわち若年の患者の特定の画像が、高齢の患者の画像群のうちのどの画像に対応するかを推定しなければ実現できない。そして、このような対応付けに有用なモデルの構築も容易ならざる問題である。

　多元計算解剖学に必要な要素技術はデータ間の対応付けであり、この対応付けには、様々な数理的アプローチがとられてきた。以下、それらのアプローチのうち代表的なものを紹介する。また、その前に、そもそもこの「対応付け」の問題が、人工知能の研究分野で古くから議論され続けてきた難問であることを簡潔に紹介する。

人工知能と「対応付け問題」

　本稿執筆時点（2017年）では、「人工知能」研究の隆盛が著しい。人工知能研究の隆盛は、ニューラルネットワークの性能向上をきっかけの1つとしている。今日ニューラルネットワークが解決しつつある諸問題は、人工知能の性能向上のために重要であることは間違いない。しかし、人工知能の実現にとって重要だと考えられている諸問題の全てが、今日既に解決しつつあるわけでもない。多元計算解剖学の観点からは、例えば、異なるデータ間の対応付け問題は解決したとは言い難い。データ間の対応付け問題は、人工知能にとってその重要性が指摘されてきた未解決問題の1つである。

　対応付け問題は、人がアナロジーを解する機能の本質として議論されることがある[1]。例えば、「アメリカのファーストレディ（大統領夫人）に対応する日本

人は誰か？」という問いに対して、多くの人は、おそらく「首相夫人」と答える。日本には大統領が居ないため米国大統領に対応する人物として日本国首相を想起し、その夫人ということで首相夫人を想起する。このように、異なるデータ群（米国人と日本人）の間を一般に対応付ける（ファーストレディと首相夫人）機能の実現は容易ではない。そこで代わりに、よりシンプルな、2つの異なる数字列間の対応付けを求める問題が議論されることがある。以下に示すように、定式化後の問題は極めてシンプルであり、多くの人にとって容易に解が得られて、なおかつ人を問わずほぼ一意に解が決まりそうであるにもかかわらず、その解を安定して正しく求めるアルゴリズムは、本稿の筆者の知る限り、知られていない。数字列の対応付け問題とは次のとおりである。

　　数字列の対応付け問題：0から9までの数値の大小関係は既知であるとする。与えられた2つの数字列A、Bのうち、数字列Aの中の指定された数字に対応する、数字列Bの中の数字を答えよ。

例題：数字列A: 1234444321
　　　数字列B: 1234555554321
上記数字列Aの中の、後ろから4番目の「4」に対応する数字は、数字列Bの中のどの数字か答えよ。

　数字列Bの後ろから4番目の数字も「4」であるが、多くの人は、後ろから5番目の「5」が対応すると答える。双方の数字列ともに、左から順に数値が次第に大きくなって、中央部で一定値が続いて、そのあと減少する対称構造を有している。そして、数字列Aの後ろから4番目の「4」は「中央部の一定値」の最後尾に位置しており、数字列Bの「中央部の一定値」の最後の数字は、「4」ではなくて「5」である。数字列の対応付け問題を解くためには数字列の構造の理解が必須であり、データの構造を理解するとはいかなることであるかは、今日でも明瞭な定式化に成功しているとは言い難い。任意の数字列間で対応関係を定められるとは考えにくい一方で、ではどのような数字列間であれば自然に対応関係を定義できるのかが、そもそも

不明である。

　数字列間の対応付けでさえ、ここに記したとおり、議論の余地が大きく残っている。ましてや、様々な医用画像間の対応付けには、その必要性や重要性は理解されており、しかも撮影対象が人体に限られているにもかかわらず、議論の余地が大きく残されており、今日においても画像間の対応付けアルゴリズムの考案に必要な問題の数学的定式化に成功しているとは、残念ながら言い難い。多元計算解剖学の難しさの一部は、この対応付け問題の困難に由来する。

臓器領域の対応付け：微分同相写像

　医用画像の対応付けは、先の数字列の対応付け問題のように画像中の人体の構造の理解に基づき行うべきであり、人体の構造の理解には、画像中に写っている各臓器領域を陽に求めることが有用である。例えば体幹部のCT画像を想定するならば、肝臓とか腎臓など、各臓器領域を抽出することができれば、異なる患者の画像間の対応付けを臓器領域に基づき実行することができる。しかし、臓器領域を単位とすると大雑把な対応付けしかできず、より詳細な解剖構造の比較を行うためには、各臓器領域内部の各点について、さらに画像間の対応付けを行う必要がある。例えば肝臓の左葉端から右葉端までの長さを患者間で比較したり、その統計を求めたりするためには、各患者の画像中の肝臓表面それぞれから、左葉端と右葉端の2つのランドマークを対応点として求める必要がある。実際に医学的に有用な知見を得るためには、臓器形状のより詳細な患者間の比較や解析が必須であり、そのためには臓器表面の任意の点について対応点を求める必要がある。臓器表面の多くは閉曲面であり、異なる患者の対象臓器表面の対応点を求める問題は、数学的には、与えられた2つの閉曲面間の対応点を求める問題に他ならない。より具体的には、2つの曲面間の1対1の滑らかな写像を求める問題として定式化される。1対1の滑らかな写像は、微分同相写像と呼ばれる。臓器形状の統計を解析するために、異なる患者の画像から抽出される臓器表面間の微分同相写像を求めるアプローチが採用されることが多い。与えら

れた2つの閉曲面間の微分同相写像を自動的に求める手法を以下に述べる。

　2枚の画像を $I_1(x, y, z), I_2(x, y, z)$ で表し、各画像中に臓器領域 R_1, R_2 がそれぞれ与えられているとする。目的は臓器領域 R_1 から領域 R_2 への微分同相写像、すなわち1対1で滑らかな写像 ϕ を求めることである。領域間の微分同相写像はその領域の境界、すなわち臓器表面間も滑らかに1対1写像する。この微分同相写像は、画像 I_1 の空間全体を変形し、変形後の画像 $I_1(\phi^{-1} \circ (x, y, z))$ の中の曲面 $\phi \circ \partial R_1$ が画像 $I_2(x, y, z)$ 中の曲面 ∂R_2 と一致するように定めたい。戦略としては、写像 ϕ が必ず微分同相写像となる条件の下で、曲面 $\phi \circ \partial R_1$ と曲面 ∂R_2 が一致する写像が得られるような最適化問題を解く手法が採用される。ここで重要なのは、「必ず微分同相写像となる条件」の定式化である。

　微分同相写像を得るために、画像 I_1 から画像 I_2 へといきなり写像するのではなく、画像 I_1 が時間とともに少しずつ変形し、最終的に画像 I_2 と一致するような、写像の時間変化画像 ϕ_t を考える。写像画像 ϕ_t により変形した空間は画像 $I_1(\phi_t^{-1} \circ (x, y, z))$ で表すことができる。時刻0においては元の画像のまま、すなわち

$$I_1\left(\phi_{t=0}^{-1} \circ (x, y, z)\right) = I_1(x, y, z)$$

が成立し、最終時刻 $t = 1$ には目的の空間となる、すなわち

$$I_1\left(\phi_{t=1}^{-1} \circ (x, y, z)\right) = I_2(x, y, z)$$

が成立するような写像 ϕ_t を考える。$\phi_{t=0}$ は元の空間を変形しないため、恒等写像である。ϕ_t の時間微分 $\partial \phi_t / \partial t$ は変形ベクトル場を表す。ここで次の重要な性質が知られている：変形ベクトル場 $v_t = \partial \phi_t / \partial t$ が充分滑らかであれば、すなわち各時刻における充分高階な微係数が存在すれば、写像 ϕ_t は必ず微分同相写像、すなわち1対1かつ滑らかな写像となる。このため、次式のように変形ベクトル場の時間積分により ϕ_t を表せば、v_t が滑らかなベクトル場でありさえすれば ϕ_t は微分同相写像となる[2]。

$$\phi_t(x, y, z) = \int_0^t v_s(x, y, z) \, ds$$

　臓器領域 R_1 から臓器領域 R_2 への微分同相写像は無数に存在する。微分同相写像は、2つの領域を1

対1に滑らかに対応付けることを補償するだけでは臓器間の対応付けとしては不十分であり、領域R_1の各点を、領域R_2中の解剖学的な見知から妥当な各点へと対応付ける必要がある。解剖学的なランドマークの決定には体内の局所的な構造と大局的な構造の双方の参照が不可欠であり、そのような対応付けを数学的に定式化することは、前項で述べたとおり、容易ではない。数学的に妥当な定式化をしなければ、そもそも、対応付けアルゴリズムの開発ができない。このため、まず数学的な定式化を優先し、そのあとから、できるだけ解剖学的にも受け入れ可能なアプローチを採用することになる。そのようなアプローチの1つとして、与えられた2つの画像間の対応付けを、できるだけ小さな変形により実現するアプローチを以下に紹介する。

写像による変形の大きさは、各時刻における変形ベクトル場の大きさを積分することにより評価できる。

$$\int_0^t ||v_s||_V^2 \, ds \qquad (1)$$

ここで、$||v_t||_V^2$は変形ベクトル場v_tのノルムを表しており、次式で定義される。

$$\int_0^t ||v_s||_V^2 \, ds = \langle \mathbf{A}v_t, v_t \rangle_{R^3}$$

上式において右辺の$\langle \cdot, \cdot \rangle_{R^3}$はユークリッド空間における所謂「内積」を表しており、具体的には、各ボクセルに割り当てられている3次元ベクトルどうしの内積を空間全体で積分する演算である。$\mathbf{A}$はベクトル場の空間微分演算$\mathbf{L}$と以下に示すような関係を有する。この空間微分演算$\mathbf{L}$が、変形ベクトル場を充分に滑らかにするカラクリの担い手である。先に述べたとおり、各時刻における変形ベクトル場が充分滑らかであれば、その時間積分は微分同相写像になる。

いま3次元空間に定義されているベクトル場$f(x,y,z)$と$g(x,y,z)$の内積は次式のように定義されている。

$$\langle f, g \rangle_V = \langle \mathbf{L}f, \mathbf{L}g \rangle_{R^3} = \langle \mathbf{L}^*\mathbf{L}f, g \rangle_{R^3} = \langle \mathbf{A}f, g \rangle_{R^3}$$

ここで、次式の偏微分方程式を考える。位置を表す3次元座標は簡潔に表現するために、xで代表させている。

$$\mathbf{L}u(x) = w(x)$$

ただし、$u(x,y,z), w(x,y,z)$はいずれもベクトル場

であり、$\mathbf{w}(\mathbf{x},\mathbf{y},\mathbf{z})$はガウス過程に従うものとする。この偏微分方程式のGreen関数を$G(x,y,z)$で表すことにすると、次式が成立する。

$$\mathbf{L}G(x) = \delta(x)$$

上式右辺の$\delta(x,y,z)$はデルタ関数である。このGreen関数を用いると、元の偏微分方程式に関連して、次式が成立する。

$$u(x) = \int G(x,q)w(q)dq$$

Green関数$G(x,q)$の空間的な滑らかさが、ベクトル場$u(x)$の滑らかさを決定する。例えば$w(x)$が白色雑音である場合、大雑把に言うと、ベクトル場$u(x)$の共分散行列はGreen関数間の相関により決定される:

$$K_u(x,y) = \int G(x,q)G(q,y)dq$$

この相関に相当する関数$K_u(x,y)$はカーネル関数と呼ばれる。例えば微分演算がLaplacianと関係のある次のような場合、すなわち

$$\mathbf{A} = \left(\mathrm{diag}(-\alpha^2 \nabla^2 + \mathrm{id}) \right)^2$$

のときには、カーネル関数は次式のようになる。

$$K_u(x,y) = \frac{1}{4\alpha^2} \left(e^{\frac{1}{\alpha}|x-y|}(|x-y|+\alpha) \right)$$

位置が離れるほど相関が指数的に滑らかに減少する相関を持つことが分かる。$k(x-y) = K_u(x,y)$とおいて、$k(p)$のフーリエ変換を$\tilde{k}(F)$で表すことにすると、次式が得られる。

$$\tilde{k}(F) = \frac{1}{(\alpha^2 F^2 + 1)^2}$$

周波数が高くなるにつれてパワーの減ずる、滑らかなベクトル場が得られることが分かる。ここで、次式のように定義する。

$$f(x) = \int G(x,q)w_f(q)dq,$$
$$g(x) = \int G(x,q)w_g(q)dq.$$

このとき次に示すように、ベクトル場f, gの内積$\langle f, g \rangle_V$は、それらに対応するベクトル場w_f, w_g間のユークリッド空間における内積$\langle w_f, w_g \rangle_{R^3}$と同等であることが分かる。

$$\langle f, g \rangle_V = \langle \mathbf{L}f, \mathbf{L}g \rangle_V$$
$$= \langle \int \mathbf{L}G(x,q)w_f(q)dq, \int \mathbf{L}G(x,q)w_g(q)dq \rangle_{R^3}$$
$$= \langle w_f, w_g \rangle_{R^3}$$

式（1）により変形ベクトル場v_tの「大きさ」を測ることは、まず、変形ベクトル場v_tが、必ずしも滑らかで

はないベクトル場w_vのGreen関数$G(\cdot,\cdot)$による平滑化により得られるものと想定し、そのw_vの大きさによりv_tの大きさを測ると解釈できる。人体の大きさを「頭頂」と「かかと」の距離で測るように、変形ベクトル場v_tの大きさは、対応するベクトル場w_tの大きさで測るわけである。ところで、変形後の画像$I_1(\phi_1^{-1}\circ(x,y,z))$と目的画像$I_2(x,y,z)$のずれの量は、次式のように輝度値の差の2乗和で表すことができる。

$$\sum_{x,y,z}||I_1\big(\phi_1^{-1}\circ(x,y,z)\big)-I_2(x,y,z)||^2$$

ここで、変形後の画像と目的画像とができるだけ一致するような微分同相写像のうち、元画像の変形量が小さい写像を求めることを考える。人体の解剖構造は人ごとに異なるものの、それでも臓器のおおよその配置や形状は共通している。異なる患者の画像2枚が与えられたとき、変形量の小さな写像で双方を対応付けることは、解剖学的にも受け入れ可能なアプローチであると考えられる。このアプローチに沿った写像を求めるためには、次式を最小にする変形ベクトル場v_tを$t\in[0,1]$で求めればよい。

$$v_t^* = \arg\min_{v_t}\left[\int_0^1||v_t||_V^2 dt\right.$$
$$\left.+\lambda\sum_{x,y,z}||I_1\big(\phi_{t=1}^{-1}\circ(x,y,z)\big)-I_2(x,y,z)||^2\right]$$

ただし、

$$\phi_{t=1}=\int_0^1 v_s ds$$

である。変分法を用いると、上式の解v_t^*を得ることができる[2]。

（図2.6.1）に2つの肝臓間の微分同相写像を求めた結果を示す。時間の変化とともに肝臓Aが肝臓Bへと変形していく様子が見て取れる。各時刻における変形ベクトル場も得られているため、この写像により肝臓Aの表面上の全ての点を肝臓B上の全ての点へと写像し、対応付けることができる。対応点を得ることができれば、形の平均や共分散など、形状の統計を論ずることができるようになる。微分同相写像に基づく平均や共分散を求める手法も存在するが、最も単純に

は、対応点の座標の加算平均や共分散を求めるだけでよい。これは、対応付けさえ済めば既存の統計解析手法が適用できる、代表的な例である。「肝臓の平均の形を求める」というシンプルな解析でさえ、本稿で紹介したように一筋縄ではいかない対応付け問題を抱えている。さらに画像が多元化すると、解くべき対応付け問題はさらに難しくなり、より詳細な数理的な議論が必須となる。

［本谷秀堅］

参考文献
[1] 『メタマジック・ゲーム−科学と芸術のジグソーパズル−』（D.R.ホフスタッター、竹内郁雄他訳、第24章、白揚社、1990）
[2] U. Grenander and M. Miller: Pattern Theory, Chap.11-12, Oxford, 2007

第 2 章　多元計算解剖学の基礎（多元計算解剖学を支える技術）

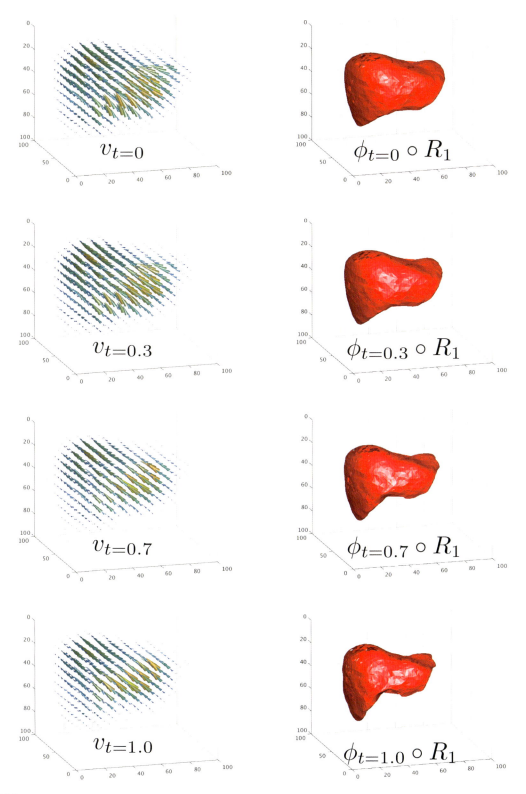

図 2.6.1
肝臓の平均形状から特定の患者の肝臓への大変形微分同相写像の例。左列：各時刻における変形ベクトル場。右列：各時刻における臓器形状。一番上の段が平均形状。一番下が目的とする患者の肝臓。

2.7. 多重解像度解析

解像度

　医用・健康画像処理では、2次元の平面に広がった画像に加えて、それらを3次元に積み上げて出力される3次元画像も利用される。また画像は、標本化され、計算機の中では配列として記憶される。この配列に対して種々の処理が施される。2画像を離散的に表現する小さな正方形の単位を画素、あるいはピクセルと呼ぶ。対応する3次元の空間的な画素単位をボクセル、あるいは3次元画素と呼ぶ。

　まず、2次元画像の多重解像度解析について説明する。そのために、画像の解像度を定義することから始める。物理的な解像度は、画素の1辺の長さである。一方、計算機の中で画像を表現することを考えると、データは無次元化されるので、解像度は単位面積当たりのピクセルの数になる。これを画素数ということもある。3次元の場合は、単位体積当たりの3次元画素の数になる。

　画像の多重解像度解析とは、同じ対象を撮影した解像度の異なる多数の画像を用意し、解像度の変化を考慮して画像を解析する方法の総称である。画素の位置を決める水平と垂直の座標に加えて、解像度の変化を加えた3軸によって対象を表現することになる。3次元の場合には、水平方向、垂直方向、深度方向の3つを座標軸とし、さらに解像度が加わると、4つの軸で対象を表現することになる。さらに、時間と共に変化する画像列を取り扱う場合には、時間軸が加わることになる。

　画像の解像度を変えることは、撮像装置や計測のための解像度を変えることによっても、また、計算機に蓄えられた離散データに対しての処理としても行うことが可能である。通常、多重解像度解析は、計算機に蓄えられた離散画像に対して、人工的に行われる。また、特殊な場合であるが、撮像の解像度が時間と共に変化する場合もある。（図2.7.1）に例を示す。

　解像度を低下させることは、画素の単位長さが長くなり、単位面積内の画素の数が少なくなることを意味している。最も簡単な解像度の低下法は、ダウンサンプリング（間引き）である。逆に、解像度を上げる処理、アップサンプリングの中で最も簡単な手法は内挿補間によって実現される。補間の手法を選ぶことによりアップサンプリング画像の性質や見かけが異なることになる。よく使われる補間法は3次スプラインである[1]。（図2.7.2）にダウンサンプリングと内挿の概念を示す。上は1次元、下は2次元の例である。

　低解像度の画像から高解像度の画像を推定、復元する手法の総称を超解像と呼ぶ。内挿補間によるアップサンプリングは超解像の最も基本的な手法である[6]。画像の解像度を低下させる要因の数学的構造が事前に分かっている場合には、その逆変換を低解像度画像に施せば、高解像の画像を復元できることになる。しかし、画像の解像度を低下させることは、高解像度で得られる情報の一部を欠落させることになるので、厳密には、逆変換を構成できない。そこで、一般逆変換として定義される処理を低解像度の画像に適用することや、逆変換が存在するような処理を施す正則化処理を施して、元の高解像度画像を近似的に復元することが行われる。解像度を低下させる要因が線形である場合には、低解像度から高解像度画像の推定、復元には一般逆行列が利用される[2][3][4][5]。

画像の処理

　画像の処理には、平行移動、回転、鏡像、などの幾何学的変換に加えて、ある注目画素x_{mn}の近傍での重み付き平均を計算する処理、

$$y_{mn} = \sum_{i,j=-k}^{k} w_{(m-i)(n-j)} x_{ij} \qquad (1)$$

がある。式（1）の変換を離散形式の重畳積分（コンボリューション）という。注目画素の周りの重みの分布

第 2 章　多元計算解剖学の基礎（多元計算解剖学を支える技術）

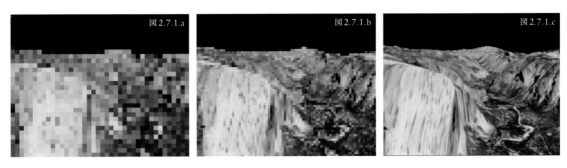

図 2.7.1
時間と共に解像度が上がる動画像列の例。

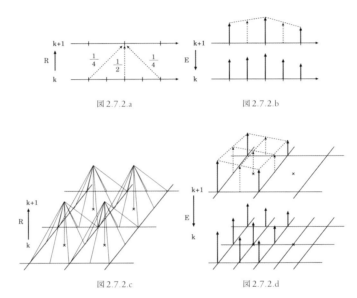

図 2.7.2
ダウンサンプリングの例。

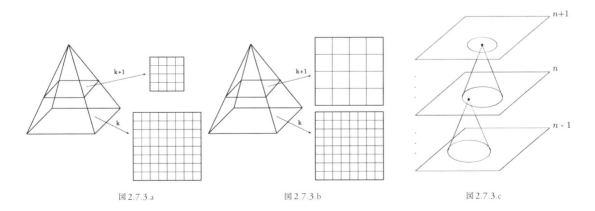

図 2.7.3
多重解像度解析の多層表現。（図 2.7.3.a）：画素サイズを固定したピラミッド変換。（図 2.7.3.b）：画像サイズを固定したピラミッド変換。（図 2.7.3.c）：コンボリューション・ネットワークによる層間の変換。

057

が画素の場所に依存しない場合を位置不変処理という[6]。重み関数w_{ij}を窓関数と呼ぶことがある。重み付き平均を計算すると、濃淡値の分布が鈍り暈けた画像になる。暈し方を上手く選択すると、画像を解析し画像の中に含まれる情報を引き出すことができる[7][8]。この構造を、画像の深層構造と呼ぶことがある[9]。

ピラミッド変換

多重解像度解析によって画素数を少なくする場合、究極的には、最初に設定した画像の撮像領域全体を1つの画素にすることができる。この場合、画面全体の平均値が画面の値になっていると考えることができる。逆に、解像度を落としても、画素の大きさを変えずに画像を表現すると、1画素だけからなる画像が現れることになる。この、変換は、（図2.7.3）のように解像度が上に向かって低くなる画像を配置すると、ピラミッドのような形に見えるので、ピラミッド変換と呼ばれる。

数学的には、2次元画像のピラミッド変換は、解像度を1／4ずつ低下させる処理である。3次元画像のピラミッド変換の場合には1／8ずつ低下させる処理になる。この変換は、解像度を落とすことによって、対象の大まかな形状や、凸凹が浮かび上がってくる。この性質は画像の概略情報を捉えて、画像を圧縮することに利用されてきた。

関数を$w_{\pm 1}=\frac{1}{4}$ and $w_0=\frac{1}{2}$,とする。そして、離散化関数$f_{ij}=f(\Delta i, \Delta j)$,に対して、

$$Rf_{mn} = \sum_{i,j=-1}^{1} w_i w_j f_{2m-i\ 2n-j},$$

$$Ef_{mn} = \frac{1}{4}\sum_{i,j=-2}^{2} w_i w_j f_{\frac{m-i}{2}\ \frac{n-j}{2}}, \tag{2}$$

が、それぞれ、ピラミッド変換とアップサンプリング処理である。ただし、和分は$\frac{(m-i)}{2}$と$\frac{(n-j)}{2}$とが整数であるときに計算する。3次元の場合には、解像度を1／8ずつ低下させる処理である（図2.7.2.c）。（図2.7.2.d）に式（2）の2つの変換を図示する。

動きの多重解像度解析

時間的に変化する画像の間の画素間の対応付け

は、画像の各部分の微小変動を表している。この動きは、オプティカルフローと呼ばれる[14]。画像にピラミッド変換を施してから、オプティカルフローを計算すると、ピラミッド変換の階層の高い画像間のオプティカルフローは、より大局的な動きを表していると考えることができる。また、画像全体の画素数が少なくなるため、微小変動計算量も少なくなる。この性質を利用すれば、大局的な動きを初期として、解像度の高い画像間の動きを、精度よく計算することが可能となる[15]。

尺度空間法

解像度を変えずに画像を暈す手法もある。この処理を尺度空間法という。この手法は、ちょうど、ピントを暈した画像が順に現れることと対応している。画像を鮮明なものから、解像度を落とした画像に向かって順に並べると、徐々に解像度が低下し、ぼやけた画像が現れる。実際に経験することは逆である。顕微鏡下の画像観察を考えてみると、最初は暈けているが焦点を合わすことによって鮮明な画像が現れる。このとき、解像度を低下させることによる境界の概略化や、凸凹の平面内での動き、凸凹の生成・消滅を記録すると、画像の持つ大局的な構造が抽出できる。ここでいう、尺度空間法は厳密には線形尺度空間法である。線形尺度空間法では、画像の暈を表す尺度が位置によらず一様である。

まず、式（1）を連続形式で記述すると、

$$g(x,y) = \int_{-\infty}^{\infty}\int_{-\infty}^{\infty} w(x-u, y-v)f(u,v)dudv \tag{3}$$

となる。2次元画像に対する線形尺度変換は、

$$f(x,y,\tau) = \int_{-\infty}^{\infty}\int_{-\infty}^{\infty}\frac{1}{2\pi\tau}\exp\left(-\frac{(x-u)^2+(y-u)^2}{2\tau}\right)f(u,v)dudv \tag{4}$$

で与えられる。$f(x,y,\tau)$は、偏微分方程式

$$\frac{\partial}{\partial\tau}f(x,y,\tau) = \nabla^{\top}(\nabla f(x,y,\tau)),\ \tau>0,\ f(x,y,0)=f(x,y), \tag{5}$$

の解である[8]。

一方、解像度の変化による境界での対局構造の変化を追跡するためには、暈しを濃淡値の分布によって変化させる、非線形多重解像度法が使われることがある。代表的な計算法は、

$$\frac{\partial}{\partial \tau} f(x,y,\tau) = \nabla^\top \left(\frac{\nabla f(x,y,\tau)}{|\nabla f(x,y,\tau)|} \right), \ \tau > 0, \ f(x,y,0) = f(x,y),$$
(6)

である[10]。式（5）を数値計算のために離散化すると、ピラミッド変換に似た変換式が導出される。詳細は文献を参照されたい[10][11][12]。

形状処理への応用

　閉曲線や閉曲面の多重解像度解析手法の1つとして平均曲率流と呼ばれる解析法がある。いくつかの表現がある[11][12]。

　平面曲線cの平均曲率kと単位法線ベクトルnによって平面平均曲率流による曲線の変形は、

$$\frac{\partial}{\partial \tau} \boldsymbol{c} = \kappa \boldsymbol{n}$$
(7)

と表される。

曲線の時刻tの始点からの長さをsとすれば、曲線は、

$$\begin{pmatrix} x(s,t) \\ y(s,t) \end{pmatrix}$$

と表現できる。　曲線の接線ベクトルは、

$$\begin{pmatrix} x_s(s,t) \\ y_s(s,t) \end{pmatrix}$$

であり、内向き法線ベクトルは、

$$\begin{pmatrix} y_s(s,t) \\ -x_s(s,t) \end{pmatrix}$$

である。さらに、曲率が

$$\kappa = \frac{x_s(s,t)y_{ss}(s,t) - y_s(s,t)x_{ss}(s,t)}{(x_s(s,t)^2 + y_s(s,t)^2)^{\frac{3}{2}}}$$
(8)

であることから、式（7）を座標で表現すると、

$$\frac{\partial}{\partial t} \begin{pmatrix} x(s,t) \\ y(s,t) \end{pmatrix} = \frac{x_s(s,t)y_{ss}(s,t) - y_s(s,t)x_{ss}(s,t)}{(x_s(s,t)^2 + y_s(s,t)^2)^{\frac{3}{2}}} \times \frac{1}{\sqrt{x_s(s,t)^2 + y_s(s,t)^2}} \begin{pmatrix} y_s(s,t) \\ -x_s(s,t) \end{pmatrix}$$
(9)

のような非線形方程式になる。

　このように表現された曲線は時間が進むと共にその長さが減少し、滑らかな曲線に近づく。この性質を利用して、画像の対象領域の境界を抽出する手法がいくつか提案されている。この手法は、動的境界モデル

と呼ばれる。境界形状の曲率に関する多重解像度解析と考えることができる。動的境界モデルを数値計算のために離散化すると、ピラミッド変換に似た変換が導出される。

前処理としての平滑化と多重解像度解析

　多重解像度解析によって画像の解像度を低くすると、画像の概略形状が現れる。これは、2次元画像の濃淡値を複雑な高度の凸凹と考えれば、凸凹が滑らかに均されることによる[8]。同様に濃淡値の急激な変化の場所として捉えることのできる領域境界の等高線も滑らかになっていく。このことは、濃淡値や等高線に含まれる誤差や例外値を抑制していることになる。そのため、多重解像度解析に基づく平滑化が領域抽出の前処理として利用される[10]。この場合、定量的に暈し方を設定する汎用性に富む決定的な方法がないために、解像度を変化させて領域境界を抽出し、領域境界の解像度による構造の変化を調べることが行われる。また、微小動き計算の場合と同様に、解像度の低い画像から計算された領域境界を初期値とし、先に述べた解像度の高い画像に動的境界法を適用するなどして、さらに精度の高い領域境界の推定が行われる[13]。

多元画像解析

　種々の計測方法によって医用画像は計測される。非侵襲画像計測として歴史のある方法はX線透視画像、すなわちレントゲン画像である。撮像するためのX線の強度により暈けた画像が撮像される。また、計測手法として、放射陽量子や透過超音波を利用すると、X線画像よりも暈けた画像が計測される。当然、計測手法が異なることから、計測される情報の物理的・生理学的・病理学的意味も異なる。しかし、人体内部の位置を統一して考えると、理想的な鮮明な非侵襲画像からさらに暈けた画像と考えることもできる。これらの画像の差異を調べるには変形と重ね合わせによるレジストレーション[16]が行われる。多種多様な計測手法によって計測された画像を、統一的に取り扱

う数理モデルとして、多重解像度解析を考慮したレジストレーションは有望な手法である。

同一の対象を異なる解像度で撮像した断層像を（図2.7.4）に示す。そして、ピラミッド変換とアップサンプリング処理とで、解像度を揃えた画像を示す。高解像度の画像にはピラミッド変換を施し、低解像度の画像にはアップサンプリングを施した。

（図2.7.5）に示す3次元濃淡分布にピラミッド変換を施した例を（図2.7.6）に、また、同様の画像を線形な尺度変換によって計算した例を（図2.7.7）に示す。これらは、2次元のピラミッド変換、並びに尺度変換を3次元分布に拡張した変換によって行った。

神経回路網との関係

現在、画像認識においてその性能が注目されているコンボリューション・ニューラル・ネットワーク（CNN）の処理過程を非線形な多重解像度解析の立場から考えることができる[18][19]。

CNNのある層の画像から次の層への変換は、
・ベクトルの代わりに離散化された画像のピクセルでの値x_{ij}を入力とする。
・各層の変換式は、

$$y_{mn} = \max_{|i| \leq a, |j| \leq a} y^0_{k(m+i)(n+j)} \quad y^0_{kmn} = m \left(\sum_{p,q=-l}^{l} w_{k(m-p)(n-q)} x_{pq} - w_{k0} \right)$$

となる。

上式の第1式を間引き（プーリング）という。また、第2式の活性化関数$m(x) = \frac{x+|x|}{2}$の中の変換の第1項の線形変換が離散重畳積分（コンボリューション）になっている。変換の概念を（図2.7.3.c）に示す。

この変換は、2値画像と窓関数との離散形式の重畳積分による位置不変な線形変換を行った後に、間引きを行い、さらに、閾値関数によって、次の層の2値関数を算出することになる。ただし、1段目の変換は、濃淡画像に対する変換である。ここで、間引きが行われることから低解像度の2値画像が特徴として次々と生成されることになる。多段変換を適当な変換数で止めれば、入力の概要を記述する低解像度の2値画像が生成されることになる。この逆をたどれば、入力画像の各画素を、設計時に設定した性質に従っ

て、分類することが可能になる。

［井宮 淳］

参考文献
[1] 『スプライン関数とその応用（シリーズ新しい応用の数学20）』（市田浩三、吉本富士市、教育出版、1979）
[2] Adi Ben-Israel, Thomas N.E. Greville, Generalized Inverses:Theory and Applications, John Wiely 1974. (2nd Edition from CMS Books in Mathematics, Springer 2003.)
[3] 『一般逆行列とその応用』（S.K.ミトラ著（渋谷政昭、田辺国士（翻訳））、東京図書、1973）
[4] 『射影行列・一般逆行列・特異値分解（UP応用数学選書10）』（柳井晴夫、竹内啓、東京大学出版会、1983.）
[5] S. L. Campbell, C. D. Meyer, Generalized Inverses of Linear Transformations, Pitman Publishing 1979.
[6] 『信号・画像のディジタル処理』（有本卓、産業図書、1980.）
[7] 「安定視点木法による画像の特徴抽出理論」（趙南元、飯島泰蔵、電子通信学会論文誌、vol.D68(5)、1125-1132、1985）
[8] 『パターン認識（1973年）（電気・電子工学大系43）』（飯島泰造、コロナ社、1973.）
[9] B. M. ter Haar Romeny, Front-End Vision and Multi-Scale Image Analysis: Multi-scale Computer Vision Theory and Applications, written in Mathematica, (Computational Imaging and Vision), Springer 2003.
[10] J. Weickert, Anisotropic Diffusion in Image Processing, ECMI Series, Teubner-Verlag, Stuttgart, Germany, 1998.
Free download
http://www.mia.uni-saarland.de/weickert/Papers/book.pdf
（参照2018-01-31）
[11] R. Kimmel, M. Bronstein, A. Bronstein, Numerical Geometry of Images:Theory, Algorithms, and Applications, Springer, 2004.
[12] J. A. Sethian, Level Set Methods and Fast Marching Methods: Evolving Interfaces in Computational Geometry, Fluid Mechanics, Computer Vision, and Materials Science, (Cambridge Monographs on Applied and Computational Mathematics), CUP, 1996.
[13] D. Mumford, J. Shah, Optimal approximations by piecewise smooth functions and associated variational problems, Communications on Pure and Applied Mathematics, vol. XLII(5), 577-685, 1989.
[14] H.-H. Nagel, On the estimation of optical flow:Relations between different approaches and some new results, Artificial Intelligence, vol. 33(3), 299-324, 1987.
[15] J.-Y. Bouguet, Pyramidal implementation of the Lucas Kanade feature tracker description of the algorithm, http://robots.stanford.edu/cs223b04/algo_tracking.pdf
[16] J. Modersitzki, Numerical Methods for Image Registration, OUP, 2004.
[17] http://www.bic.mni.mcgill.ca/brainweb/（参照2018-01-31）
[18] K. Fukushima, Neocognitron:A self-organizing neural network model for a mechanism of pattern recognition unaffected by shift in position, Biological Cybernetics, vol. 36(4), 193-202, 1980.
[19] 『神経回路と情報処理』（福島邦彦、朝倉書店、1989）

第2章　多元計算解剖学の基礎（多元計算解剖学を支える技術）

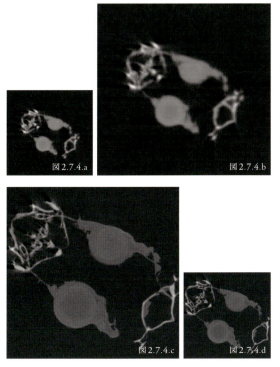

図 2.7.4
解像度の変換。(図 2.7.4.a)：256×256 の画像。(図 2.7.4.b)：256×256 の画像をアップサンプリング後、内挿した 512×512 の画像。(図 2.7.4.c)：512×512 の画像。(図 2.7.4.d)：512×512 の画像をピラミッド変換した 256×256 の画像。

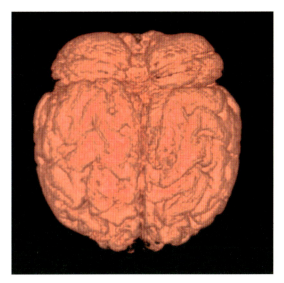

図 2.7.5
参考文献 [17] の濃淡値 3D データをレンダリング処理した図。

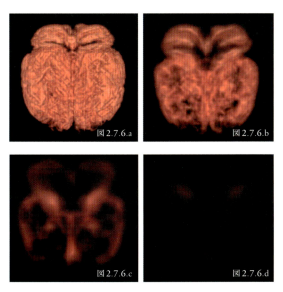

図 2.7.6
Brain を 3 次元ピラミッド変換した後、ボリュームレンダリングした結果。

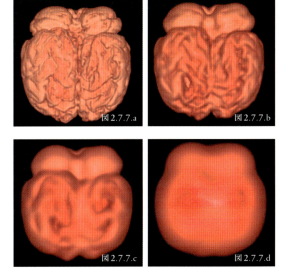

図 2.7.7
Brain3 次元離散尺度変換した後、ボリュームレンダリングした結果。

061

2.8. 時空間統計モデル化技術

ヒト胚子の臓器の統計的変動

受精後の3～9週の胚子期は、ヒトの臓器の位置や形状がもっともダイナミックに変化する[1]（図2.8.1）。これらの位置や形状の時間的変化は個体によって異なり、全体としてはある統計的規則に沿って変動していると考えられる。この変化を統計数理的に表現することができれば、先天異常の研究などにおいて役立つことが期待される。本稿では、ヒト胚子の眼球内の解剖学的ランドマーク（点）や、脳表面の形状を対象とした時空間統計モデルについて紹介する。なお、この研究は、京都大学附属先天異常標本解析センターのヒト胚子標本を用いて、山田研究室、高桑研究室と共同で行った。また、本研究は、京都大学の倫理委員会の承認を受けて実施した。

ヒト胚子の画像データとモデル化の対象

京都大学には、4万体を超えるヒト胚子のコレクション[1][2]がある。胚子はカーネギー発生段階（Carnegie Stage; CS）[1]と呼ばれる指標に基づいて分類されているが、今回は、このうちのCS17～CS23の180体と、CS15～20の60体を用いた時空間統計モデルについて紹介する。胚子の画像化には2.35[T]のMRが用いられた[3][9]。撮影条件は次のとおりである。

- ・T1強調
- ・Gradient Echo法（TR=100[ms]、TE=8[ms]）
- ・空間解像度：120[μm^3]

統計モデルの対象は、このMR像から作成したランドマークや臓器表面のラベル画像である。ここで、ランドマークやラベルは、商用のソフトウェア（Amira;Visage Imaging、ベルリン、ドイツ）を用いて人がマニュアルで作成した[1]。

ランドマークの時空間統計モデル

ヒト胚子画像上に解剖学的なランドマークが与えられているとし、そのランドマークを多数の被検体に対して観測したとする。ある時刻のデータのみに注目すると、複数の被検体のランドマークの位置は統計的にばらつく。また、そのばらつきを表す統計量、例えば平均や共分散は、時間と共に変化する。ここでは、これらの統計量の時間変化を数理モデル化する方法について紹介する。

ランドマークに対する時空間統計モデル構築の手順を、眼の水晶体胞（lens vesicle）の中心位置を例に紹介する（図2.8.2）[4]。まず、ランドマークの位置座標をベクトル化するが、前処理としてモデル化の対象ではない変動成分を除去するための空間的標準化を行っておく。この研究では、撮影の際に入り込んだ平行移動成分や回転成分のばらつきは対象ではないため、それらを除くように標準化を行った。具体的には、第一頸椎上の点を原点とし、その点と口陥を結ぶ線が正面を向くように平行移動と回転を行った。

標準化の後は、時刻が異なるものも含めてすべての学習用データのベクトルを共通の低次元空間に射影する。低次元空間の求め方は幾つかあるが、標準的には主成分分析を用いて低次元の部分空間を構築する。次に、この空間で時刻ごとに統計量を計算する。ここで、時刻の定義には前出のCSを用いる。また、一つのCSに注目するとデータは多次元正規分布に従うと仮定し、CSごとに平均ベクトルと共分散行列を計算する。さらに、隣接するCS間の統計量を連続した時間パラメータ（＝実数）を用いて補間する。これにより、任意の時刻における統計量が得られる。また、その統計量に対して適切な統計解析法、例えば主成分分析を行って主成分ベクトル（主軸）を求め、それを平均値ベクトルと組み合わせれば、時間軸方向に連続した時空間統計モデルが得られる。このモデルを用い

第2章　多元計算解剖学の基礎（多元計算解剖学を支える技術）

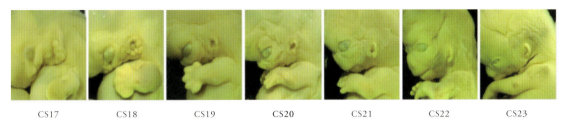

図 2.8.1
胚子期の変化の例（CS17 〜 CS23）
（参考文献 [4] の Fig.3 を一部改変）。

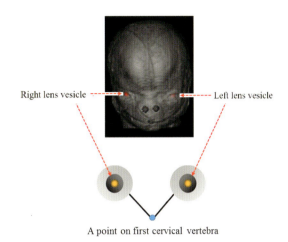

図 2.8.2
左右の水晶体胞。上図は MR 像の顔面上における水晶体胞の位置。下図は第一頸椎と水晶体胞の関係を示した模式図（参考文献 [4] の Fig.3、4 を一部改変）。

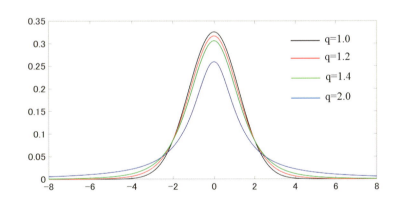

図 2.8.3
q- 正規分布。異なるパラメータ q に対する分布を重ねて表示（参考文献 [4] の Fig.2）。

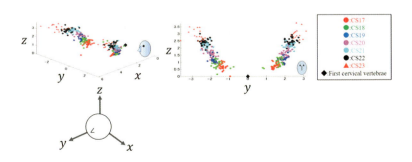

図 2.8.4
左右の水晶体胞のランドマークの散布図（参考文献 [4] の Fig.5）。

063

ることで、任意の時刻のランドマークを生成したり、未知の症例の点が統計的に妥当かどうかを評価することが可能となる[5][6]。

以上が時空間統計モデルの構築手順であるが、実データに適用する際には幾つかの問題が存在する。一つ目は多次元正規分布の仮定の妥当性の問題、二つ目は補間法の選択の問題である。一つ目は、検定を行うことで評価可能であるが、さらに厄介な問題がある。多次元正規分布であると仮定できたとしても、少数サンプルの場合のデータへの過適合や外れ値の影響は避けられない。また、二つ目については、多数ある補間法のうちのどれが適しているかはモデル化の対象ごとに異なり、それを事前に知ることは困難である。そこで参考文献[4]では、過適合などの問題に対しては、q-正規分布を用いた（図2.8.3）。この分布は、通常の正規分布とは異なり、パラメータqを持ち、分布の裾の厚いt分布から正規分布までをシームレスに表現できる。そのため、過適合や外れ値の影響を受けにくい特徴があるが、qパラメータを適切に選ぶ必要がある。そこで、EMアルゴリズムを用いた推定を行った。次に、二つ目の問題に対しては、以下の複数の補間法に注目し、実験的に最適化する方法を採用した。

◎平均ベクトル

・線形補間

・Information geometry

◎共分散行列

・回転補間（主軸の角度に関する線形補間）

・Affine-invariant

・Log-Euclidean

・Wasserstein geometry

・Information geometry

共分散行列の補間法のうち、線形補間は事前に主成分分析によって主軸を求め、異なるCS間の軸同士の対応関係を決める必要があるが、それ以外の方法はそのような前処理が不要である。実験では、平均ベクトルの補間法2通りと、共分散行列の補間法の5通り、合計で10通りについて実際にモデル化を行い、幾つかの指標で性能を比較することにより、問題に適した補間方法を明らかにすることとした。具体

的には、モデルの性能評価のための標準的な指標であるGeneralizationとSpecificityに加え、CSの推定誤差を用いた。ここで言うGeneralizationとは、未知データのランドマークや形状を正しく表現できる能力、Specificityは不自然なランドマークや形状を排除する能力を表す指標である[5][6]。また、CSの推定は、対象のデータから時刻tのモデルの平均ベクトルまでのマハラノビス距離を測定し、その距離が最小となる時刻t^*を推定値とした。

CS17〜CS23の180体の被検体データを用いたモデル化の結果について紹介する[4]。まず、水晶体胞の中心点の分布を（図2.8.4）に示す。これから、胚子の成長に伴って位置が移動していることが確認できる。また、（図2.8.5）には、もっとも単純な方法として、正規分布を用い、平均ベクトルを線形、共分散行列を回転によって補間した場合の時空間統計モデルを示した。図中の平均の軌跡に交差する色付きの短い線分は、主成分分析により求めた第一主軸方向の分散（第一固有値）の大きさを表している。この図からは、平均ベクトルの軌跡は時刻に関して非線形性を示し、最大のばらつきを示す第一主軸の向きと分散の大きさも時刻によって変化し、全体的にかなり強い非線形性を示すことが分かった。また、左右の水晶体同士は、非常に高い相関を保ったまま同時に移動することも確認できた。

上記のモデルは、大まかな変化の特徴を知るためには充分であったが、前述の評価値を用いてモデルの性能を評価したところ、細部の特徴を定量化するためには他の補間法を用いたモデルより劣ることが分かった。評価値がもっとも高いのは、q-正規分布を用い、かつ、平均ベクトルと共分散行列の両方を情報幾何を用いて補間する方法であった。（図2.8.6）にこの場合のモデルを示したが、（図2.8.5）と比較すると、非線形性がより強くなったことと、広がりが小さくなっていることが分かる。これによってデータの分布をより精密に表現できたと考えられる。ここで、q-正規分布導入の妥当性について評価するために、性能が最良の（図2.8.6）のモデルについて、q-正規分布を用いなかった場合との比較を行った。その結果、q-正規分布を用いた方が、GeneralizationとSpecificity

第2章　多元計算解剖学の基礎（多元計算解剖学を支える技術）

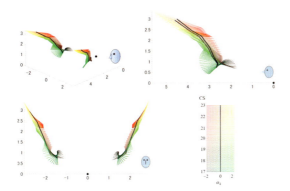

図2.8.5
水晶体胞の時空間統計モデル。正規分布と線形補間のモデルによる平均と第一主軸方向の変化（参考文献[4]のFig.6）。

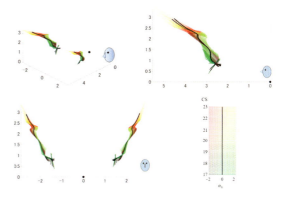

図2.8.6
水晶体胞の時空間統計モデル。q-正規分布と情報幾何を用いた補間のモデルによる平均と第一主軸方向の変化（参考文献[4]のFig.11）。

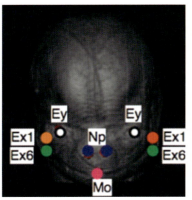
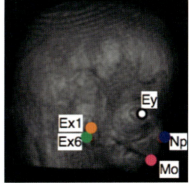

図2.8.7
7種類12点の内の前庭と橋屈を除く5種類9点のランドマーク。

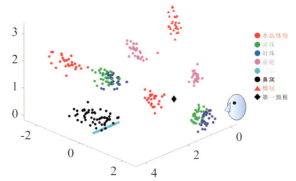

図2.8.8
7種類12点のランドマークの散布図。

065

は統計的に有意（p<0.001）に性能が良いことが分かった。また、CSの推定精度の差は有意ではなかったが、推定の平均値は優れていることが確認できた。

次に、眼の水晶体胞だけでなく、耳珠（tragus）、前庭（vestibule）、鼻窩（nasal pit）、口陥（stomodeum）、橋屈（pontine flexure）の7種類12点を対象として（図2.8.7）（図2.8.8）、q-正規分布と情報幾何を用いて構築した時空間統計モデルを示す（図2.8.9）。水晶体胞のみに注目すると、それのみを対象として構築した前出のモデル（図2.8.6）と比較すると精度はやや劣るが、同時モデルを用いることによって、複数のランドマークが互いに高い相関を維持したまま移動することが確認できた。今後は、非線形の統計解析法を用いたモデルの精度向上や、さらに多くのランドマークも含めたモデル化などが課題である。

形状の時空間統計モデル

胚子の臓器表面は、時間とともにダイナミックに変化する。トポロジーが変化することもある。このことを踏まえ、レベルセットと呼ばれる形状表現法を用いて時空間統計モデルを構築した[5]。この方法は、トポロジーの変化に対応可能であること以外にも、異なる被検体間の対応付けが不要であるという特長がある。今回の対象である脳表面のラベルとそのレベルセット画像の例を（図2.8.10）に示した。ここで、レベルセットの濃淡値は、脳表面からのユークリッド距離を表すが、内部には－1を乗じている。また、このレベルセット画像と同（図2.8.10.c）の重み画像との掛け算の後、ラスタスキャン順に画素を並べてベクトル化したものが入力となる。この際の重みの目的は、輪郭付近を強調することによって形状表現能力を高めることである。なお、上記の処理の前にラベル画像を用いて空間的標準化を行っておく。ここでは形状の違いのみに関心があるため、それ以外の成分を排除した。具体的には、脳ラベルの表面からランドマークを抽出し、一般化プロクラステス法により空間的に標準化した。以上の手続きによって求められた入力ベクトルを用いて時空間統計モデルを構築するが、そのプロセスはランドマークの場合と同様であるため、ここでは割愛する。

CS15 ～ CS20（図2.8.11）の60体を用いたモデル化の実験について紹介する[7]。実験ではq-正規分布を用い、上記の10通りの補間法に加えて、詳細は割愛するが非線形の補間法も導入して比較した。その結果、もっとも優れたモデルは、平均ベクトルは3次B-Spline、共分散行列は情報幾何で補間したモデルであることが分かった。このモデルを用い、CS15とCS20の時刻に注目して任意形状を生成した結果を（図2.8.12）に示す。生成された形状を（図2.8.11）の実際のラベルと比較すると、それぞれのCSの特徴を反映した形状が生成できていることが分かる。現在は、複数の構造、例えば、大脳と脳室のように入れ子状になっている複数の表面形状の同時モデルなどにも取り組んでおり[8]、今後はさらに多数の形状の同時モデルの構築を目指す。

［清水昭伸］

参考文献
[1] 本書：3.4.「ヒト胎児の発達過程の解析」（高桑徹也）
[2] T. Kameda, S. Yamada, C. Uwabe, et al., "Digitization of clinical and epidemiological data from the Kyoto Collection of Human Embryos: maternal risk factors and embryonic malformations," Congenital anomalies, vol.52, no.1, pp.48-54, Mar. 2012
[3] K. Shiota, S. Yamada, T. Nakatsu-Komatsu, et al., "Visualization of human prenatal development by magnetic resonance imaging (MRI)," American Journal of Medical Genetics Part A, vol.143A, no.24, pp.3121–3126, Dec. 2007
[4] M. Kishimoto, A. Saito, T. Takakuwa, et al., "A Spatiotemporal Statistical Model for Eyeballs of Human Embryos", IEICE TRANSACTIONS on Information and Systems, vol.E100-D, no.7, pp.1505-1515, Jul. 2017
[5] 『医用画像工学ハンドブック』（尾川浩一（編）、清水昭伸："2.画像解析"、pp.414-451、日本医用画像工学会監修 日本医用画像工学ハンドブック編集委員会編集、2012）
[6] H. Hontani, Y. Hirano, X.Dong, et al.; "Fundamental Theories and Techniques", In "Computational anatomy based on whole body imaging" H. Kobatake and Y. Masutani (Eds.) : Springer, 2017
[7] K. Kasahara, A. Saito, T. Takakuwa, et al., "A Spatiotemporal Statistical Shape Model of Brain Surface During Human Embryonic Development", International Forum on Medical Imagin in Asia, P2-24, 2017
[8] A. Saito, M. Tsujikawa, T. Takakuwa, et al., "Statistical shape model of nested structures based on the level set", Proc. of MICCAI, 2017
[9] 本書：3.3.「ヒト発生研究への応用と進化発生学への展開」（山田重人）

第 2 章　多元計算解剖学の基礎（多元計算解剖学を支える技術）

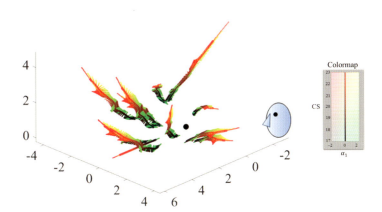

図 2.8.9
7 種類 12 点のランドマークの時空間統計モデル。q-正規分布と情報幾何を用いた補間のモデルによる平均と第一主軸方向の変化。

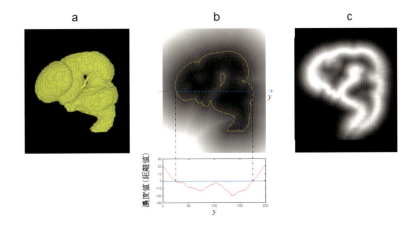

図 2.8.10
脳表面のラベル(a)、レベルセット画像(b)、および重み画像(c)。

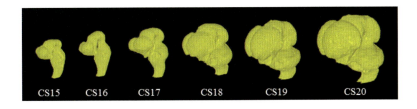

図 2.8.11
CS15～CS20 の脳ラベルの例（参考文献[7]の図1を一部改変）。

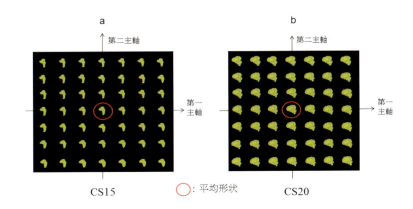

図 2.8.12
脳表面の時空間統計モデル。q-正規分布と情報幾何を用いた補間のモデルが生成した CS15(a) と CS20(b) の形状集合。

067

2.9. 解剖と機能をつなぐ多元計算解剖モデル

解剖と機能の統合

計算解剖学では、人体マクロ解剖（肉眼レベルの臓器の形態・構造）の個体バリエーションを表現する統計モデルが扱われた。この統計モデルを、人体マクロ解剖の知識表現として利用することにより、医用画像処理の究極の目標の1つとされてきた"3次元医用画像の完全理解"、すなわち、解剖学テキストと同水準の詳細さでの人体解剖の画像認識が達成されつつある。深層学習の導入も相まって、日常臨床において、CT画像を撮影すると直ちに、撮影被験者の人体解剖が認識されデータ化される日は近い。例えば、CT画像から（図2.9.1.a）のような筋骨格構造が自動認識される[1][2]。しかし、この認識結果は、臓器の外形を表現しているが、臓器の機能（生理）に関する情報は含んでいない。医用画像から、個人毎の"機能する人体"をモデル化したい。そのためには、"解剖と機能をつなぐ計算モデル"が必要であり、以下のアプローチが考えられる。

(1) "生体工学"の統合：生体工学（生体シミュレーション、生体力学等）の立場から、臓器機能の数理モデルの研究が多く行われている。それらの機能モデルを、個人毎の解剖モデルと組み合わせる。

(2) "機能単位"のモデル：多くの臓器では、"機能単位（physiological unit）"と呼ばれるミクロ構造が臓器機能を担っている。ミクロの機能単位の集合として臓器をモデル化する。

(3) "機能画像"、"機能発揮時の画像"の統合：体内の生理的状態の分布（例えば、PETによる臓器代謝分布、ファンクショナルMRIによる脳活動分布）、あるいは、機能に密接に関連する物理特性の分布（例えば、エラストグラフィによる組織硬さ分布）をイメージングした"機能画像"を利用する。"機能発揮時の（解剖の状態を撮影した）画像"

は、一般には"機能画像"と呼ばれないが、立位や動作時の筋骨格画像、呼吸時の胸部動画像などがあてはまり、解剖と機能をつなぐために有用である。

(4) 解剖からの機能予測統計モデル：解剖（臓器の形態・構造）と機能の実測値の関係のデータに基づき、解剖から機能を統計的に予測する。

臓器の機能、および機能を発揮する機能単位のモデル化については、表面形状モデルやボクセルモデルなどの汎用的な表現法が応用できる形態（解剖）のモデル化と比べて、それぞれの臓器に依存する部分が大きいので、一般的な臓器機能を考えるのではなく、特定の臓器を対象として解剖と機能の統合を追究する。以下では、まず、運動器（筋骨格）に焦点をあて、次に、肝臓の例を述べる。

筋骨格の機能解剖モデル

（図2.9.1.a）で示されるようなCT画像から自動認識された個人毎の筋骨格解剖モデルに運動機能を付与したい。運動機能の動力源は、筋肉である。筋肉の収縮力が骨格に伝達され、骨格を動かすことにより運動機能が発揮される。一般に、一つ一つの筋肉の両端は、関節を構成する2つの骨に付着し、その収縮力により関節でつながった骨を動かす。これまで、生体力学シミュレーションでは、患者個人の骨格に基づいて、（図2.9.1.b）に示すように、1つの筋肉を1つあるいは少数の線分で近似して、線分に沿って収縮が発生すると仮定している[3]。現在でも、実用システムでは、このようなモデルが利用されており、筋骨格機能の予測に役立っている。しかし、一方で、例えば、以下のような疑問点がある。

(1) 筋肉の線分近似は各個人を反映しているか？　そして、そもそも筋肉を線分で近似することに問題は

第2章　多元計算解剖学の基礎（多元計算解剖学を支える技術）

図2.9.1　機能する筋骨格解剖モデルに向けて

図2.9.1.a
CT画像からの自動認識された個人毎の筋骨格解剖。CT画像および、皮膚、骨盤、大腿骨、筋肉全体、および19種類の筋肉の認識結果を示している（CT画像は、大阪大学大学院医学系研究科・菅野伸彦教授、高尾正樹講師に提供いただいた）。

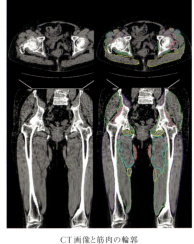
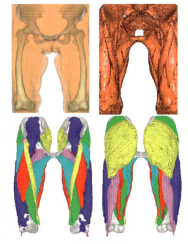

CT画像と筋肉の輪郭　　筋骨格の認識

図2.9.1.b
典型的な筋骨格シミュレーションのモデル。現在、広く普及しているOpenSim[3]（http://opensim.stanford.edu/）により作成されたものを示している。

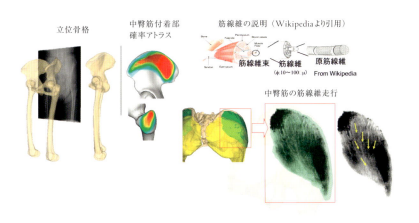

典型的な筋骨格シュミレーションOpenSim

図2.9.1.c
個人毎の筋骨格解剖とシミュレーションをつなぐモデル。立位における骨盤と大腿骨の姿勢、中臀筋の骨盤と大腿骨における筋肉付着部位、筋線維の説明（Wikipediaより引用）と中臀筋の筋線維走行（黄矢印は視認される線維方向）を示している。

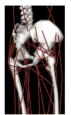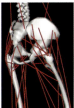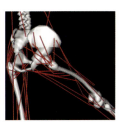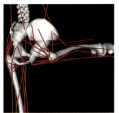

図2.9.1.d
骨盤、大腿骨、中臀筋の筋骨格解剖モデルのシミュレーションの例。中臀筋の筋線維走行モデル化と人工股関節の手術中に中臀筋を牽引するシミュレーションの状況を示している。牽引シミュレーションにおける色情報は筋線維の局所的変位の大きさを示している（東京大学の高木周教授、山村直人研究員の協力で作成された）。

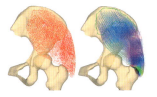
中殿筋の筋線維走行モデル化

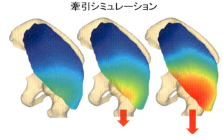
牽引シミュレーション

069

ないか?

（2）筋肉を近似する線分の骨表面での付着位置は、筋肉の収縮力が骨を引っ張る位置であり、それが異なれば、筋肉の収縮力で、骨への伝わり方が変わる。付着位置は各個人を反映しているか?

次世代の筋骨格シミュレーションにおいて、以下の課題の解決が重要である。

（3）第一の課題として、上の2つの疑問に共通する、各個人を反映する解剖への対応がある。各個人の筋電や運動計測データの組み込みは従来から行われているが、各個人の詳細な解剖の組み込みは行われていなかった。また、この課題は、（図2.9.1.a）の個人毎の解剖モデルに機能を付与するのと等価と考えられる。

（4）第二の課題として、筋肉のモデル化について、線分近似から、より詳細なモデルへのステップアップがある。

（図2.9.1.c）に、股関節の機能に重要な役割を果たし、骨盤と大腿骨につながる中臀筋を例にして、これら2つの課題を解決するモデルの概要を示す。第一の課題について、個々の骨は、CT画像からの認識結果をそのまま使えるが、骨の姿勢や複数の骨の位置関係は、臥位（寝た状態）で撮影した状態での関係であり、骨格が機能する基本姿勢である立位での位置関係ではない。立位で撮影された2次元X線画像（立位機能発揮時の画像）と3次元のCT画像から得られる骨格形状をマッチングすることで、各個人の立位時の骨格解剖を得ることができる[4]。筋肉と骨との付着位置について個体毎の付着領域が必要であるが、遺体から計測した平均的付着領域を個人別の骨に写像することにより、各個人の付着部を推定する[5]。立位の骨格姿勢と付着部については本書の第4章5節で述べられている「整形外科学への臨床応用」の節で、より詳しく述べられる。筋肉の詳細モデルについては、筋肉の機能単位である筋線維の局所方向をモデル化することにより、個々の位置で筋線維の方向に収縮力を発生させ、（図2.9.1.d）に示すようなボリュームとしての筋肉機能シミュレーションを行うことができる。そのための筋線維のモデル化について、次に述べる。

筋肉の筋線維走行モデル

筋肉は、"機能単位"である"筋線維"の集まり（束）とみなせる。筋線維は、直径が数十μm程度の微細な径を持つ細い糸状の組織であり、その1本1本が、筋肉の収縮力を担っており、1本1本が一方の骨から他方の骨、例えば、中臀筋の場合、骨盤から大腿骨につながっている。この様子を、（図2.9.2.a）に示している、韓国Ajou（亜洲）大学Chung教授らによって作成された人体内部の高精細3次元光学画像（以後、"光学画像"と呼ぶ）[6]により観察する。この3次元画像データは、Visible Korean Human（VKH）データと呼ばれ、凍結遺体を0.1～0.2mmの厚さで輪切りにしながら撮影されたもので、輪切りにする前に、CTおよびMRIの3次元画像も撮影されている。VKHデータには複数の遺体データが含まれているが、（図2.9.2.a）で示すデータについては、股関節周辺のみをカバーしている。この画像をみると、"すじ状"に走行する組織がみえる。これは筋線維の走行に沿ったものと考えられる。筋肉は、1本1本の筋線維の走行方向に沿って収縮力が発生するので、その3次元的な方向の検出が必要である。

（図2.9.2.b）では、VKHデータの大臀筋と中臀筋のそれぞれの領域を切り出して、3次元可視化を行った画像を示している。可視化像は、疑似X線画像と3次元グラフィックス表示（ボリュームレンダリング）で示している。解像度の高い光学画像の可視化像では、筋線維の走行が明瞭に観察できる。大臀筋の筋線維走行はほぼ平行であるが、やや方向が異なる複数の筋線維クラスタが観察できる。中臀筋では、大きく走行方向が異なる複数のクラスタが存在する。このような線維走行は、解像度が低いCT画像からの可視化像（疑似X線像のみ）でも観察される。日常診療で患者撮影に利用されるCT画像から、注目する筋肉領域のみを切り出して可視化をすることで線維走行が視認できることは、これまで確認されていなかった。

（図2.9.2.c）では、VKHデータの大臀筋と中臀筋のそれぞれについて、光学画像とCT画像から構造テンソルという方法で、局所的な筋線維方向を計算し、その分布を示している。筋線維は、前述のように、一

図 2.9.2　筋線維走行モデル

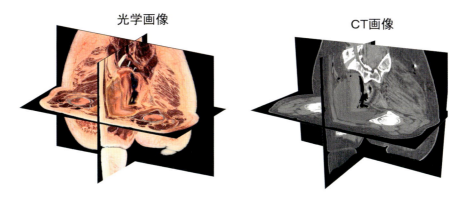

図 2.9.2.a
Visible Korean Human（VKH）データ：凍結遺体の光学画像とCT画像の3断面像。この光学画像は、0.1mm^{3}ボクセルの高精細3次元画像である。CT画像は、通常の臨床CTで撮影されたもので、ほぼ1mm^{3}ボクセルである。ここに示していないがMR画像も含まれている。

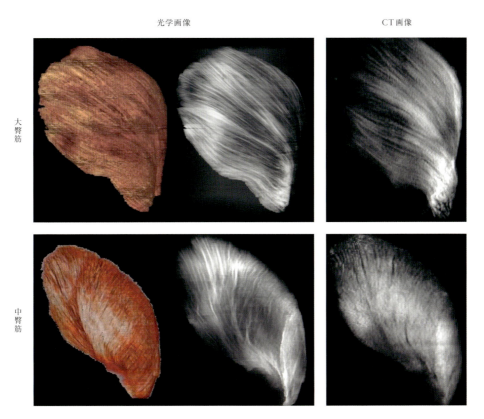

図 2.9.2.b
VKH光学画像とVKH CT画像から切り出された大臀筋と中臀筋の3次元可視化像。光学画像は、ボリュームレンダリングと疑似X線像で可視化している。CT画像は、疑似X線像のみで可視化している。光学画像の3次元可視化像からは、筋線維走行が明瞭に観察できる。CT画像の疑似X線像においても筋線維走行が確認できる。

方の骨から他方の骨の付着領域間をつないでいる。トラクトグラフィーと呼ばれる手法で、これら2つの付着領域をつなぐ筋線維走行を抽出した結果を合わせて示す。光学画像からは、ほぼ密に筋線維走行が抽出されている。光学画像に比べて、10分の1の解像度のCT画像からは、抽出された筋線維走行の結果はかなりまばらである。

（図2.9.2.d）に、光学画像からトラクトグラフィーで得られた、撮影範囲内の全筋肉の筋線維走行推定結果を示す。これについては、付着領域がデータ化されていない筋肉もあるので、全筋肉について一定の長さ以上に連結されている筋線維走行をすべて表示している。

ここでの目的は、患者個人の機能する筋骨格モデルの復元であり、遺体からしか獲得できない光学画像からのモデル化は実用的に使えない。日常臨床で患者撮影に用いられる画像モダリティからの復元が行われる必要がある。（図2.9.2.b）で、VKHデータのCT画像に線維走行の情報が含まれていることを示した。1例の遺体のCT画像のみからでは、日常の患者CT画像において、利用できそうかどうか十分には評価できない。（図2.9.2.e）上段に、複数の患者CT画像からの大臀筋の可視化像を示す。各患者においてそれぞれ筋線維走行が可視され、患者間の個体差も観察される。患者CT画像に含まれる筋線維走行情報を抽出することで、個人毎の筋線維走行が得られる可能性がある。これまで、筋肉の外形と2つの付着部領域が与えられ、付着部領域の間を筋肉の外形内をできるだけ均等な密度で通るような筋線維走行を求める研究が行われてきた。（図2.9.2.e）において、それぞれの大臀筋の外形と付着部のみから得られた筋線維走行モデル（中段）、および、（図2.9.2.c）で示した、患者CT画像から計算された局所的な筋線維方向分布を反映するように変形させた筋線維走行モデル[7]（下段）を示す。ここで示すように、CT画像から得られた方向分布を用いることで、可視化像で観察される各個人の大臀筋走行パターンがモデル化されている。この技術は、個人別の機能する筋骨格解剖モデルの鍵となる要素技術になると考えている。

形状による肝機能モデル

腹部臓器においても、（図2.9.3.a）のようなCT画像から解剖認識が可能になっている[8]。この解剖モデルに、機能を関係づけるには、筋骨格で考えたようなシミュレーション、機能単位（例えば、肝臓では肝小葉、腎臓ではネフロン等）のモデル化が考えられる。「病理学への学術展開」（第3章8節）において、肝臓の機能単位である肝小葉の数理モデルが述べられている。ここでは、肝臓の機能を対象として、別のアプローチを考える。肝機能に密接に関係する"線維化"と呼ばれる組織変性の進行度（ステージ）を推定する。肝臓形状から線維化ステージを予測する統計モデルを考える。さらに、複数の検査やモダリティを総合した多元計算解剖モデルによる線維化ステージ推定のシナリオを考える。

（図2.9.3.b）に、CT画像から切り出された肝臓領域の可視化像を示す[9]。一方が線維化ステージF0の健康な肝臓、他方がステージF4の疾患の肝臓である。線維化ステージは、F0からF4までの5段階で、F0は線維化の無い状態で、F4は線維化が最も進行している状態を表す。（図2.9.3.b）の2つの肝臓の間には、素人でもどちらが病気の肝臓か判断できそうな明らかな形状の違いがある。よって、中間状態にあるF1からF3についても、形状情報に基づいて分類できる可能性がありそうである。一方で、肝臓形状は、健康な肝臓においても個体差が大きいので、個体差による違いと線維化進行による形状の違いを識別できることが鍵となる。

形状特徴を数値化する技術として、統計形状モデルがある。（図2.9.3.c）に肝臓の統計形状モデルの例を示している。健康な肝臓、病気の肝臓両方を含んだ多数の形状データの集合から構築された例を示している。統計解析でよく用いられる主成分分析を形状データに適用したものであり、主成分が個体差を表す変形成分となる。理想的には、任意の肝臓形状は、平均形状と多数の変形成分の重み付き和として表現される。変形成分は、個体差の表現に効果の高い成分から、第1、第2、第3と順番づけられている。（図2.9.3.c）において、第1主成分は、左葉の肥大・委

第 2 章　多元計算解剖学の基礎（多元計算解剖学を支える技術）

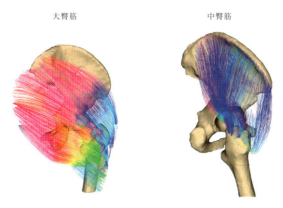
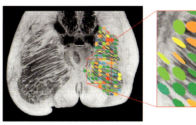
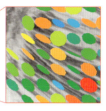

図 2.9.2.c
VKH 光学画像と VKH CT 画像データから得られた大臀筋と中臀筋の局所筋線維方向成分（構造テンソル）分布画像とトラクトグラフィー。

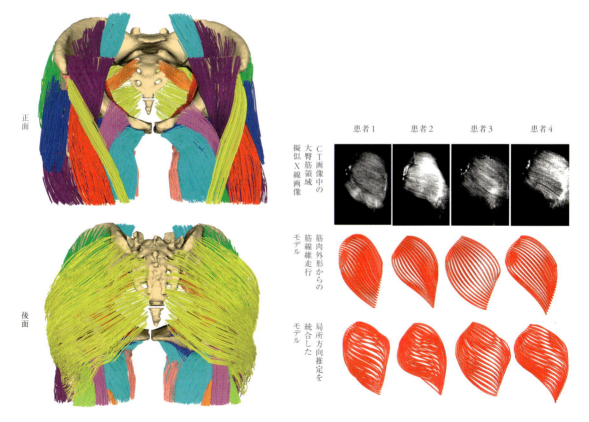

図 2.9.2.d
VKH 光学画像からの股関節付近の全筋肉の筋線維トラクトグラフィー。

図 2.9.2.e
一般の患者 CT 画像から切り出された大臀筋可視化像（疑似 X 線像）と大臀筋の筋線維走行モデル。外形のみから得られた走行モデル、および、さらに局所筋線維方向を反映した走行モデルを示している。

073

縮、第2主成分は、主に上下方向の拡大・縮小、第3主成分は、左葉・右葉の大きさのバランスに関係している。線維化が進むと左葉が肥大して右葉が萎縮する傾向があり、第1、第3主成分はその変化に関係している。

（図2.9.3.d）に、線維化の各ステージの肝臓の平均形状を示す。各形状データはMR画像から得られたものであり、形状データに付随する線維化ステージは、生体組織検査による確定診断の結果である。F0、F1は、1つのステージにまとめてF0-F1としている。F0-F1の平均形状を基準として、線維化進行に伴う形状変化を色表示（肥大を暖色、萎縮を寒色）で表している。線維化進行に伴い、左葉の下部が肥大（赤）し、右葉が全体的に萎縮（青）している様子が観察できる。肝線維化の進行に伴う肝臓形状の典型的変化が定量的に示されている興味深いモデルが構築されたと考える。

統計形状モデルの主成分（変形成分）は、線維化ステージの情報とは関係なく形状データの集合のみから計算される。各形状データに付随する線維化ステージが与えられると、線維化の推定精度を高めるのに適した変形成分を求めることができるはずである。そのように求めた変形成分の重み係数で回帰を行い、線維化ステージを推定することを検討している。現段階で、臨床的に確立された血液検査による推定と相補的に利用することにより、肝臓の硬さを直接計測するMRエラストグラフィの推定精度に近づける可能性を確認している。なお、CT画像やMR画像からは、形状のみならず、肝臓領域内の濃淡値分布も利用できる可能性もあり、それが今後の課題でもある。

［佐藤嘉伸］

参考文献

[1] Yokota F, Takaya M, Okada T, Takao M, Sugano N, Tada Y, Tomiyama N, Sato Y. Automated muscle segmentation from 3D CT data of the hip using hierarchical multi-atlas method. In proceedings of the 12th annual meeting of the international society for computer assisted orthopaedic surgery, Seoul 2012 (Vol. 30).

[2] Yokota F, Okada T, Takao M, Sugano N, Tada Y, Tomiyama N, Sato Y. Automated CT segmentation of diseased hip using hierarchical and conditional statistical shape models. International Conference on Medical Image Computing and Computer-Assisted Intervention 2013 Sep 22 (pp. 190-197). Springer, Berlin, Heidelberg.

[3] Delp SL, Anderson FC, Arnold AS, Loan P, Habib A, John CT, Guendelman E, Thelen DG. OpenSim: open-source software to create and analyze dynamic simulations of movement. IEEE transactions on biomedical engineering. 2007 Nov;54(11):1940-50.

[4] Uemura K, Takao M, Otake Y, Koyama K, Yokota F, Hamada H, Sakai T, Sato Y, Sugano N. Change in Pelvic Sagittal Inclination From Supine to Standing Position Before Hip Arthroplasty. The Journal of Arthroplasty. 2017 August; 32(8):2568-73.

[5] Fukuda N, Otake Y, Takao M, Yokota F, Ogawa T, Uemura K, Nakaya R, Tamura K, Grupp RB, Farvardin A, Armand M, Sugano N, Sato Y. Estimation of attachment regions of hip muscles in CT image using muscle attachment probabilistic atlas constructed from measurements in eight cadavers. International Journal of Computer Assisted Radiology and Surgery. 2017 May 1;12(5):733-742.

[6] Park JS, Chung MS, Hwang SB, Lee YS, Har DH, Park HS. Visible Korean human: improved serially sectioned images of the entire body. IEEE transactions on medical imaging. 2005 Mar;24(3):352-360.

[7] Otake Y, Yokota F, Fukuda N, Takao M, Takagi S, Yamamura N, O'Donnell LJ, Westin CF, Sugano N, Sato Y. Patient-Specific Skeletal Muscle Fiber Modeling from Structure Tensor Field of Clinical CT Images. International Conference on Medical Image Computing and Computer-Assisted Intervention 2017 Sep 20 (pp. 656-663). Springer, Cham.

[8] Okada T, Linguraru MG, Hori M, Summers RM, Tomiyama N, Sato Y. Abdominal multi-organ segmentation from CT images using conditional shape–location and unsupervised intensity priors. Medical image analysis. 2015 Dec 31;26(1):1-18.

[9] Hori M, Okada T, Higashiura K, Sato Y, Chen YW, Kim T, Onishi H, Eguchi H, Nagano H, Umeshita K, Wakasa K. Tomiyama N, Quantitative imaging: quantification of liver shape on CT using the statistical shape model to evaluate hepatic fibrosis. Academic Radiology. 2015 Mar 22(3):303-309.

図2.9.3　形状による肝機能（線維化）推定

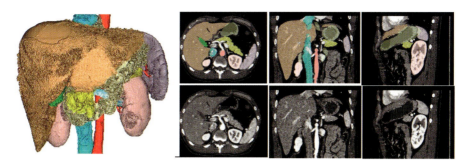

図2.9.3.a
CT画像からの腹部臓器解剖認識。CT画像および、肝臓、脾臓、腎臓、膵臓、胆嚢、大動脈、下大静脈などの認識結果を示している（腹部CTデータは、大阪大学大学院医学系研究科・堀雅敏講師に提供いただいた）。

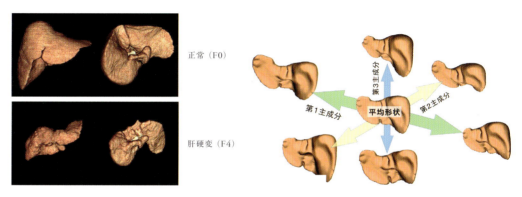

図2.9.3.b
CT画像から得られた肝臓領域の可視化像。正常（線維化ステージF0）と肝硬変（線維化ステージF4）の肝臓形状の例を示している。

図2.9.3.c
肝臓の統計形状モデル。平均形状からの形状変形成分を第1、第2、第3主成分のそれぞれで示している。

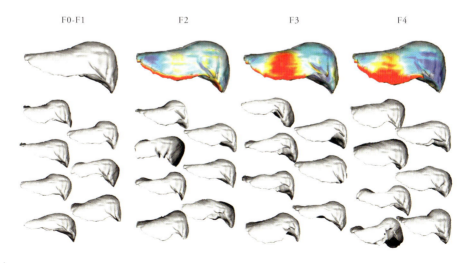

図2.9.3.d
肝線維化ステージ毎の平均肝臓形状。F0-F1、F2、F3、F4の4段階の肝線維化ステージの平均形状と各ステージの肝臓形状データ。線維化進行に伴う形状変化を色表示（F0-F1からの肥大を暖色、萎縮を寒色）で表している（肝臓のデータは、市立池田病院・今井康陽院長に提供いただいた）。

2.10. 臓器と病変の画像認識技術

画像認識とは

　音声認識や画像認識はパターン認識（Pattern Recognition）とも呼ばれ、パターン認識は人間が行う基本的な情報処理である。ここでいう画像認識（Image Recognition）とは、観測された画像情報に予め与えられた概念を付与する処理である、と定義できる。一般に概念は、カテゴリー（Category：クラス（Class）ともいう）によって表現される。よって、画像認識とは、「入力された画像情報に、それが属するカテゴリーの情報を付与する処理」ということができる。医用画像では、病変の分類分け、良悪性の鑑別、臓器の抽出（セグメンテーション）などが該当する。

　画像認識の最もオーソドックスな手法は、統計的学習に基づくものであり、予め何らかのモデル（Model）を仮定し、予め与えられた学習データからモデルを推定したり（機械学習 Machine Learningと呼ばれる）、あるいはモデルを活用して予測する手法がとられる。多元計算解剖学領域の研究でも、本書の他の章でも説明があるように、数理統計モデルを出発点とした「多元計算解剖モデル」が創出されている。なお、画像認識の詳細は、成書に譲る[1][2][3]。

　本章の次項では、（図2.10.1.a）に示すような従来型の画像認識のプロセス（モデル構築）に対して、同（図2.10.1.b）に示すようなディープラーニング（深層学習、Deep Learning）を用いて、各種臓器を一括で同時にセグメンテーションする方法を紹介する。ディープラーニングは、「第三次AIブーム」の起爆剤となった機械学習法の一つであり、一般物体の認識では、すでに人間のレベルを超えるようになっている[4]（詳細は本書の他章も参照）。画像認識の応用分野は広く、クラス分類、物体検出（画像内の物体を取り囲むBoxを推定）、物体のセグメンテーション、画像のキャプション生成、画像生成などがある。

　また、代表的な機能画像であるPET/CT画像における

がんの部位の自動抽出への画像認識手法の例を示す。

［藤田広志］

臓器セグメンテーション

　3次元医用画像から複数の臓器・組織を自動認識・抽出する手法に関する研究はこれまで数十年続き、数多くの論文が掲載されている。しかし、医療現場で3次元医用画像から消化器官や血管などを含む多臓器・組織を一括で自動抽出できるシステムの完全なかたちでの実用化には達していない。原因としては、計算機による自動抽出手法の性能（特に汎用性、効率性、及び頑丈性）が医用現場での実用レベルにまだ合致してないことが大きな要因と考えられる。一方、最近話題になっている自動車の自動運転システムにおいては、車載カメラで撮影される画像から、周辺の物体を瞬時に正しく認識・抽出することを実現している。これらの処理手法の設計に用いられている深層学習法の中で、畳み込みニューラルネットワーク（convolutional neural network:CNN）と呼ばれるアプローチ[5]が注目されており、医用画像からの臓器抽出にも利用でき、そのような事例が少なからず報告されている。そこで、本項では、深層学習に基づく3次元CT画像の解剖構造の自動抽出に関する著者らの研究成果を紹介する。

　深層学習に基づく自然画像のセグメンテーションは、よくセマンティック・セグメンテーション（Semantic Segmentation）と呼ばれる。代表的なセグメンテーションの方法の一つとして、全畳み込みネットワーク（fully convolutional networks、以下、FCN）がよく知られている[6]。FCNは、画像分類のニューラルネットワークから発展してきた。基本的なネットワーク構造は、画像特徴の抽出部分である畳み込みネットワーク部（ConvNet）の構造に、画像解像度を向上させ

図2.10.1
機械学習法の比較。

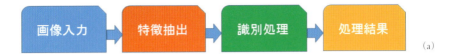

図2.10.1.a
従来型の画像認識。

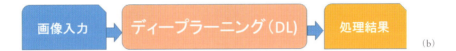

図2.10.1.b
ディープラーニングによる画像認識。

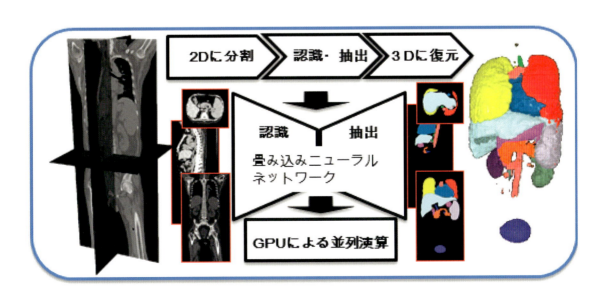

図2.10.2
2D-FCNの結果の3次元投票による解剖学的構造の抽出処理の概略[6]。

るDe-ConvNet（詳細な輪郭抽出）を加える。実際の処理過程は、一枚の画像をネットワークを通じて、映されている物体の種類の認識、各物体の存在位置の特定、物体輪郭の抽出処理を順次に行い、画素単位で各物体を表すラベルを付ける。FCNに関する解説については、解説論文[7]を参考にされたい。

　3次元CT画像から複数の臓器・組織を自動的に認識・抽出する処理は、自然画像におけるセマンティック・セグメンテーションと類似している。自然画像と比較して、CTやMRなどで代表されている医用画像の場合には（1）処理対象が3次元配列であり、情報量が多く計算コストが高い、（2）撮影原理が自然画像と異なり、画像上で解剖構造が明確に識別できない場合がある、（3）深層学習に使える症例の数が少なく、かつ（4）3次元医用画像から解剖学的構造の教師信号を獲得することが困難、などの問題点がある。これらの問題点を解決するために、様々なアプローチが提案されてきている。以下では、筆者らの事例を紹介する。

　以上の医用画像の特殊な問題に対して、筆者らは2D-FCNの結果による3次元構築というアプローチを提案した[8]。3次元CT画像における2次元の断面画像から解剖学的構造を部分的に抽出して、それらの抽出結果（3次元解剖構造の断片）を3次元画像空間に蓄積（多数決による投票）することによって、3次元である解剖学的構造を決定する方法である（図2.10.2参照）。この方針は、医師によるCT画像の読影（複数の2次元スライス画像で臓器領域を確認・記憶して、頭の中で最終的に3次元の解剖構造を構築する方式）を真似ている。技術的には、3次元CT画像を様々な方向性をもつ断面画像にサンプリングすることは、深層学習に用いられる訓練標本の不足問題を解決し、冗長化した抽出結果群を3次元空間への投票によって、抽出処理の可用性（Availability）や信頼性（Reliability）を確保する利点が挙げられる。これを実現する際には、転移学習を利用した。すなわち、CT画像を用いて、自然画像におけるセグメンテーションの学習結果を調整する。これは異なる画像の種類でも基礎的な画像特徴量は共通であると考え、数の少ないCT画像を用いても良い学習効果が得られる

ためである。また、輪郭抽出の役割を果たすデコンボリューション（De-convolution）層の数を増やして、CT画像上の曖昧な臓器輪郭の抽出処理を強化する。

　提案手法を文科省科学研究費補助金・新学術領域研究（2009 ～ 2013年度）計算解剖学の研究プロジェクト[9]で開発されたデータベース（DB）に適用し、性能評価を行った。このDBは様々な人体範囲を撮影したCT画像240例（画像サイズが512×512×99-1141（voxels）、解像度が0.625-1.148×0.625-1.148×1.0（mm^3）、155例が造影撮影）と画像内の解剖学的構造（左右の肺、心臓、大動脈、食道、肝臓、胆嚢、胃、脾臓、左右の腎臓、大静脈、門脈、脾静脈、上腸間膜静脈、膵臓、膀胱、前立腺、子宮、計17種類の臓器領域）と食道内腔及び胃の内容物の2種類の関心領域を表す正解画像（ラベル画像）で構成されている。ここで紹介する実験では、全症例の95%（228例）を用いて、システムを訓練し、その結果を残りの12例（全症例の5%）でテストした。各臓器における抽出精度は、抽出結果と正解領域との一致度（Jaccard係数）で評価した。また、CT画像に含まれる全臓器領域の一致度の加重平均を、画像単位での評価基準とした。実験では、Graphics Processing Unit（NVIDIA社 製 GeForce GTX TITAN X 12GB）を装着した計算機を使用した。解剖学構造の自動抽出処理は、深層学習ソフトウェアパッケージCaffe Deep Learning Framework[10]の上に実装した。

　実験の結果、専門家による正解領域と自動抽出結果の一致度（19種類の対象領域の体積重み付き平均値）は、84%であった。主要な臓器の抽出精度は（例えば、肝臓の平均一致度が91%）、従来の研究報告と同程度であり、これまでに抽出が困難であった臓器でも（例えば、胃、子宮、前立腺）、提案法では抽出可能であることを確認した[8]。しかし、形状が細長い臓器（血管、消化器官）の抽出精度が悪い点が挙げられる。その原因は、2次元断面画像群における血管領域は面積が小さく、形状のばらつきが大きいので、FCNでの抽出が困難なためである。

　以上の実験結果は、深層学習のアプローチがCT画像から広範囲・多種類の解剖学的構造の自動認

識・抽出問題の解決に寄与できることを示唆している。また、他の画像モダリティ（FDG-PET、MR）における解剖学的構造などの認識・抽出問題にも、提案手法の適用が可能である。

［周　向栄］

機能画像と形態画像を利用した画像認識

　形態情報は、X線CT像におけるX線吸収係数で表現することが一般的である。機能情報においては、MR信号強度やガンマ線のカウント数などで表現される。核医学画像で用いられるガンマカメラは、分布する放射能強度に比例して放出される光子数をカウント数として画像化する。PET（Positron Emission Tomography）像においては、放出される光子のカウント数や、そこから推定した組織放射能を用いて表現する。また、単位体積あたりの組織放射能を、単位体重あたりの投与量で除算したStandardized Uptake Value（SUV）もよく用いられる。このSUVは、投与量と体重を使って放射能の分布を標準化できるため、核医学画像の可視化にはよく用いられる。つまり、投与した放射生物質が全身に均一に分布したと仮定するとき、SUVはその均一の値からの比率を表す。例えば、SUVが2の領域は、2倍の放射能が集積していることを意味する。

　一般に放射性薬剤は、機能分子の一部に放射性同位元素を含んでおり、そこから放出されるガンマ線や、その元素が崩壊するときに発生するガンマ線を観測する。機能分子から放出されるガンマ線の程度は、集積の度合いと比例するため、観測されるガンマ線の量によってその機能分子の集積が評価される。

　（図2.10.3）は、放射性薬剤にFDG（18F-2-フルオロ-2-デオキシ-D-グルコース）を用いた画像の例である。この放射性薬剤は、人体においては、ブドウ糖と類似した機能を呈することから、この薬剤から放出されるガンマ線をPET装置において観測すれば、体内の糖代謝と比例した状態が画像化できる。そして、その機能の活性は集積の多さと関連があることから、SUVの考え方に基づいて画像化すれば、糖代謝が活発な部位が画像として表現できる。その結果、

（図2.10.3）に示すように、部位によって糖代謝および集積の度合いが異なることが明瞭になる。

　この例は18Fを用いたFDGであるが、この他にも、^{11}C、^{13}N、^{15}Oがポジトロン核種として知られており、放射性医薬品の核種として様々な分子の元素に取り込まれて利用されている。^{15}Oは水分子や一酸化炭素として用いて脳血流や酸素代謝に利用されている。^{11}Cはアミノ酸代謝や神経伝搬物質の画像化に用いられる。ただし、^{11}C、^{13}N、^{15}Oは、半減期がそれぞれ20.39分、9.97分、2.04分と非常に短いため、これらの利用には、PET装置の周辺にサイクロトロンを設置し、そこでの核種の生成と付随した装置による放射性薬剤の合成が必要となる。

　18Fは、ポジトロン核種の中でも半減期は109.8分と比較的長いため、施設内にサイクロトロンがなくとも検査が可能な放射性同意元素である。したがって、FDG-PETは、サイクロトロンがない施設においても、がんの発見や抗がん剤治療や放射線治療における経過観察にも用いられるようになった。

　一方、（図2.10.3）に示すFDG-PET画像のみでは、集積した部位がどの臓器であるか形態情報を把握することが困難となる。そのために、CT画像と位置合わせを行い表示する技術が注目された。もともとPET収集においては、ガンマ線の吸収を補正するために、固定線源やCT装置を用いた極低線量の断層像撮影が行われていた。そのため、CT装置とPET装置が合体したPET/CT装置が普及し、画像融合はさらに頻繁に行われるようになった。（図2.10.4）に画像融合の例を示す。それぞれの体軸面における画像ファイルには、撮影装置における座標と体軸方向のスライス間隔がDICOMメタデータとして保存される。その結果、CT画像上に近接した位置のPET画像の情報を重ね合わせて表示することが可能となった。

　このような画像融合技術は、PET画像の読影のみならず、形態情報と機能情報とを統合する方法としても用いられる。例えば、前項で述べた臓器抽出技術を用いてCT画像の中から臓器領域を抽出し、その形状情報をPET画像に重ね合わせることが可能である。この形状情報に基づいて臓器ごとに存在する放射能量を計測し、形状を標準化することも実現できる。

著者は、脳の機能解析で用いられる統計学的画像解析手法に着目し、体幹部に存在する臓器を対象とした手法の開発を行っており、その事例を紹介する。ここでは、前項でも説明があるZhouらの方法[11][12]に基づいて、心臓、肺（左右）、肝臓、脾臓、胃、腎臓（左右）、膀胱のバウンディングボックスを抽出する。この抽出をすべての症例について行い、各症例での臓器位置を確定する。その後、それらの位置を、PET画像に重ね合わせ、それぞれの臓器の機能画像を定める。その機能画像に対して、事前に決定した標準人体の座標系にある臓器の位置へ変形し、また、体表面についても変形を行う。以上の操作を解剖学的標準化手順として実現した[13]。これにより、CT画像から得られた臓器の位置情報に基づいて、同じ部位の糖代謝の機能情報を得ることができる。この標準化は、臓器ごとに行われるため、臓器固有の代謝状態を取り除くことができる。同時に、正常症例を収集して標準化を行えば、定まった糖代謝の範囲は正常機能の範囲であると考えることができる。

（図2.10.5）に標準化の結果得られた正常モデルの例を示す。正常モデルは、平均画像と標準偏差画像から構成される。つまり、画像中のある位置が定められると、その位置の平均値と標準偏差がこの2つの画像から得られる。したがって、正常な機能の分布は正規分布に従うと仮定すれば、平均値と標準偏差によって正常範囲を画素ごとに定めることができる。患者画像を同様に標準化して、位置ごとに機能の値を正常モデルと比較すれば、平均値からの偏差を定めることができる。一般に、平均値±標準偏差の2倍の区間に95％の事象が入ると考えられるため、その範囲を外れる領域を統計的に外れた領域として表示することも容易である。例えば、形状情報に基づいて決定した病変部について、機能情報をさらに抽出し、その機能情報が正常な機能とどの程度離れているかを統計的に評価することができる。

このような方法は、機能画像と形態画像の融合によって初めて実現できる手技であり、全身のみならず個別の臓器への応用、FDG以外の核種を利用して観測できる機能の利用、さらには、複数の機能を統合的に一つの空間に置き、機能を認識するための方法と

して利用が可能である。

［原　武史］

参考文献

[1] 『パターン認識と画像処理』（鳥脇純一郎、朝倉書店、1992）

[2] 『医用画像ハンドブック』（石田隆行、桂川茂彦、藤田広志（監）、第14章　画像認識、オーム社、284-328、2010）

[3] 『実践　医用画像解析ハンドブック』（藤田広志、石田隆行、桂川茂彦（監）、第3章　画像認識、オーム社、215-314、2012）

[4] 『人工知能は人間を超えるか　ディープラーニングの先にあるもの』（松尾豊、KADOKAWA、2015）

[5] Y. LeCun, L.Bottou, Y. Bengio, et al.: Gradient-based learning applied to document recognition, Proc. of the IEEE, 86(11), 2278-2324, 1998.

[6] J. Long, E. Shelhamer, and T. Darrell: Fully convolutional networks for semantic segmentation, Proc. CVPR, 3431-3440, 2015.

[7] 『深層学習に基づくCT画像からの複数の解剖学的構造の同時自動認識と抽出』（周向栄、藤田広志、Medical Imaging Technology、35(4)、2017）

[8] X. Zhou, R. Takayama, S. Wang, et al.: Deep learning of the sectional appearances of 3D CT images for anatomical structure segmentation based on an FCN voting method, Medical Physics, 44(16), 5221-5233, 2017.

[9] http://www.comp-anatomy.org/wiki/（参照 2018-01-31）

[10] http://caffe.berkeleyvision.org（参照 2018-01-31）

[11] X. Zhou, S. Yamaguchi, X. X. Zhou, et al.: Automatic organ localizations on 3D CT images by using majority-voting of multiple 2D detections based on local binary patterns and Haar-like features, Proc SPIE Med Imaging, 8670, 86703A-1–86703A-7, 2013.

[12] X. Zhou, R Xu, T. Hara, et al.: Development and evaluation of statistical shape modeling for principal inner organs on torso CT images, Radiol Phys Technol, 7 (2), 277–283, 2014.

[13] K. Takeda, T. Hara, X. Zhou, et al.: Normal model construction for statistical image analysis of torso FDG-PET images based on anatomical standardization by CT images from FDG-PET/CT devices, Int J CARS, 12(5), 777-787, 2017.

第2章 多元計算解剖学の基礎（多元計算解剖学を支える技術）

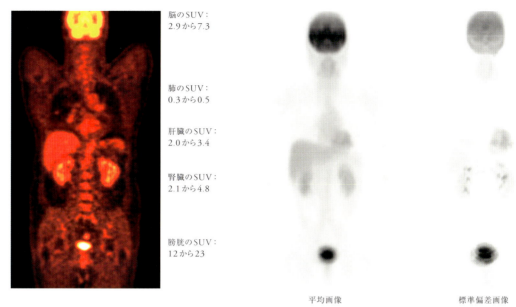

図2.10.3
ある症例における臓器ごとのSUVの範囲。

図2.10.5
CT画像に基づいて作成した正常モデルの例。
（参考文献[13]図6より引用。許諾申請中）

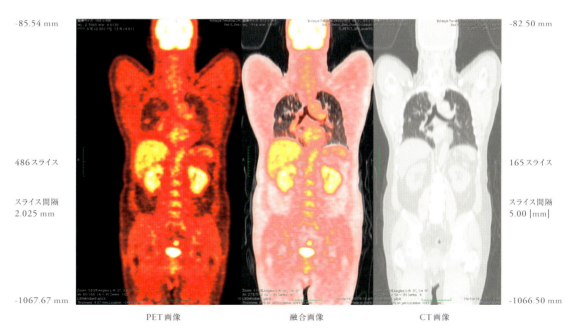

図2.10.4
PET画像とCT画像の融合例。

081

2.11. 手術支援ロボットと術中生体情報計測

手術支援ロボットと高度治療支援

ロボットによる手術支援は、初めは単に術具の位置決めを行うものであった。一方、医師は治療中に患者の様々な生体情報から、現在の治療の進行状況、患部状況等を把握し、次の行為に対する意思決定を行っていると考えられる。さらに、治療中に取得可能な生体情報は限られているため、医師は術中に得られる情報に加え、バックグラウンド情報（解剖構造、医師としての経験等）を用いて補完していると考えられる。

多元計算解剖情報と治療中の生体情報を統合し、それをロボットと融合することができれば、熟練した医師が行っているような、知識や経験、各種臓器の機能情報、予後予測等を考慮した、「より高度な治療支援」が可能となると考えられる。

本節では、このような「より高度な治療支援」を実現する手術支援ロボットについて、前半では手術支援ロボットという視点から、後半では術中生体情報計測という視点から解説する。

手術支援ロボット

初めて臨床で用いられたロボットの報告は、1988年のKowhらによるものであり、脳腫瘍の生検を目的とし、術中X線CT画像誘導下での脳穿刺を産業用ロボットPUMA200を用いて行った[1]。ロボットの位置決め精度が高いという利点を最大限に用いたものであり、1mm以内の精度を実現している。しかしながら、工業用ロボットを臨床で用いることは安全性に問題があり、その後は、独自に設計した画像誘導下手術支援ロボットが研究されるようになった。EPFLのグループによるCT誘導下脳穿刺マニピュレータ[2]、Imperial CollegeのグループによるTURP用の超音波画像誘導下手術支援ロボット[3]、IBMのグループによる股関節全置換術用骨切りロボット"ROBODOC"[4]、東京大学のグループによるCT誘導下及びMRI誘導下小型脳穿刺マニピュレータ[5][6]等が挙げられる。いずれのシステムも、ロボットの駆動範囲を安全な領域のみに制限する、力センサを取り付けることにより過大な力が患者にかからないようにするなどの安全性を重視したシステムとなっている。

1990年代に腹腔鏡下手術が行われるようになると、術者が直接操作し、腹腔鏡下手術の困難さを克服するロボットが多く研究されるようになってきた。これは大きく、腹腔鏡操作用と鉗子操作用にわけられる。腹腔鏡操作ロボットについてはAESOP[7]、LARS[8]、EndoSista[9]、Naviot[10]等が挙げられる。術者の鉗子操作を支援するロボットとしては、マスタースレーブ型が研究されている[11][12]。またそれに伴い、多自由度鉗子の研究も多く行われている[13]。その中でもIntuitive Surgical社のda Vinciシステムは高い操作性から現在多くの施設にて使用されている。

その後、手術支援ロボットは様々なアプリケーションを対象として研究が盛んに行われている。1990年代の手術支援ロボットシステムは、画像情報をもとに位置決めする、もしくは術者の操作を忠実に再現するという機能であったが、高度な制御機能を付加することにより、積極的に精度・安全性の向上を図る研究が行われるようになってきた。例えば、中村らは臓器の動きにカメラと術具を同期させることにより、術者にとってはあたかも臓器が動いていないような環境下で手術作業をすることが可能な臓器運動補償制御を提案している[14]。またTaylorらは、手ブレをキャンセルし微細作業を可能とするシンプルな手ブレ防止システム、Steady-Hand Robotを提案している[15]。

解剖構造情報を用い、高い安全性を有するロボット制御を行う研究としては、DaviesらがActive-Constraintという概念を提案した[16]。本概念では、術者がロボット先端部を直接保持して操作する。ただ

し、移動しても安全である領域を設定し、ロボットがこの安全な領域の外に移動するのを制御的に防ぐ。危険領域には、神経等があり、重要な機能の保存を保証する。このようにして、ロボットは外科医を安全な領域内に積極的に拘束し、安全に切除範囲領域を移動することを実現する。完全自動ロボットに対して、外科医の操作が介在することと、ロボット制御を危険領域へ行かないことに積極的に利用することで、安全性における相乗効果を発揮する。

原らは危険部位へ侵入せず安全な駆動範囲へのロボットの拘束を、ハードウエア的に実現する新たな駆動制限機構 Driving Range Limit Mechanism（DRLM）を提案している[17]。駆動制限機構は機構のエンドポイントの写像点をハードウエア的によって作り、写像点に対して動きを制限する（図2.11.1）（図2.11.2）。動きのブロック制限を行う制限ブロックは患者と手術内容によって、3Dプリンタにより個別に作成可能である。近年の3Dプリンタの発達により簡便に制限ブロックが製作可能となったことで、高い安全性を有する、有意性の高いシステムが実現されている。

代表的な低侵襲治療法である腹腔鏡下手術では、da Vinciをはじめとする手術支援ロボットがすでに製品化し広く使われている。さらに内視鏡画像処理をベースとしたロボットの自動化に関する研究も行われ始めている[18]。また自動手術においても単なる動きの実現だけでなく、熟練した術者の動きを再現する試みもなされ始めている。Thananjeyanらは、切除ラインに沿った正確な膜組織の切除を実現するために、術者の左手が行う組織へのテンションが重要と考え、機械学習を利用し、鉗子制御を行っている[19]。

力学モデルをベースにした手術デバイスの位置決めに関する研究は穿刺治療における穿刺針制御（Needle Steering）の研究において盛んである。

Needle steeringは針と穿刺対象臓器との間にかかる力をモデル化し、穿刺針の撓みを予測し、正確に患部へと針先端を誘導する。Simonらは可変形組織への針穿刺を軌道計画と制御問題として定式化し、新しいneedle steering法を提案している[20]。針操作のヤコビ行列を針の撓みと軟組織変形を含む針刺入モデルを用い定義している。これをポテンシャル法と組み合わせ、刺入経路上での針先端の位置決め及び障害物回避を実現している。

Needle steeringに必要な研究要素としては、術中の患部及びその周辺部の物性計測、針先端の制御機構[21]、対象臓器-術具間の力学モデル構築である。多元計算解剖情報を元にした手術支援ロボットによる高度な治療支援においてもこれら術中計測、ロボットの機構制御、モデル化は同様に重要な研究要素となる。次項においてはその中でも術中計測技術について述べる。

術中生体情報計測

ロボットの高度化が進むにつれ、必要となるのは生体とロボットのインタラクションを考慮した、術中生体情報計測である。本節後半では、術中生体情報計測という視点での解説を行う。そしてその代表としての力学的情報計測と、その他の術中生体情報計測について説明する。

生体における術中力学的情報計測

生体臓器の硬さを計測する手法として、超音波エラストグラフィやMRE（Magnetic Resonance Elastography）等の非侵襲的計測手法が確立されている。ここでは、主に、腹腔鏡下手術等の内視鏡下手術において用いられる力計測に限定し解説する。

内視鏡下手術における問題点として、力覚・触覚情報の欠如が挙げられる。従って、低侵襲手術における力覚・触覚計測は、すでに多くの研究がなされており、総説論文としてまとめられている。肺がんでは術中に脱気し大変形をおこすため、術前画像からではがんの位置がわかりにくい。そのため術中の触診によりがんの場所を同定する。また、肝臓の線維化状態も硬さで判別可能である。

術中における力計測の目的として下記が挙げられる。

・術者へのフィードバック[22]

・患部の位置情報の取得

・スキルアセスメント[23]

・生体モデル化のためのデータ取得[24]

計測方法ついてはPuangmaliにより、変位型、電流型、（空気）圧型、抵抗型、静電容量型、圧電型、振動型、光学型、に分類され、それぞれの特性や先行研究について紹介されている[22]。

変位型は単純な線形バネの変位の関係から術具にかかる力を推定する。変位センサにはデジタルエンコーダやポテンショメータ、線形可変作動変圧器（Linear Variable Differential Transformer（LVDS））等が用いられる。井上らは鉗子の把持に用いるシャフト2点にエンコーダを取り付け、2点の変位の差とシャフトのヤング率からシャフトにかかる力を計測し、把持力に換算している[25]。変位型はデジタルエンコーダを用いることで、電気メスなどのノイズに強い一方で、バックラッシ等機械的な位置誤差や伝達機構での摩擦に影響を受けることが問題となる。

電流型は、サーボモータにトルクが加わった際の出力電流よりトルクを推定する方式である。特別なセンサを必要としないが、高精度での計測が困難であるためあまり用いられていない。

（空気）圧型は空気圧アクチュエータにて鉗子を操作し、その圧により鉗子に加わる力を測定する。Haraguchiらは鉗子の先端の屈曲駆動ワイヤを押し引きする3軸の空気圧アクチュエータにより鉗子先端の3軸の屈曲と力センシングを行っている[26]。これは最大でも0.37Nの誤差となっている。電流型と同様センサを別途設ける必要がない、電気を全く用いず特殊環境での使用が可能等の利点がある一方で特殊なアクチュエータが必要となるため、一般的ではない。

抵抗型は最もよく用いられるタイプである。歪によって抵抗値が変化するストレインゲージを用いて、弾性体に生じる歪を計測し力へと換算する。ストレインゲージはこれを貼り付ける構造体の剛性とセンサ感度とのトレードオフが問題となる。また、滅菌を避けるために臓器に直接接触しない鉗子後方部位で使用されると、誤差の原因となる摩擦や機械的なガタを少なくする工夫が必要である。これに対し、鉗子軸にセンサを取り付ける方式も取られているが鉗子先端にかかる3方向の力と把持力全てを計測することが困難であった[27]。これに対し、内藤らは14枚のセンサを用い、鉗子の外筒とシャフトにブリッジ回路を設けることにより、

5mm径の鉗子において4自由度の力計測を可能とし、0.1N以下の精度を実現している。また術者と助手のカウンタートラクション時の助手及び術者の力の大きさと方向を内視鏡画像上への重畳表示を行っている[28][29]（図2.11.3）。また、Seiboldらは Φ10mm のスチュワートプラットフォームを鉗子先端に取り付け、6自由度の力トルク計測を可能としている[30]。さらに、MEMSセンサと組み合わせることにより、鉗子先端の把持部に組み込み、腫瘍等の大きさ推定を行う研究も行われている[31]。

その他の術中生体情報計測システム

これまでは術具にかかる力計測を主に、その情報取得法ついて解説した。

それ以外にもロボットとの統合を想定した術中の生体情報計測として、以下が行われている。Kimらは不整脈治療を目的とした低侵襲手術支援ロボットとの組み合わせを目的とし、心臓電位計測システムの構築及びロボットとの統合を行っている[32]。

da Vinciシステムでは蛍光計測による血管情報計測とロボットとの統合が行われている[33]。Liaoらは悪性腫瘍に選択的に集積し、蛍光を発する5ALAとレーザ治療ロボットを組み合わせた、機能的蛍光計測治療誘導ロボットの開発を行っている[34]。機能的蛍光計測とロボットとの融合は今後も重要な研究の一つである。

［小林英津子］

参考文献

[1] Y. S. Kwoh, J. Hou, E. A, Jonckheere, S. Hayati, A robot with improved absolute positioning accuracy for CT guided stereotactic brain surgery, IEEE transactions on Biomedical Engineering, vol.35 no2, 1988

[2] D. Glauser, H. Fankhauser, M. Epitaux, J. L. Hefti, A. Jaccottet, Neurosurgical robot Minerva: first results and current developments, Journal of Image Guided Surgery, 1(5), 266-272, 1995

[3] W.S.Ng, B.L.Davies, R.D. Hibberd, A.G.Timoney, Robotic Surgery, A First-hand experience in transurethral resection of the prostate, IEEE Eng Med Biol, 12:120-125,1993

[4] R. H. Taylor, B. D. Mittelstadt, H. A. Paul, W. Hanson, P. Kazanzides, J. F. Zuhars, B. Williamson, B. L. Musits, E. Glassman, and W. L. Bargar, An Image-Directed Robotic System for Precise Orthopaedic Surgery, IEEE TRANSACTIONS ON Robotics and Automation, Vol. 10, No. 3, June 1994

第2章 多元計算解剖学の基礎（多元計算解剖学を支える技術）

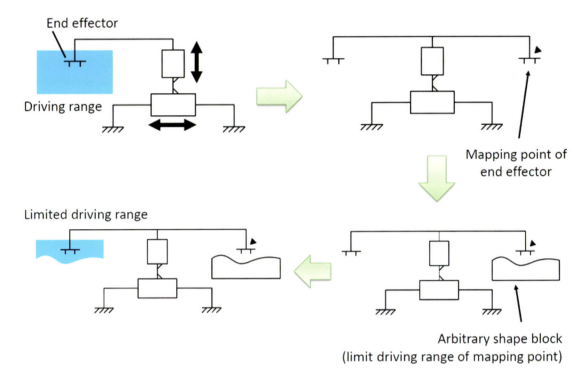

図2.11.1
Driving Range Limit Mechanism（DRLM）の概念図。

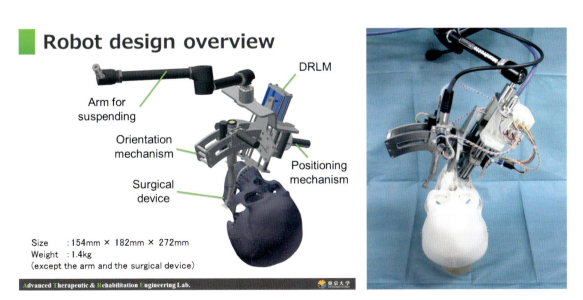

図2.11.2
DRLM機構を用いた口腔外科用骨切りロボット。

[5] 「コンピュータ外科におけるロボット技術」（土肥健純、日本ロボット学会誌 Vol.14、No.5、pp.636-639、1996）

[6] K. Masamune, E. Kobayashi, Y. Masutani, M. Suzuki, T. Dohi, H. Iseki & K. Takakura, Development of an MRI-Compatible Needle Insertion Manipulator for Stereotactic Neurosurgery, Journal of Image Guided Surgery, 1:4, 242-248, 1995

[7] J. M. Sackier, Y. Wang, Robotically assisted laparoscopic surgery, Surgical Endoscopy, 8, pp.63-66, 1994

[8] J. Funda, K.Gruben, B.Eldridge, S.Gomory, R.Taylor, Control and evaluation of a 7-axis surgical robot for laparoscopy, IEEE International conference on Robotics and automation, 1995

[9] P.A. Finlay, M.H.Ornstein, Controlling the movement of a surgical laparoscope, IEEE engineering in medicine and biology, 289-291, 1995

[10] E. Kobayashi, K. Masamune, I.Sakuma, T. Dohi, D. Hashimoto, A new safe laparoscopic manipulator system with a five-bar linkage mechanism and an optical zoom, Computer aided surgery, 4, pp.182-192, 1999

[11] M. Mitsuishi, Y. Iizuka, H. Watanabe, H. Hashizume, K. Fujiwara, Remote operation of a micro-surgical system, Proceedings of the 1998 IEEE International Conference on Robotics & Automation, 1998

[12] A. J. Madhanir, G. Niemeyer, and J. K. Salisbury, The Black Falcon: A Teleoperated Surgical Instrument for Minimally Invasive Surgery, proceedings of the 1998 IEEE/RSJ Intl. Conference on Intelligent Robots and Systems, 1998

[13] 『ロボット制御学ハンドブック』（松野文俊、大須賀公一 他編、小林英津子：多自由度鉗子とロボット、近代科学社、2017）

[14] Y. Nakamura, K. Kishi, H. Kawakami, Heartbeat Synchronization for Robotic Cardiac Surgery, Proceedings of the 2001 IEEE international Conference on Robotics & Automation, 2001

[15] R. Taylor, P. Jensen, L. Whitcomb, A. Barnes, R. Kumar, D. Stoianovici, P. Gupta, Z.X. Wang, E. deJuan, L. Kavoussi, A Steady-Hand Robotic System for Microsurgical Augmentation, The International Journal of Robotics Research, Vol. 18, No. 12, pp.1201-1210, 1999

[16] B. Davies, M. Jakopec, S. J. Harris, F. Rodriguez, A. Barrett, A. Evangelidis, P. Gomes, J. Henckel, and J. Cobb, Active-Constraint Robotics for Surgery, Proceedings of the IEEE, Vol. 94, No. 9, pp.1696-1704, 2006

[17] K. Hara, H. Suenaga and K. Masamune, Error Analysis of the Surgical Robot with Novel Positioning Mechanism for Oral and Maxillofacial Surgery, JSME-IIP/ASME-ISPS Joint Conference on Micromechatronics for Information and Precision Equipment, 2015

[18] G. P. Moustris, S. C. Hiridis, K. M. Deliparaschos, K. M. Konstantinidis, Evolution of autonomous and semi-autonomous robotic surgical systems: a review of the literature, the International Journal of Medical Robotics and Computer Assisted Surgery, vol.7, pp.375-392, 2011

[19] B. Thananjeyan, A. Garg, S. Krishnan, C. Chen, L. Miller, K. Goldberg, Multilateral Surgical Pattern Cutting in 2D Orthotropic Gauze with Deep Reinforcement Learning Policies for Tensioning, 2017 IEEE International Conference on Robotics and Automation (ICRA), 2017

[20] S. P. DiMaio, and S. E. Salcudean, Needle Steering and Motion Planning in Soft Tissues, IEEE Transactions on Biomedical Engineering, 52(6), pp.965-974, 2005

[21] N. J. Berg, D. J. Gerwen, J. Dankelman, and J. J. Dobbelsteen, Design Choices in Needle Steering—A Review, IEEE/ASME Transactions on Mechatronics, Vol.20, No.5, pp.2172-2183, 2015

[22] P. Puangmali, K. Althoefer, L. D. Seneviratne, D. Murphy, and P. Dasgupta, State-of-the-Art in Force and Tactile Sensing for Minimally Invasive Surgery, IEEE Sensors Journal, 8(4), pp.371-381, 2008

[23] A. Luisa T. R. V. Patel, R. A. Malthaner, C. M. Schlachta, Development of force-based metrics for skills assessment in minimally invasive surgery, Surg Endosc , 28 pp.2106–2119, 2014

[24] 「折り畳みノギス機構を用いた腹腔鏡下肝臓弾性計測デバイスの開発」（宮崎瑛里子、金大永、小林英津子、李炳南、佐久間一郎、荒田純平、橋爪誠、近藤福雄、浅野武秀、日本コンピュータ外科学会誌、19（1）、pp.27-33、2017）

[25] 「エンコーダによる把持力推定技術とそれを用いたマスタスレーブ型手術支援システム」（井上慎太郎、岸宏亮、高橋誠也、佐久間一郎、小野稔、日本ロボット学会誌、31（9）、pp.928-935、2013）

[26] D. Haraguchi, T. Kanno, K. Tadano, and K. Kawashima, A Pneumatically Driven Surgical Manipulator With a Flexible Distal Joint Capable of Force Sensing, IEEE/ASME Transactions on Mechatronics, Vol. 20, No. 6, pp.2950-2961, 2015

[27] Hermann Mayer , Faustino Gomez , Daan Wierstra , Istvan Nagy , Alois Knoll & Jürgen Schmidhuber, A System for Robotic Heart Surgery that Learns to Tie Knots Using Recurrent Neural Networks, Advanced Robotics, 22, 1521–1537, 2008

[28] 「電気メスの使用性向上のための鉗子ナビゲーションシステムに関する研究」（内藤佳菜子、安藤岳洋、王君臣、小林英津子、佐久間一郎、日本コンピュータ外科学会誌、17（3）、pp.250-251、2015）

[29] 「手術手技の工学的解析に向けた術具操作計測システムの開発と評価」（原一晃、小林英津子、清松英充、月原弘之、佐久間一郎、日本コンピュータ外科学会誌、19（4）、p.322、2017）

[30] U. Seibold, B. Kubler, and G. Hirzinger, Prototype of Instrument for Minimally Invasive Surgery with 6-Axis Force Sensing Capability, Proceedings of the 2005 IEEE International Conference on Robotics and Automation, pp.496-501, 2005

[31] 「腫瘍判別に向けたセンサ付把持鉗子による軟材料中の硬質物の厚さ推定法」（齊藤開、中井亮仁、正宗賢、土肥健純、桑名健太、電気学会論文誌E、136（9）、pp.377-383、2016）

[32] H. Kim, P. Lange, T. Ando, S. Joung, K. Taniguchi, S. Kyo, M. Ono, S. Takamoto, H. Liao, E. Kobayashi and I. Sakuma. Electrode Array Tracking and Manipulating for Robot Assisted Epicardial Electrophysiology Mapping, 2010 3rd IEEE RAS & EMBS International Conference on Biomedical Robotics and Biomechatronics, 2010

[33] M.D. Jafari, K. H. Lee, W. J. Halabi, S. D. Mills, J. C. Carmichael, M. J. Stamos, A. Pigazzi, The use of indocyanine green fluorescence to assess anastomotic perfusion during robotic assisted laparoscopic rectal surgery, Surgical Endoscopy, Vol.27(8), pp.3003-3008, 2013

[34] H. Liao, M. Noguchi, T. Maruyama, Y. Muragaki, E. Kobayashi, H. Iseki, I. Sakuma, An Integrated Diagnosis and Therapeutic System using Intra-operative 5-Aminolevulinic-Acid-Induced Fluorescence Guided Robotic Laser Ablation for Precision Neurosurgery, Medical Image Analysis, Vol.16, No.3, pp.754-766, 2012

第 2 章 多元計算解剖学の基礎（多元計算解剖学を支える技術）

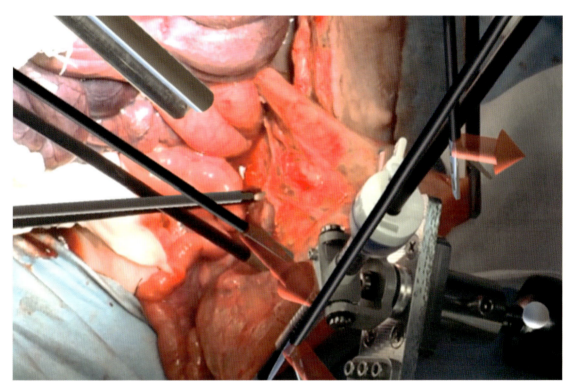

図 2.11.3
4自由度の力計測を可能とする歪みゲージ式力計測鉗子と計測情報の内視鏡画像への重畳表示。

2.12. ディープラーニングによる医用画像解析

CNNを用いたCAD

ディープラーニング（Deep Learning 深層学習）は多層構造のニューラルネットワーク（ディープニューラルネットワーク）を用いた機械学習である。ニューラルネットワークは脳の神経系を模したモデルであり、その基本構成要素はニューロンである。ニューロンを用いた最も基本的なニューラルネットワークは単純パーセプトロンと呼ばれ、各入力に対しては重みが設定され、入力層と出力層からなる単純な構造にもかかわらず学習や予測が可能であった。さらに入力層と出力層の間に隠れ層を設定したものが多層パーセプトロンである（図2.12.1）。多層パーセプトロンでは単純パーセプトロンでは解くことのできなかった線形分離不可能問題を解くことが可能となり、さらに誤差逆伝搬法の発明により高速な学習が可能となった。

コンピュータ支援診断（Computer-aided Diagnosis: CAD）の分野においてもニューラルネットワークが盛んに用いられたが、過学習や隠れ層の数を増やすと誤差逆伝搬法による学習ができなくなるという問題などのため、その利用は下火となった。その後、それまでのSigmoid関数に代わりRectified Linear Unit (ReLU) という活性化関数がデザインされたことや過学習を回避するためのDropout法の考案などによりニューラルネットワークの問題点が解決されるようになった。

ディープラーニングによる画像認識能力が注目されたのは、2012年のImageNet Large Scale Visual Recognition Challenge（ILSVRC）であり、ディープラーニングのモデルの一つである畳み込みニューラルネットワーク（Convolutional Neural Network: CNN）を用いたトロント大学のHintonらのチームの画像認識精度がそれ以外のチームを10%以上引き離して優勝したことで大きな注目を集めた[1]。これ以降のILSVRCにおける上位優勝者はすべてCNNをベースとしたものになっている。

CNNのネットワーク構成は大きく二つの部分からなり、前半部分は畳み込み層とプーリング層を重ねた構造で画像からの特徴抽出を行う。後半部分は全結合層や出力層から構成され画像の特徴分類を行っている（図2.12.2）。CNNにおいて重要となるのは前半の特徴抽出部分である。畳み込み層は前の層における局所的なノード同士の集合が自分の層のノードと重み付きエッジで結合しており、画像処理におけるフィルタ処理に相当する。これにより画像の局所的な特徴を強調することが可能で、画像からの特徴抽出器としての役割を果たしている。プーリング層では自分の前の層のある領域における最大値や平均値が出力され、それぞれ最大プーリングや平均プーリングと呼ばれている。これにより平行移動や回転に対する画像の変動を吸収することが可能となり位置不変性に対するロバスト性を獲得している（図2.12.3）。

CNNは自然画像分類において高い能力を示したために、医用画像の場合も病変の鑑別診断への応用例が多い（図2.12.4）[2]。また各画素に対してラベル付けを行うことによりびまん性肺疾患の各陰影パターンの領域抽出なども行われている（図2.12.5）[3]。医用画像にCNNを用いる場合に画像データが少数であることが問題となるが、ImageNetなどの大規模な画像データセットで学習したネットワーク（Pre-trained Network）を転用することが可能であり、比較的少数のデータに対してもCNNを応用することができる。びまん性肺疾患の陰影パターン識別において、最初に自然画像で学習したPre-trained Networkを使い、次にびまん性肺疾患陰影によく似た人工的テクスチャパターンを学習させたネットワークを使って陰影パターンの識別を行った結果、自然画像のみで学習した場合に比べて識別精度がよくなることが示されており、医用画像に特徴的なパターンをあらかじめ学習させることは有用であると考えられる[4]。

現在、ディープラーニングは医用画像における鑑別

第2章 多元計算解剖学の基礎（多元計算解剖学を支える技術）

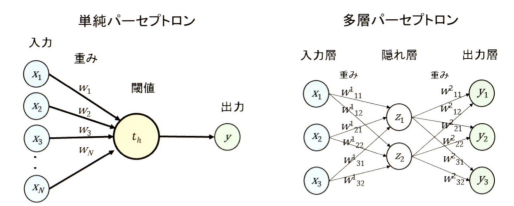

図 2.12.1
単純パーセプトロンと多層パーセプトロン：単純パーセプトロンでは重み付きの入力の和　　　　　　　　が閾値　を超えると出力が1（超えなければ0）となる。多層パーセプトロンは単純パーセプトロンを層状に繋いだ構造で、入力層は入力される信号数、出力層は出力（識別されるクラス数）によって調整する。

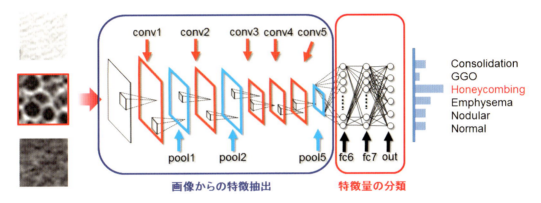

図 2.12.2
畳み込みニューラルネットワーク（Convolutional Neural Network: CNN）の構成：CNNのネットワーク構成は大きく二つの部分からなる。前半部分は画像からの特徴抽出を行い、後半部分は画像の特徴分類を行う。conv：畳み込み層、pool：プーリング層、fc：全結合層、out：出力層。

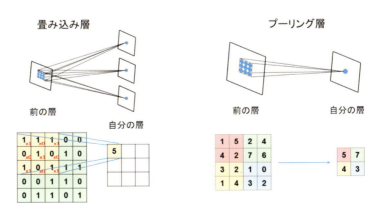

図 2.12.3
畳み込み層とプーリング層：畳み込み層は前の層における局所的なノード同士の集合が自分の層のノードと重み付きエッジで結合している。画像処理におけるフィルタ処理に相当し、画像の局所的な特徴を強調する。プーリング層は自分の前の層のある領域における最大値や平均値が出力される。図は最大プーリングであり局所的な部分の最大値が出力され、平行移動や回転に対する画像の変動を吸収する。

089

診断の問題以外にも様々な応用が提案されている。Setioらは肺結節検出において9方向の断面画像を用いてCNNにより偽陽性の削除を行った[5]。Wangらは2次元画像と3次元画像を同時に用いたCNNにより胸部CT画像から肺結節抽出を行った[6]。また、ShinらはCNNと再帰型ニューラルネットワーク（Recurrent Neural Network: RNN）（図2.12.6）を用いて胸部単純X線写真の報告書作成を行った。RNNは時系列解析を行うために設計されたニューラルネットワークであり、機械翻訳や音声認識分野で利用されている。現在はまだ単語レベルであるが今後の発展が期待できる[7]。近年、放射線医学領域におけるRadiomicsやRadiogenomicsに関係する発表が増加している。肺腺がんのCT画像と遺伝子変異の関係のRadiomics解析を行った結果では、放射線科医と比較して高い診断能を示すことができている[8]。Radiomicsは画像データと非画像データを統合的に扱うことを可能とするが、CNNにより画像からの特徴抽出をコンピュータにより汎用的に高精度で行うことが可能となりCADは新しい世代へと踏み出すことが期待される。

[木戸尚治]

教師なし学習を用いたCAD

コンピュータ支援診断システムの構築に機械学習を用いる手法が数多く提案されている。これらは、X線単純写真やCT画像などの入力に対して、正常と異常、さらにはどのような異常が存在するかまで識別するものである。しかし、機械学習は一般に大量の正解ラベルつき訓練データを必要とし、医師が正常または異常の種類のラベルを付与した画像を用意する必要がある。近年注目を集めている深層学習（Deep Learning）を例に挙げると、学習に数万の訓練データを必要とするケースもあり、訓練データの準備に大変な労力がかかる問題がある。そこで本項では、正解ラベルを必要としない、教師なし医用画像識別システム[9]について説明する。

教師なし医用画像識別システムは大きく二つの工程で構成される。一つ目は、入力画像から特徴量を抽出する工程、二つ目は特徴量を基に画像をいくつかのグループ（クラスタ）に振り分ける工程である。これらの工程の概略を（図2.12.9）に表している。

一つ目の工程では、深層自己符号化器（Deep Autoencoder: DAE）[10]を用いて特徴抽出を行う。DAEは入力画像を構成する重要な特徴を数値として表現するものであり、正解ラベルを必要としない特徴を有する。本項では、肺CT画像を対象としたびまん性肺疾患の陰影識別を行うこととし、識別は32×32[pixel]の関心領域（Region of Interest, ROI）ごとに行う。各ROIは正常、浸潤影、すりガラス陰影、蜂巣肺、肺気腫、粒状影のうちいずれかの陰影を含む（図2.12.10）。各ROIを構成する局所的な特徴量を得るため、ROIをさらに8×8[pixel]のパッチ画像に分割し、パッチ画像単位でDAEによる特徴抽出を行った（図2.12.11）。DAEによる特徴抽出により、すべてのパッチ画像が特徴量に変換される。その後、Bag-of-features法[11]と呼ばれる方法を用い、各ROIがどのような特徴量で構成されているかをヒストグラムで表現した（図2.12.12）。

二つ目の工程では、K-meansクラスタリング[12]による陰影クラスタの生成を行う。各ROIのヒストグラムに対してK-means法を適用することで、ヒストグラムの値が類似したROIを同じクラスタに振り分けることができる。

次に、クラスタリングの精度を分析する。まず、K各クラスタのラベルを、そのクラスタに所属するROIのうち最も多い陰影の種類とする。また、クラスタリングの精度は、各クラスタに所属するROIのうち、そのクラスタのラベルと一致するROIの割合とする。なお、精度評価のため医師による診断結果との照合を行った。（表2.12.1）は各陰影に対する精度を表しており、最もよい精度を示したのは浸潤影で83.7％であった。浸潤影はその特徴がわかりやすく、他の陰影との差異が出やすかったと考えられる。一方、蜂巣肺はクラスタ内で他の陰影と混在するケースがあり、精度は53.5％であった。粒状影はクラスタが生成されなかったが、これは他の陰影と比較してその特徴が目立たなかったからだと考えられる。全ROIに対する精度は72.8％であった。（図2.12.13）は、ある浸潤影クラス

第 2 章 多元計算解剖学の基礎（多元計算解剖学を支える技術）

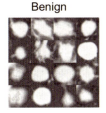
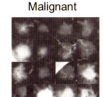
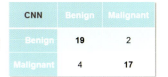
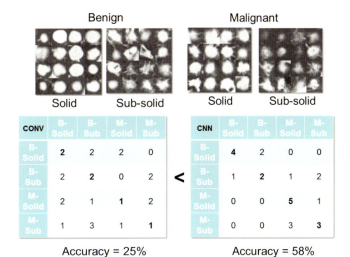
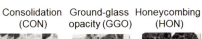

図 2.12.4
従来手法（CONV: SURF + Bag-of-features）とCNNを用いた手法の比較。(a) 良性結節と悪性結節の鑑別、(b) 良性結節と悪性結節をそれぞれSolidとSub-solidに分けた場合の鑑別、(c) びまん性肺疾患の代表的な陰影パターンと正常の合計5パターンに対する分類。

091

タに振り分けられたROIを表しているが、医師による
診断結果とすべて一致した。（図2.12.14）は蜂巣肺
クラスタに所属したROIの一部を表しており、正解ラ
ベルが蜂巣肺であるROIが242枚、正常が8枚、浸
潤影が3枚、すりガラス陰影が135枚、肺気腫が37
枚、粒状影が27枚含まれていたことを示している。
本結果より、蜂巣肺と区別がつきにくかった別の種類
の陰影が混在していることがわかるが、画像の特徴と
してはかなり類似している。実験結果により、教師なし
学習で陰影のクラスタリングが可能であることがわかっ
たが、陰影の種類によって精度の高いものと低いもの
があることも示された。

［間普真吾］

参考文献
[1] Krizhevsky A, Sutskever I, Hinton GE: ImageNet classification with
deep convolutional neural networks, NIPS'12 Proceedings of the
25th International Conference on Neural Information Processing
Systems, 25, 1097-1105, 2012.
[2] Kido S, Hirano Y, Hashimoto N: Computer-aided classification of
pulmonary diseases: Feature extraction based method versus non-fea-
ture extraction based method. Proceedings of the IWAIT2017,
2017.
[3] Murakami K, Kido S, Hashimoto N, et al.: Computer-aided classi-
fication of diffuse lung disease patterns using convolutional neural
network. Proceedings of the CARS2017, S138-S139, 2017.
[4] Suzuki S, Kido S, Shouno H: 2-staged transfer learning method with
Deep Convolutional Neural Network for Diffuse Lung Disease,
Proceedings of the IFMIA2017, 1-17, 2017.
[5] Setio AA, Ciompi F, Litjens G, et al.: Pulmonary Nodule Detection
in CT Images: False Positive Reduction Using Multi-View Convolu-
tional Networks, IEEE Trans Med Imaging. 35, 1160-1169, 2016.
[6] Wang S, Zhou M, Liu Z, et al.: Central focused convolutional neural
networks: Developing a data-driven model for lung nodule segmen-
tation, Med Image Anal, 40, 172-183, 2017.
[7] Shin H, Roberts K, Lu L, et al.: Learning to Read Chest X-Rays:
Recurrent Neural Cascade Model for Automated Image Annotation,
IEEE Conference on Computer Vision and Pattern Recognition
(CVPR), 2497-2506, 2016.
[8] Odo T, Kido S, Hashimoto N, et al.: Radiomic analysis for lung
adenocarcinoma, Proceedings of the EMBC2017, 2017.
[9] S. Mabu, M. Obayashi, T. Kuremoto, N. Hashimoto, Y. Hirano, S.
Kido: Unsupervised class labeling of diffuse lung diseases using fre-
quent attribute patterns, International Journal of Computer Assisted
Radiology and Surgery, Vol. 12, Issue 3, 519-528, 2017.
[10] 『深層学習』（岡谷貴之、講談社、2015）
[11] G. Csurka, C. Bray, C. Dance, L. Fan: Visual categorization with
bags of keypoints, proc. of ECCV Workshop on Statistical Learning
in Computer Vision, 59-74, 2004.
[12] 『はじめてのパターン認識』（平井有三、森北出版、2012）

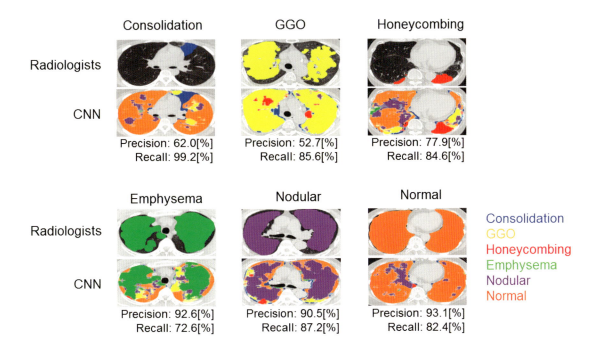

図2.12.5
びまん性肺疾患の各陰影パターンにおける放射線科医によるラベル付けとCNNによるラベル付けの結果の比較：放射線科医によりラベル付けされたびまん性肺疾患の各陰影パターンと、CT上の各画素に対してCNNにより分類した結果の比較。CNNによる分類結果は放射線科医によるラベル付けとかなりよく一致している。Precisionは推定したラベルのうち正解であるものの割合、Recallは正解ラベルのうち正しく推定できているラベルの割合。

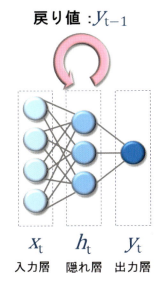

図2.12.6
再帰型ニューラルネットワーク（Recurrent Neural Network: RNN）の構成：RNNは前の時刻（t-1）の隠れ層を次の時刻（t）の入力と合わせて学習に用いることで、時系列情報（音声、動画、文章など）を考慮したネットワーク構造となっている。

手法	MAE [y/o]
正常	63.1
浸潤影	83.7
すりガラス陰影	78.5
肺気腫	54.4
蜂巣肺	53.5
粒状影	—
	全体：72.8%

表2.12.1
各陰影に対するクラスタリング精度。

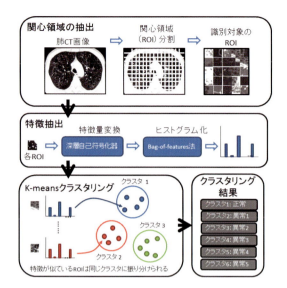

図 2.12.7
教師なし医用画像識別システムの概略。

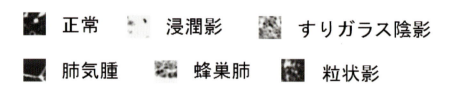

図 2.12.8
32×32 [pixel] の関心領域 (ROI) に含まれる陰影の例。

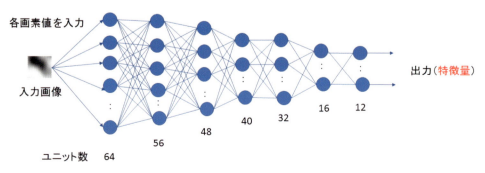

図 2.12.9
深層自己符号化器による特徴抽出。

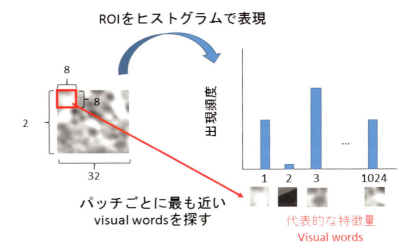

図 2.12.10
Bag-of-features 法による ROI 画像の
ヒストグラム表現。

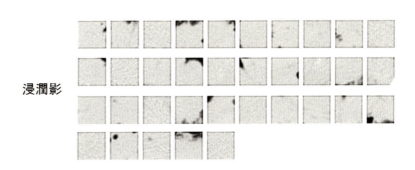

図 2.12.11
浸潤影クラスタに割り当てられた ROI
の例。

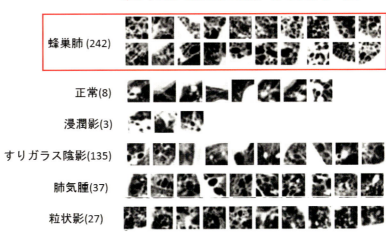

図 2.12.12
蜂巣肺クラスタに割り当てられた ROI
の例、( ) 内の数値は本クラスタに
割り当てられた各陰影の実数。

095

第3章
多元計算解剖学の学術展開

解剖学・微細形態学への学術展開

1. 解剖学的ランドマークの自動認識
2. 時空間統計形状モデルを用いた発達障害発症リスク評価
3. ヒト発生研究への応用と進化発生学への展開
4. ヒト胎児の発達過程の解析
5. Autopsy imagingにおける診断支援

病理学への学術展開

6. 多重線形スパースコーディングによる多時相CT画像に基づく類似肝腫瘍性病変症例検索
7. 深層学習を用いた肺がん、膵がんの病理組織画像からのモデル
8. 空間統計指標による肝小葉内の類洞と毛細胆管網の形態解析

生理学への学術展開

9. 肺機能評価
10. 電気・磁気刺激による脳機能診断
11. 光コヒーレンストモグラフィー・OCT

画像診断学への学術展開

12. 脳MRI解析技術
13. 機能画像と認知症
14. 5-ALA脳腫瘍イメージングと手術

超音波医学への学術展開

15. 粘弾性画像化システム
16. リアルタイム病理診断と物性モデルの構築
17. 超音波・光伝播モデルと組織性状・機能の評価

3.1. 解剖学的ランドマークの自動認識

定義

解剖学的ランドマークとは、誤解を恐れずに言えば、人体解剖学においてユニークな名前がつけられている、体内の解剖構造上に定義された点のことである。

医用画像処理において、解剖学的ランドマークの満たすべき性質は以下のように列挙される。

・同一の人体内において、形状が類似する解剖学的構造がない、もしくは少ない（uniqueness）。
・さまざまな人体内において、ほぼかならず、ひとつだけ存在する（existence）。
・おおむね1点に位置を決定することができる（localizability）。
・臨床的有用性もしくは学問的意味がある（usefulness）。

しかし、すべての解剖学的ランドマークがこれらの条件を満たすわけではない。まず、localizabilityの概念は撮像モダリティ依存であることを忘れてはならない。つまり、ある撮像モダリティでよく見え、1点に同定できても、ほかのモダリティではまったく見えないランドマークはよく存在する。この意味で、解剖学的ランドマークの定義は撮像モダリティ依存であるといえる。さらに、localizabilityにも種々の程度が存在する。たとえば臓器の突端を解剖学的ランドマークとすることはよく用いられるが、この突端が尖っているか、丸いかによってlocalizabilityの程度は大きく異なる。

またuniquenessの重要な例外として、体節構造に由来する構造が挙げられる。具体的には椎骨、肋骨などである。これらは発生学的にも知られている通り、繰り返し構造をもち、上下の隣接する体節上の解剖学的ランドマークは非常に似通った形状を示す。にもかかわらずこれらの体節上のランドマークは臨床上も非常に重要であり頻用されていることに注意が必要である。これらの体節由来構造をナンバリングする問題は、椎骨のidentification問題として知られている。

existenceについても例外がある。手術侵襲により臓器がないこともあるし、そうでない場合でも、いわゆる解剖学的破格により解剖学的構造が欠損、もしくは重複することがある。たとえば胸腰椎の数の破格は8.2%の人間で観察されたという報告がある（Paik et al, 2013）。

解剖学的ランドマークの対義語をあえて挙げるとすれば、操作的ランドマークということになる。ここで操作的ランドマークとは、たとえば虫垂炎におけるMcBurney圧痛点のような、もしくは点分布モデル（point distribution model）におけるセミランドマークのような、解剖学的ランドマークから操作的に定義されたランドマークのことを指す。前者は、臍と右上前腸骨棘を結ぶ外側1/3の点として定義される。後者は、典型的には臓器表面にほぼ等間隔となるように人為的に分布される。

臨床における利用

医療の臨床における解剖学的ランドマークの利用は広汎におよぶ。理学的診察、外科手術や放射線治療など侵襲手技における位置決定に用いられるのはもちろん、筋肉注射ひとつとっても解剖学的ランドマークを利用して神経を避けるなどの行為が日常的に行われている。しかし最も重要なのはやはり手術であり、外科医は解剖学的知識を駆使して重要な正常解剖構造を同定し、巧みに避けながら目的を達成する。

逆に解剖学的ランドマークの同定失敗が手術や放射線治療の失敗につながることもある。脊柱の解剖学的破格による椎体のナンバー同定失敗のために放射線治療に問題が生じた報告もある（https://www.kuhp.kyoto-u.ac.jp/Document/nr20090514.html）。この患者では全脊髄照射時に放射線の照射部位が一部重なったことにより第10胸椎レベルの脊髄に過線量照射が行われ、そのことに起因して晩発性

第 3 章　多元計算解剖学の基礎研究への応用

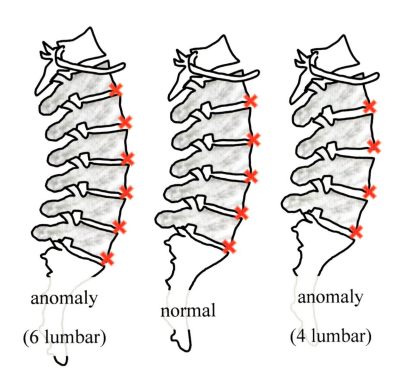

図 3.1.1
正常破格（腰椎）の例。

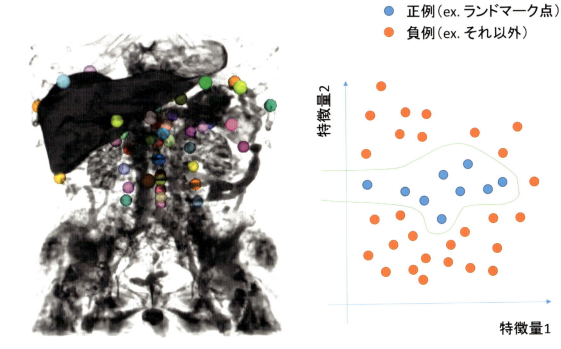

図 3.1.2
上腹部臓器の解剖学的ランドマーク例。

図 3.1.3
機械学習の概念図。

099

の放射線脊髄炎が発症したと考えられた。この患者には通常5椎体ある腰椎が4椎体しかないという変異があり、脊髄の照射位置決定、確認の際に影響を与えたと考えられている。

医用画像処理における利用

医用画像処理における解剖学的ランドマークの利用は、従来さかんに行われている。特に多いのはセグメンテーション（臓器領域抽出）、レジストレーション（位置合わせ）といった重要なタスクの前処理として用いる利用法である。まず解剖学的ランドマークを入力画像から抽出し、その後、それらの情報を使ってセグメンテーション、レジストレーションアルゴリズムを初期化することが多い。

具体的には、まずセグメンテーションにおいては、点分布モデルなどの可変形モデル（deformable model）を与えられた画像内の臓器に当てはめる際に、その初期位置、姿勢、形状などを決定するために頻用される。もしくは臓器存在確率アトラスを作成する段において、与えられた画像内の患者人体に確率アトラスを合わせこむ際に用いることもある。またもちろんレジストレーションベースドセグメンテーション（マルチアトラス法など）においては、レジストレーションを介して解剖学的ランドマークが使われる。

レジストレーションにおいては、特に初期位置を決定する際に解剖学的ランドマークの位置情報が頻用される。特に、前述のuniquenessとexistenceをよく満たすような、つまり常にひとつだけ存在するような解剖学的ランドマークを位置検出できたとすれば、その点に限って言えば位置合わせを既に達成していると言え、その価値は大きい。

ここで、より広く、エネルギー最小化問題と解剖学的ランドマークの関係について考察する。レジストレーションにおいては、位置合わせ問題はしばしばエネルギー最小化問題に帰結される。多くの場合、2つの画像がどれだけ合っているかを評価するエネルギー項（外部項）と、画像を変形させる変形場の変形の度合いを制御する項（内部項）の足し合わせでエネルギーを計算する。このことは、可変形モデルを用いたセグメンテーションでもほぼ同様である。このようなエネルギー最小化問題は一般に複雑であり、変数が多く、最小化には繰り返し演算による近似アルゴリズムを用いざるを得ない。エネルギー関数には多くのlocal minimaが存在し、したがって初期値によってアルゴリズムの収束結果が左右される。そこで解剖学的ランドマークの存在が重要となる。解剖学的ランドマークの位置情報は（レジストレーションでは陽に、可変形モデルによるセグメンテーションでは可変形モデルに埋め込まれることにより）エネルギー最小化の良好な初期設定を与えるとともに、最小値を探索すべき定義域を絞り込むことにも貢献しうる。このため、解剖学的ランドマークの安定した検出は、このような現代的なセグメンテーション、レジストレーションアルゴリズムの性能改善に大きく貢献することがわかる。

ランドマーク検出の方法論

解剖学的ランドマークを医用画像から位置検出する手法は、種々のものが報告されている。前処理として用いるときはrule-basedな簡易な方法もよく用いられるが、より洗練された方法としてはsliding window法が挙げられる。Sliding window法とは、画像のなかでランドマークが存在しうる点（典型的にはすべての画素）を順次評価する手法であり、評価点の周囲においたwindowより部分画像を生成し、部分画像を用いてランドマーク点であるか否かを判定する。判定には単一の典型的な（もしくは平均化された）部分画像との一致度を用いるpattern matchingが簡便でありよく用いられるが、より性能を上げるため、機械学習による手法もよく使われる。

機械学習においては、典型的には部分画像から画像特徴量を複数抽出し、特徴量ベクトルを作成する。学習時には、各々の学習症例のランドマーク点にwindowを置き、特徴量ベクトルを抽出する。この正例特徴量ベクトルを多数の学習症例からサンプリングする。同時に、学習症例のランドマーク点以外の点からも特徴量を抽出し、負例特徴量ベクトルを多数サンプリングする。そして機械学習的手法を用いて正例と負例を識別する識別器を学習させる。識別器に

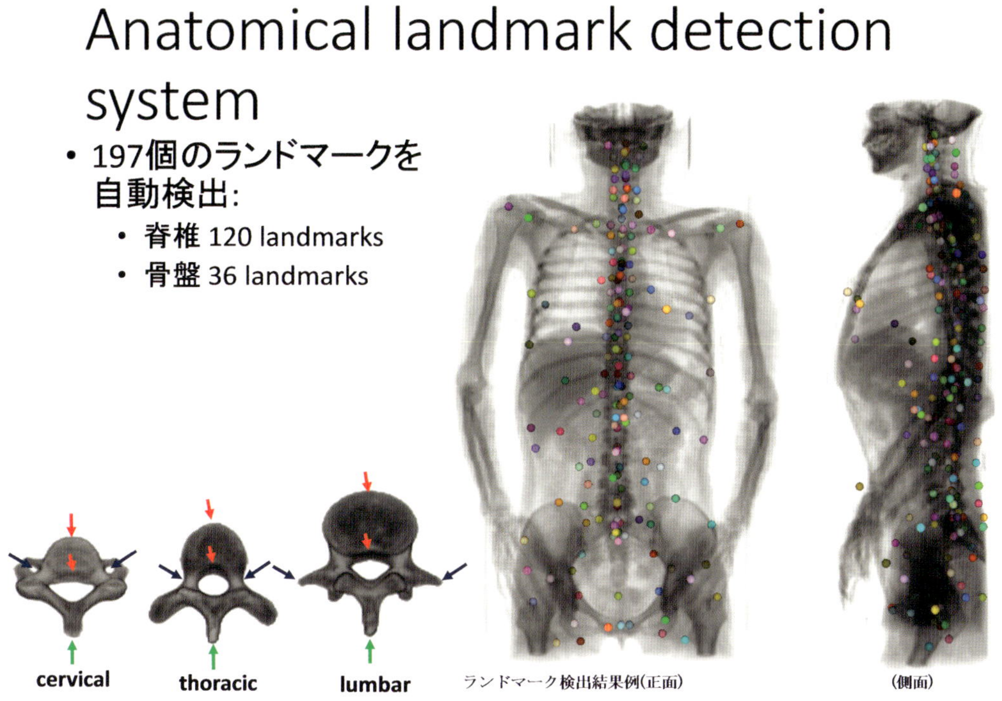

Anatomical landmark detection system
• 197個のランドマークを自動検出:
• 脊椎 120 landmarks
• 骨盤 36 landmarks
cervical
thoracic
lumbar
ランドマーク検出結果例(正面)
(側面)

図3.1.4
Hanaoka et al.のランドマーク検出システム。

T1
T3
T5
T7
T9
T11
L1
L3
L5

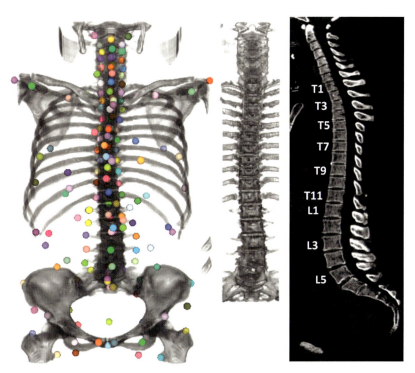

図3.1.5
Hanaoka et al.による破格例でのランドマーク検出結果（11胸椎の例）。

は単純なk-nearest neighborからboosting、kernel SVM、random tree、neural networkなどのさまざまな識別器が用いられる。ランドマーク検出を行う場合は、sliding window法により画像内の画素についてランドマークか否かの識別を行い、ランドマークと判定された点を出力する。

機械学習によるランドマーク点検出の問題点として、計算時間の問題と、偽陽性の問題が挙げられる。画像全体の画素をすべてのランドマークに対して評価すると、評価時間が長くなりがちである。これに対してはNemoto et al.がGPGPUによる解決を試みているほか、Liu and Zhouは先行してanchor landmarkを検出し、その位置情報を用いてその他のランドマークの検索領域を狭める工夫をしている。もうひとつの問題である偽陽性については、機械学習の手法の高度化と学習症例の増加によりある程度改善可能であるが、最終的には偽陽性を削減する何らかの手立てが必要となることが多い。

上述までの手法はランドマークを個別に検出する方法であった。もしランドマークを複数検出するのであれば、偽陽性削減について、「ランドマークの空間的分布が人体の形をしている」ように制限することで偽陽性を削減する手法が自然と想起される。Potesil et al.はpictorial structureの手法を用いて、ランドマーク間の相対位置を制限することにより、22個の解剖学的ランドマークの検出を行った。Hanaoka et al.は、ランドマーク間距離を変数としたランドマーク点分布モデル（L-PDM）を作成し、偽陽性削減問題を組み合わせ最適化問題として再定式化することにより、197点のランドマーク点の自動検出を行った。また、Donner et al.はMarkov random fieldの手法を用いて同様に57点のランドマーク点の検出を行った。

その他の発展

先述のとおり、脊柱骨のセグメンテーションにおいては、脊椎骨のナンバリング、もしくはidentification、が重要なサブタスクである。Identificationは椎骨のランドマークの検出と表裏一体の関係である。Glocker et al.はhidden Markov modelを用いて24個の椎体のidentificationを行った。Hanaoka et al.は上述の手法において同様に各椎骨4個、合わせて96個の椎骨ランドマークの検出を行い、identification性能を評価した。さらに同手法を応用し、全椎骨および骨盤骨の全自動セグメンテーション手法を報告している。

椎骨の数には前述のとおり破格が多いことが知られている。Hanaoka et al.は破格がある場合でも対応可能な椎骨ランドマーク検出手法を開発、報告している。そこでは頻度の高い破格4種と正常との5種の仮説をたててそれぞれにランドマーク検出を行い、L-PDM当てはめの事後確率が最も高かった仮説を採択することにより、破格がある場合でも破格の検出と椎骨のidentificationができることが示されている。

［花岡昇平］

参考文献

[1] N.C. Paik, C.S. Lim, H.S. Jang: Numeric and morphological verification of lumbosacral segments in 8280 consecutive patients. Spine, 38 (2013), pp. E573-E578

[2] M. Nemoto, Y. Masutani, S. Hanaoka, et al.: A unified framework for concurrent detection of anatomical landmarks for medical image understanding. SPIE Medical Imaging 2011, 7962 (2011), 79623E-79623E-79613

[3] D. Liu, K.S. Zhou, D. Bernhardt, et al.: Search strategies for multiple landmark detection by submodular maximization. 2010 IEEE Conference on Computer Vision and Pattern Recognition (CVPR) (2010), pp. 2831-2838

[4] V. Potesil, T. Kadir, G. Platsch, et al.: Personalization of pictorial structures for anatomical landmark localization. Inf. Process. Med. Imaging, 22 (2011), pp. 333-345

[5] Hanaoka S, Shimizu A, Nemoto M, et al.: Automatic detection of over 100 anatomical landmarks in medical CT images: A framework with independent detectors and combinatorial optimization. Med Image Anal, 35 (2017), 192-214.

[6] R. Donner, B.H. Menze, H. Bischof, et al.: Global localization of 3D anatomical structures by pre-filtered Hough Forests and discrete optimization. Med. Image Anal, 17 (2013), pp. 1304-1314

[7] B. Glocker, D. Zikic, E. Konukoglu, et al.: Vertebrae localization in pathological spine CT via dense classification from sparse annotations. Medical Image Computing and Computer-Assisted Intervention, (2013), pp. 262-270

[8] Hanaoka S, Nakano Y, Nemoto M, et al.: Automatic detection of vertebral number abnormalities in body CT images. International journal of computer assisted radiology and surgery 12 (5)(2017), 719-732

[9] Hanaoka S, Masutani Y, Nemoto M, et al.: (2017) Landmark-guided diffeomorphic demons algorithm and its application to automatic segmentation of the whole spine and pelvis in CT images. International journal of computer assisted radiology and surgery 12 (3)(2017), 413-430

第3章　多元計算解剖学の基礎研究への応用

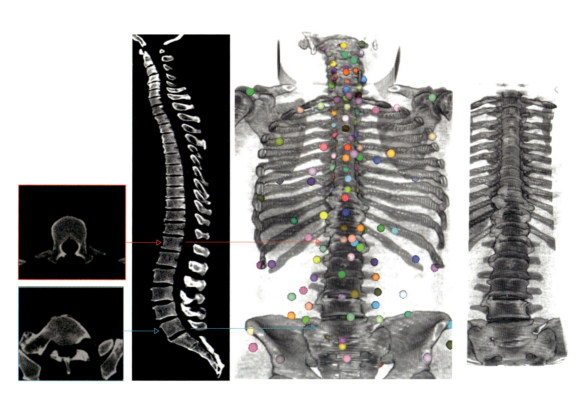

図3.1.6
Hanaoka et al.による破格例でのランドマーク検出結果（13胸椎＋移行椎の例）。

103

3.2. 時空間統計形状モデルを用いた発達障害発症リスク評価

新生児期の発達障害発症リスク評価

　発達障害には、注意欠陥・多動性障害（ADHD：attention deficit hyperactivity disorder）、学習障害（LD：learning disability）など様々な種類や症状がある。発達障害は先天的な脳機能障害が原因で生じるが、その詳細なメカニズム、遺伝的要因、環境要因など不明な点が多い。発達障害は乳幼児期にその疑いが指摘されることもあるが、多くは学童期のコミュニケーション面や、特徴的な行動、発達や学習の遅れが確認され、医療機関での問診や行動観察により発達障害の診断が行われているのが現状である。

　発達障害は、より早期の療育（障害のあるお子さまが社会的に自立できるように取り組む治療と教育）が、その症状の低減に有効であることが知られている。しかし、上述のとおり小児期の診断・治療がほとんどで、早期の治療は行えていない。早期に検査・治療できない原因は、検査法が問診や行動観察が主で、新生児や乳幼児への適用が行えないからである。一方、超低出生体重児と発達障害発症との相関も指摘されており、新生児や乳幼児に適用可能な検査方法の確立が望まれている。

　低出生体重児や低酸素性虚血性脳症（HIE：hypoxic ischemic encephalopathy）の脳疾患診断に magnetic resonance imaging（MRI）装置が用いられている。MRI装置を用いることで、脳の詳細な3次元解剖構造が撮影でき、患者の行動観察などが必要ないため、新生児への適用も可能である。そこで本節では新生児頭部MR画像を用いた発達障害発症リスク評価において、脳形状や成長に伴う形状変化を数値的に特徴抽出するため、新生児脳の時空間統計的形状モデルの構築法を紹介する。特徴ベクトル化により、機械学習などの手法を用いた学童期の発達障害発症リスクの推定が行える。

時空間統計形状モデルとは

　統計形状モデル（SSM：statistical shape model）は、特定の時点（年齢や成長・疾患の進行度など）において、臓器の個人間形状変動を統計的にモデル化したものである。一方、ヒト臓器は成長や疾患の進行に伴い、その体積のみではなく、臓器形状も大きく変化する。また、個人間形状変動も時点間において均一ではなく、時間変化する。そこで、SSMを時間軸に拡張した時空間統計形状モデル（stSSM：spatiotemporal statistical shape model）を導入する。stSSMでは、統計的にモデル化された個人間形状変動が時間によって変化するモデルである。同モデルを用いることで、任意の成長時点や疾患の進行度において、SSMを用いた画像理解や形状特徴抽出が可能になる。さらには、個別の成長や疾患による経時的な変形予測への適用も期待される。

　SSMの構築法や応用については多くの研究がなされてきたが、stSSMについてはほとんど研究がなされていない。stSSM構築には、SSM構築と比較して主に3つの克服すべき問題点がある。第1の問題点は、時間的に変化するSSMの数理的構築法が未確立であること、第2の問題点は、多くの場合に同一被験者を経時的に測定できないため、個人毎の経時変形を測定できないこと、第3の問題点は、新生児脳の場合、発達が人により大きく異なり、年齢がそのまま用いられないことである。

　SSMでは、任意時点（同一もしくはある一定期間内）で収集した被験者群について、まず各被験者の臓器輪郭形状を点分布モデルやLevel set関数などの特徴ベクトルで表現する。次に、同特徴ベクトルを主成分分析などで統計解析することで、例えば主成分軸に沿った臓器の統計的変動をモデル化できる。しかし、stSSMにおいては、撮影時点が被験者によって異なるため、従来用いられている統計解

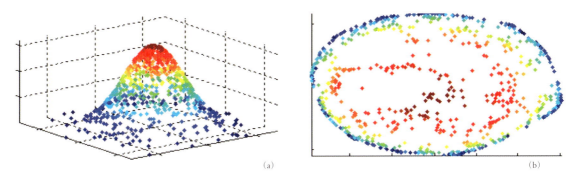

図 3.2.1
多様体学習の例：(a) 3次元空間中に生成した正規分布形状の学習データ。(b) 多様体学習による 2次元空間への写像結果。

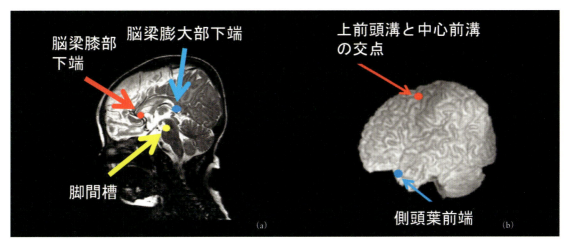

図 3.2.2
脳形状の類似度評価に用いる解剖学的特徴点。

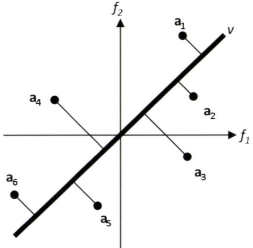

図 3.2.3
EM 法に基づく主成分分析。主成分軸 v と射影点の座標値 u。

析法が適用できない。そこで、EM（expectation-maximization）アルゴリズムを用いた重み付き主成分分析を用いてstSSMを構築する。また新生児の脳形状発達における時点は、多様体学習を用いて脳形状から推定する。

多様体学習を用いた脳発達度推定法

脳は成長に伴い形状が連続的に変化する。そのため、異なる被験者間においても、脳形状からおおよそにその成長度の前後関係が推定できる。そこで、脳形状の類似関係に基づく多様体学習による脳発達度の算出法を紹介する。

多様体学習とは、高次元空間上の多様体の局所的な位置関係を保持しつつ低次元空間へ写像する次元縮小法である。ここでは、多様体学習のアルゴリズムの一つであるラプラシアン固有マップ法を用いる。ラプラシアン固有マップ法は高次元空間上のデータ点の近傍グラフを作成し、そのグラフラプラシアンを用いて、低次元空間へ写像する手法である。（図3.2.1）に多様体学習の一例を示す。同図より、データ間の位置関係を保持しながら、3次元から2次元への写像が行われていることが分かる。

ラプラシアン固有マップ法を用いた多様体学習により、高次元空間上の N 名の被験者 $x_1, x_2, ..., x_N$ を、低次元空間上の対応点 $v_1, v_2, \cdots, v_N$ への写像と考える。まず、高次元空間上の各点の全ての組について、類似度行列である近傍グラフ W を求める。

形状の類似度として、様々な手法が提案されているが、ここでは脳の解剖学的特徴点間の距離を用いる。用いる特徴点は（図3.2.2）に示す（a）大脳縦裂断面上の脳梁膝部下端、脳梁膨大部下端、脚間槽、（b）左右の脳表上の上前頭溝と中心前溝の交点、側頭葉前端とする。これら7点の特徴点での全組み合わせでの距離（計21個）で定義されるベクトル x_i を被験者 i の特徴値ベクトルとする。これを用いて、被験者 x_i と x_j の脳形状の類似度 W_{ij} を式 (1) で定める。

$$W_{ij} = \exp\left(\frac{-\|x_i - x_j\|}{t}\right) \tag{1}$$

ここで、t は重み付けパラメータで、実験的に決定する。

次に、式 (2) に示す近傍グラフ W のグラフラプラシアンの一般化固有値問題を解く。

$$(D - W)v = \lambda Dv \tag{2}$$

ここで、D は W の対角行列、λ が固有値、v が固有ベクトルである。得られた最小の非ゼロの固有値に対応した固有ベクトル $v = (v_1, v_2, \cdots, v_N)$ が低次元空間への対応点となる。同固有ベクトルを0から1に正規化した値を脳発達度として定義する。なお、最小最大の固有ベクトルの係数を持つ学習用データの脳体積が小さいデータを0、他方を1とする。

EM法に基づく重み付き主成分分析法

N 個の臓器形状について、臓器形状を表現した特徴ベクトル a（サイズ d：1臓器の形状を d 個のパラメータで表現する）を並べたデータ行列 A（サイズ $d \times N$）を考える。すなわち、d 次元の原特徴空間中に N 個の臓器形状があり、a は同空間中の1点で、一つの臓器形状を表現する。また各データには、重みのスカラー値 $w_1, w_2, ..., w_N$ が与えられているとする。重みの算出方法については後述する。

ここで軸ベクトル v（サイズ d）を考える。行列 A の特徴ベクトル $a_1, a_2, ..., a_N$ を軸ベクトル v へ射影した点の軸ベクトル上の座標値ベクトル $u^T = (u_1, u_2, \cdots, u_N)$ は式 (3) により、（図3.2.3）に例示するように求められる。

$$u = \widetilde{A}v \tag{3}$$

なお、u はノルムを1に正規化する。$\widetilde{A} = (\widetilde{a_1}, \widetilde{a_2}, \cdots, \widetilde{a_N})$ は式 (4)、式 (5) で求められる重み付き標本平均ベクトル μ で中心化された行列 A である。

$$\widetilde{a}_i = a_i - \bar{a} \tag{4}$$

$$\bar{a} = \frac{1}{\sum_{i=1}^{N} w_i} \sum_{i=1}^{N} w_i a_i \tag{5}$$

座標値ベクトル u の重み付き分散を最大化する軸ベクトル v が与えられたとき、v が主成分軸、u^T が主成分スコアとなる。従って、重み付き主成分分析においては、主成分軸の行列 V（サイズ $d \times K$）は低次元空間へ写像されたデータの軸ベクトル上の座標値（主成分スコア）の分散が順に最大化するように求められる。

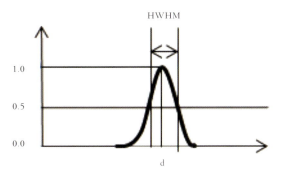

図3.2.5
データの重み関数。

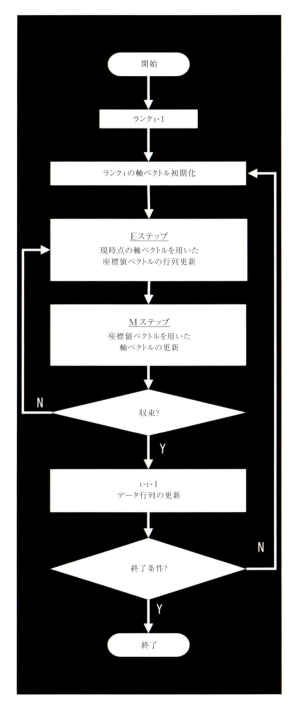

図3.2.4
EM法に基づく重み付き主成分分析。

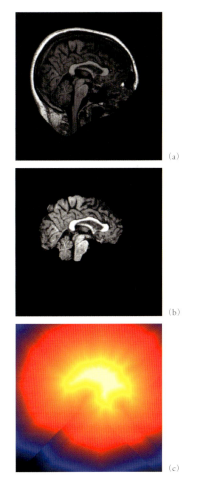

図3.2.6
stSSM構築の前処理:(a)MR断層画像の一例。(b)脳領域を領域抽出して、背景領域を切り抜き。(c)符号付距離値変換画像。

Kは写像する低次元空間の次元数である。

主成分分析は低次元空間への写像後のデータの分散を最大にする直交変換を求める方法であるが、重み付き主成分分析では各データに重みパラメータを付与し、低次元空間への写像後のデータの分散を重み付き分散として求め、これを最大化する変換行列$\mathbf{V}$を求めることで、主成分分析を行う。

これは特異値分解では解けないため、逐次法であるEMアルゴリズムを適用する。EMアルゴリズムはパラメータの最尤推定値をEステップとMステップを繰り返すことにより計算する。ここで、パラメータは主成分軸の行列$\boldsymbol{V} = (v^1, v^2, \cdots, v^K)$、潜在変数は軸ベクトル上の座標値ベクトルの行列$\boldsymbol{U} = (u^1, u^2, \cdots, u^K)$である。$\mathbf{v}^t = (v^t{}_1, v^t{}_2, \cdots, v^t{}_d)$はランク$t$の軸ベクトル、$\mathbf{u}^t = (v^t{}_1, v^t{}_2, \cdots, v^t{}_N)$はデータ行列$\mathbf{A}$をランク$t$の軸ベクトルに射影した座標値ベクトルである。

ランクt（初期値は1）について考える。Eステップでは、現時点の軸ベクトル$\mathbf{v}^t$を用いてデータ行列$\widetilde{\mathbf{A}}$（サイズ$d \times N$）を式(3)により射影し、軸ベクトル上の座標値ベクトル$\mathbf{u}^t$を求める。

Mステップでは、パラメータ座標値ベクトル$\mathbf{u}^t$を用いて式(6)により、軸ベクトル$\mathbf{v}^t$を更新する。

$$\mathbf{v}^t = \sum_{i=1}^{N} \mathrm{w}_i u^t{}_i \boldsymbol{a}_i \tag{6}$$

EステップとMステップを軸ベクトル$\mathbf{v}^t$が収束するまで反復する。収束後、データ行列$\widetilde{\mathbf{A}}$を式(7)で更新し、次ランク（$t=t+1$）に移る。

$$\boldsymbol{a}_i = \boldsymbol{a}_i - u^t{}_i \mathbf{v}^t \tag{7}$$

上記の処理を、収束条件（既定のランクKに至る or データ行列$\mathbf{A}$の大きさがしきい値以下）を満たすまで繰り返すことで主成分分析が行われる。以上の処理手順を（図3.2.4）に示す。

時空間統計形状モデルの構築

各データの重み$w_1, w_2, \ldots, w_N$は、各脳形状から推定された脳発達度をt_iとすると、（図3.2.5）に示すガウス関数で定義された重み関数を用いて式(8)で求める。

$$\mathrm{w}_i = exp\left(-\frac{(t_i - T)^2}{\sigma^2}\right) \tag{8}$$

ここで、Tは構築するstSSMの時点範囲内$[T_{min}:T_{max}]$の時点、σ^2はパラメータで時点Tを中心に評価する時点範囲幅である。なお、学習データは時点範囲$\pm\sigma$において密に分布しているとする。Tを時点範囲の最小値から最大値に任意の刻み幅で変化し、各Tにおいて重み付き主成分分析法を適用して、stSSMを構築する。

各ランクにおいて主成分軸ベクトル$\mathbf{v}_t$の初期値は、$T=T_{min}$の場合は乱数で初期化し、それ以降については直前の時点で求められた同ランクの主成分軸ベクトルを初期値とする。また、カルマンフィルタなどを用いることで、主成分軸ベクトルの時点間の連続性を高められる。

新生児脳の時空間統計形状モデル構築

新生児脳は成長に伴い大きく形状が変形する。脳形状はMRI装置を用いて、非侵襲に断層画像を撮影することで3次元形状が得られる。しかし、MRI装置は騒音で心理的負担が大きく、また麻酔などで深鎮静の状態で撮影する場合もあり、身体的負担も問題となる。従って、MRI撮影は脳疾患の疑いがある場合での撮影のみに限られ、同一被験者の経時的な複数回撮影は難しい。

そこで、多数新生児が様々な時点において1回のみ撮影されたMRI画像を用いたstSSM構築が必要である。MRI画像は薄い断層幅で頭部全体を含むように多数枚撮影され、特に脳内の白質、灰白質の髄質の違いが高コントラストに撮像される。すなわち、各ボクセルは濃淡値を持つ。

前処理として、各被験者の頭部MR画像から脳領域を領域抽出する。領域抽出とは濃淡画像を関心領域（＝1）と背景領域（＝0）に識別する（2値化）処理である。頭部MR画像からの脳領域を自動抽出する方法として様々な手法が提案されているが、新生児の頭部MR画像へ適用可能な手法は少なく、モデル構築においては抽出精度が要求されるため、ここでは手動で領域抽出する。また、頭部位置や方向を前交連、後交連および大脳縦裂を用いて正規化する。

各被験者の抽出された脳領域形状を、特徴ベクト

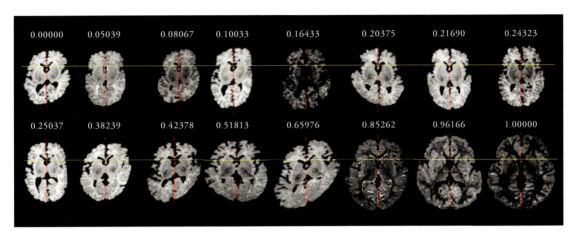

図 3.2.7
脳発達度と脳断面 MR 画像の例。

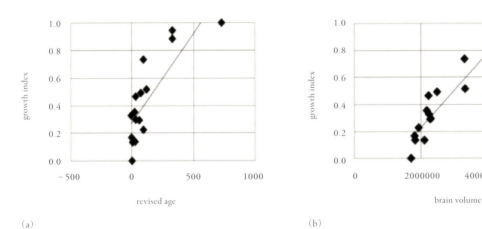

(a)
修正齢との相関。

(b)
脳体積との相関。

図 3.2.8
脳発達度の推定結果。

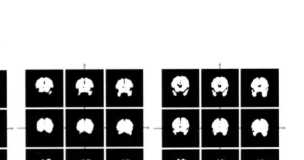

(a)　　　　　　　(b)　　　　　　　(c)　　　　　　　(d)

図 3.2.9
新生児脳の時系列統計的形状モデル。(a) から (d) の順に脳発達度が大きい。

ル$\mathbf{a}$に変換する。特徴ベクトルとして、各ボクセルの脳領域輪郭からの符号付距離値を用いる。符号付距離値は輪郭上で0、領域外で正、領域内で負となり、領域からの距離が距離値となる。すなわち、特徴ベクトル長はボクセル数、各値が各ボクセルで輪郭からの距離値となる。ここでは、距離関数としてChamfer distanceを用いた。特徴ベクトル抽出の例を（図3.2.6）に示す。同図において（a）はある被験者の大脳縦裂付近のMR断層画像、（b）は脳領域を領域抽出し、その他の背景領域を削除、（c）は脳領域輪郭から符号付距離値変換した画像を示す。同図（c）に示すように、距離値変換により脳内外や脳輪郭形状が特徴ベクトル化される。

以上の前処理で、N人の被験者の脳形状を表現した特徴ベクトルを並べたデータ行列$\mathbf{A}$（サイズは被験者数 N×ボクセル数）が求められる。これにstSSM構築法を適用することで、新生児脳のstSSMが構築できる。

修正齢-30日から+46日の16名の新生児への適用例を紹介する。修正齢とは、出産予定日からの日数で、未熟児の発達を診断する場合に用いられる。（図3.2.7）に、脳形状から求められた脳発達度を示す。同図より、脳発達度が大きくなるにつれて、より大きい脳発達度が与えられているのが確認できる。また、脳発達度と年齢、また脳体積との相関を調べた結果を（図3.2.8）に示す。同図より、修正齢との相関は低いが、脳体積との相関が高いことが示され、修正齢と実際の脳の発達の程度の違いを、提案した脳発達度で求められる可能性が示唆された。

（図3.2.9）に構築されたstSSM（横軸が第1主成分、縦軸が第2主成分の主成分空間）を示す。各画像は、主成分空間中の各地点の主成分スコア$\mathbf{U} = [u^1 \quad u^2 \quad \cdots \quad u^K]$から、式(9)を用いて特徴ベクトル$\mathbf{a}$を算出し、脳輪郭および脳内に対応する距離値0以下のボクセルを脳領域とすることにより再構築される。すなわち、各図において中心は平均形状、その左右は第1主成分が$\pm\sigma$の主成分スコアでの形状を表し、同時点での主な形状パターンを示している。

$$\mathbf{a} = \bar{\mathbf{a}} + \mathbf{Uv} \tag{9}$$

（図3.2.10）に発達に伴う脳形状変形を示す。

stSSM構築性能を、従来のSSM評価で用いられる一般化性能（generalization performance）と特異度（specificity）を用いて評価する。一般化性能は、ある被験者Aのデータを除外したstSSMを構築し、構築されたstSSMを用いて、被験者Aの脳形状より主成分スコアを算出、次に算出された主成分スコアより脳形状を再構築し、元の脳形状との類似度を評価する。これにより、stSSMの形状表現能力を評価できる。類似度はJaccard Index（JI）を用いる。JIは0から1の値域で、1の時に完全に一致、0の時に完全に不一致となる。本評価はleave-one-out cross validationに従い、学習データ中の各データに対して行う。

特異度（specificity）は、各主成分軸において分散に比例した正規分布の確率密度でランダムに主成分スコアを生成し、同主成分スコアから再構築される脳形状と、学習用データ中の最も類似する脳形状とのJIを用いる。本評価では、全学習データを用いて構築したstSSMを用いる。本実験では、ランダム生成数を10,000点とした。

（図3.2.11）に各被験者を評価データとした一般化性能の実験結果、発達度に伴う特異度の推移を示す。一般化性能の平均±分散は0.68±0.08、特異度の平均±分散は0.75±0.05であった。本実験においては、被験者数が16名と少なく、時間軸上で十分に密なデータを用いていないため同評価値に留まっているが、被験者数の増加で、より信頼性の高いモデルが構築可能である。

［小橋昌司］

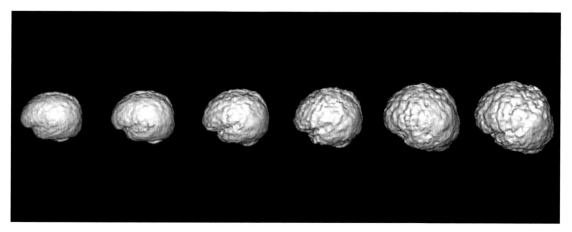

図3.2.10
新生児脳時空間統計形状モデルの立体表示（脳発達度は左端が0.0、右端が1.0）。

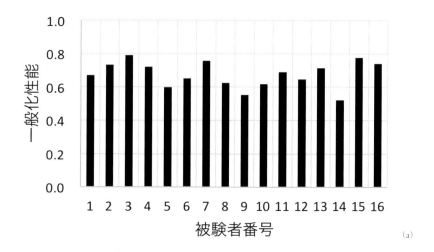

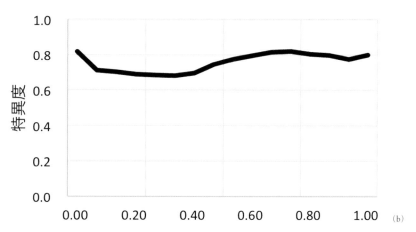

図3.2.11
性能評価：(a) 一般化性能。(b) 特異度。

3.3. ヒト発生研究への応用と進化発生学への展開

ヒト発生現象を観察する

ヒトの発生は、受精に始まり、約38週間をかけて行われる。その過程を詳細に検討する場合に、最初の8週間を「胚子期」、それ以降を「胎児期」と分けている。胚子期は「器官形成期」とも呼ばれ、受精卵から細胞分裂が起こり、全身の各臓器に分化していく非常に重要な時期である。

実験動物等では、受精からの日数を基準とした発生段階を用いることがあるが、ヒトの発生においては、次に説明する「カーネギー発生段階」を用いて発生現象を議論することが通常である。

カーネギー発生段階

カーネギー発生段階（Carnegie stages、CS）は、ヒトの胚子（受精～受精後8週程度）の形態の変化をStage 1から23で表したものである。本稿では外表の形態変化の大きいstage 13～23について、3次元イメージングにより撮像されたデータの表面再構成像と正中矢状断を紹介する（図3.3.1）。Stage 13には上下肢が出現し、stage 14ではそれがはっきりしてくる。Stage 15は手板（Hand Plate）が明らかとなり、鼻窩（Nasal pit）も出現する。Stage 16は網膜色素上皮が出現するため、目のあたりが黒く着色される。Stage 17では上肢指放線が、Stage 18では下肢指放線が出現する。Stage 19では咽頭弓がほぼ完全に癒合、Stage 20では肘の屈曲が観察される。Stage 21～23で四肢の伸長が著明となり、両手両足は正中で近接する。Stage 23までで、外表の形態形成はほぼ完了する。

胚子の画像を取得する

ヒトの初期発生の解析のために、外表写真だけでは

なく内部の情報を取得する必要がある。内部の観察方法としては、破壊的な方法と非破壊的な方法に分けて考えることができる。

破壊的な観察方法の代表は薄切り組織切片によるものである。通常、5～10μmに薄切りされ、ヘマトキシリン・エオジン染色（HE染色）を行って観察する（図3.3.2）。解像度は光学顕微鏡に依存し、数μmレベルとされる。切片の面における解像度は十分であるが、3次元再構成などを行う場合には位置合わせが問題となる。位置合わせの問題を解決した破壊的な観察方法にEpiscopic Fluorescence Image Capture（EFIC）法があり貴重なヒト胚子への応用も行ったが、最近では用いられていないため本稿では割愛する。

位置合わせの問題を解決し、かつ非破壊的な観察を行える技術として、いくつかの3次元イメージング法が挙げられる。核磁気共鳴画像法（Magnetic Resonance Imaging, MRI）及びその原理を応用したMR顕微鏡（MR Microscopy）、吸収X線と位相X線の二つの原理で撮像するX線CTである（図3.3.3）。

MRを用いたイメージングでは、サンプルのサイズに応じて、様々な装置を使い分けている。最も小さい胚子にはMR顕微鏡を、2.7cm～8.5cm程度の胚子及び胎児には7T（テスラ）の前臨床機を、5.7cm以上の胎児には3Tの臨床機を割り当て、最適化した条件での撮像を目指している。

X線を用いたイメージングは2種類を採用している。いわゆる「レントゲン」と同じ仕組みの吸収X線を用いたイメージングは、通常の臨床機と同じ装置を用いて、主に骨の撮像を行っている。X線の波としての性質を利用した位相X線イメージングは、サンプルをX線が通り抜けた際に起こる位相差を画像化し、3次元再構成したものである。これにより、X線カメラの性能にもよるが、数μmレベルという世界最高水準の解像

第3章　多元計算解剖学の基礎研究への応用

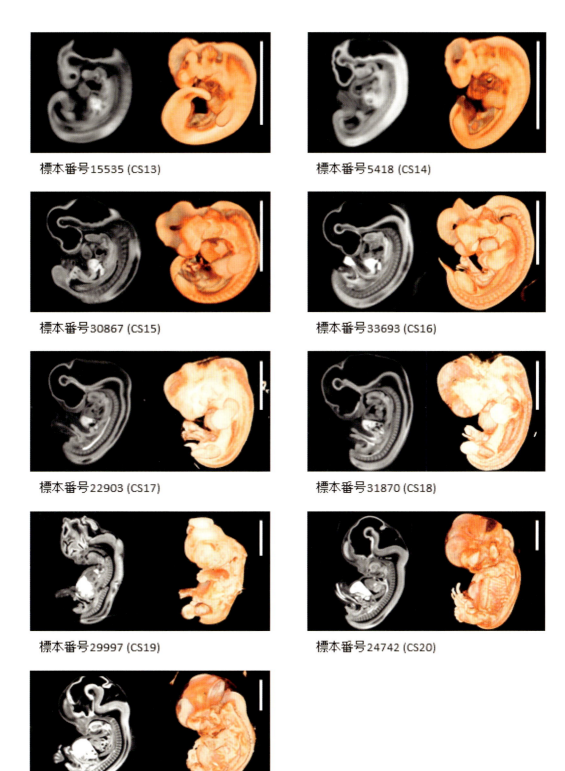

図3.3.1
位相CTによる3次元再構成像。左が正中矢状断面、右が体表の再構成。スケールバーは5mm。

度を得ることができ、現在、多数の標本を撮像し画像データベース化を進めている。

Geometric Morphometrics（GM）

　形態解析において、サンプル間の形態の相違以外のノイズ（観察対象の向き、位置など）を取り除く基準化は必須の手順となる。そのため、今までに開発された多くの解析方法は解析対象となる構造物のランドマーク間の角度、長さまたは長さの比に基づいた評価、解析を行う。これらの方法は特定部位の評価や解析に適しており、現在でも非常に有用な方法であることは論を俟たないが、ランドマーク間の相対的位置関係（幾何学的情報）は失われてしまうため全体的な形態の相違や変化を捉えるのは困難であった。

　一方で、1980年代から開発されてきたGeometric morphometrics（GM）では、変数としてランドマークの座標値をそのまま用いることにより、幾何学的情報の損失を最小限に抑え、後述するプロクラステス解析などの手法により形態解析時のノイズを除去して形態の評価、解析が可能となる。GMはサンプル間の形態変化を捉える観察、研究に適しており、人類学、生態学などの分野で主に適応、開発されてきた。GMの長所として、分析結果を可視化できることから、直感的な理解が容易となる。本稿ではヒトの発生過程における顔面の形態変化の解析にGMを適応しており、以下に実際に行ったヒト鼻中隔の形態変化の解析を紹介しながらGMについて概説する。

ヒト胎児における鼻中隔の成長

　ヒトの特徴である突出した鼻の形成には、鼻中隔の成長が必要不可欠であり、胎児期にこれが障害されると、鼻の著明な低形成を特徴とするBinder症候群を呈することが知られていたが、その発生機序は今まではっきりしていなかった。そこで我々は、鼻中隔の発生過程を定量的に示すため、鼻中隔の成長に伴う形態変化の解析にGMを適応した。（図3.3.4）のように胚子期後期から胎児期中期にかけて、顔面形態は新生児のそれを獲得する。このため、この時期に着目し

て解析を行うことで、鼻中隔の形態変化及びBinder症候群の感受期を特定した。この使用例を元にGMの手法を解説する。

　頭殿長22〜225 mmのヒト胎児に対して7-Tesla MR system（Biospec 70/20 USR, Bruker Biospin MRI Gmbh, Ettlingen, Germany）及び3-Tesla MR system（MAGNETOM Prisma, Siemens Healthcare, Erlangen, Germany）で撮像したDICOMデータからOsiriX（Pixmeo）にて正中矢状断面像を作成した（図3.3.5）。次に（図3.3.6）のように各サンプル間で相同性が確保されるランドマークを8点設定し、各ランドマークの座標値をTpsDig2にて取得した。次に各サンプルのランドマークデータをMATLAB 9.0.1（Mathworks, Natick, MA, USA）にて読み込み、各種解析を行った。各サンプルのサイズは重心から各ランドマークまでの距離の二乗和の平方根であるCentroid size（CS）で表される。次に取得した座標値データを移動、拡大縮小、回転させることで形態の相違のみを抽出する（一般化プロクラステス解析）ことができる。これは今までの手法で行う基準化に当たる操作であり、この解析結果を元に、形態のバラつきに対して数理統計解析を行っていく。次に、主成分分析を施行し、形態の相違に最も寄与する特徴を抽出した（図3.3.7）。第1主成分（PC 1）は主に鼻中隔の前後方向の伸長を、第2主成分（PC 2）は主に鼻中隔後方の上下方向の伸長を、第3主成分（PC 3）は主に鼻中隔前方の上下方向の伸長を示していた。第1〜3主成分の寄与率それぞれ39.9%、15.4%、12.7%であり、累積寄与率は68.0%であった。成長段階の異なるサンプル群を解析した場合、第1主成分がサイズ変化に伴う形態変化を最も反映することが多い。このため、第1主成分を成長による形態変化として観察、解析する報告も認められるが、CSと各主成分との相関係数を傾きとしたallometric shape vector（ASV）を用いることで、より正確に成長を評価、解析が可能となるため、第1〜3主成分とCSにてASVを算出した（図3.3.8）。また、対象とする形態が一般的でない場合や複雑な場合はランドマークの変化だけではその形態変化の理解が困難となるため、2次元画像においてはwireflameによる形態変化の描出が

第3章　多元計算解剖学の基礎研究への応用

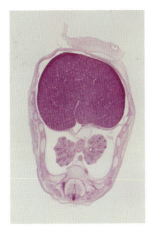

図 3.3.2
HE 染色による切片像。標本番号 12246、CS 22 の胸部から腹部にかけての水平断面を示す。写真上が腹側、下が背側。上方の濃染部が肝臓、中央やや下に食道、その左右に肺、最下部（背側）に神経管と脊椎、肋骨などが確認できる。

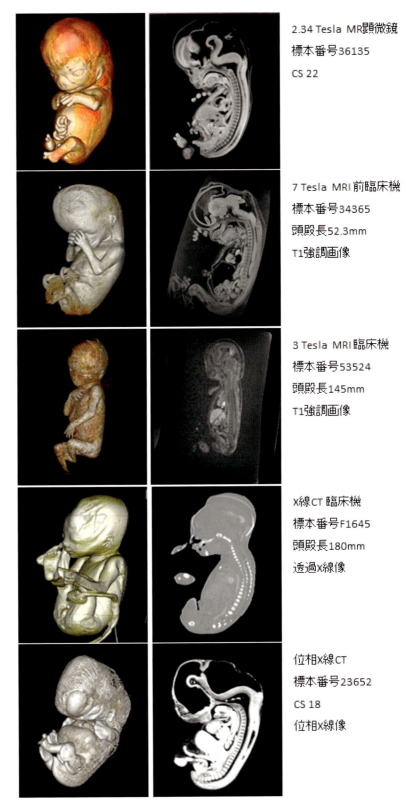

2.34 Tesla MR顕微鏡
標本番号36135
CS 22

7 Tesla MRI 前臨床機
標本番号34365
頭殿長52.3mm
T1強調画像

3 Tesla MRI 臨床機
標本番号53524
頭殿長145mm
T1強調画像

X線CT 臨床機
標本番号F1645
頭殿長180mm
透過X線像

位相X線CT
標本番号23652
CS 18
位相X線像

図 3.3.3
様々な3次元イメージング法。左に3次元再構成像、右に正中矢状断面像を示す。

115

一般的である。この描出にはランドマークの変位に伴う周辺空間の歪みを補間するrbf補間やtps補間が用いられる。この補間関数を応用することで実際の画像を用いた形態変化の描出も可能であり、これを用いた（図3.3.9）から成長に伴って鼻中隔が前後方向に伸長することが直感的に理解できる。更に、ASVに正射影した点をallometric shape score（ASS）として算出することで、変形の度合いを数値化することも可能である。ASSとCSの散布図からは成長に伴う形態変化の速度がわかる。また、（図3.3.10）からある大きさ（CS）まではほぼ一定のスピードで鼻中隔が前後方向に伸長し、そこからスピードが大幅に遅くなることがわかる。この変曲点を算出し、そのCSに相当する妊娠週数を求めることで、鼻中隔の特異的な成長が継続する時期を解明した。この結果から主に鼻中隔の成長障害で生じる先天異常疾患の責任期間が明らかとなり、この期間までは、原因となる病態や薬剤に注意が必要と考えられた。

進化発生学

ヒトの顔面形態は、前方に張り出した前額部、突出した鼻、頤部など、他の霊長類と比較しても特徴的な外観を呈している。これらの外観は人類進化史、約700万年間に様々な機能的な適応に伴って変化したものであるが、大脳化は最も大きな要因と言えるだろう。

発生初期段階では他の霊長類と比較しても顔面形態は類似している。そして成長に伴ってヒト特有の形態を獲得するに至るが、この外観に寄与する成長様式やその時期についての科学的な根拠は乏しい。これらに最も寄与するのは胎児期初期であるが、この時期には脳の形態もダイナミックに変化する。発生、成長においても脳と顔面は関連性が深いと考えられており、約50年前にDeMyerらは"The face predicts the brain"と述べているが、未だに定量的な根拠は十分とは言えない。このように人類学的観点、発生学的観点から大脳と顔面の成長は関連があると考えられながらも今まで解析が困難であった。そこに多元計算解剖学の手法が光を当てることで発生学の中に新たな分野が創出され、顔面だけでなく、四肢などにおいて

も初期発生の理解につながるのではないかと期待している。

（図3.3.11）はカニクイザルの胎児を7-Tesla MR systemで撮像しOsiriXにて正中矢状断面像を再構成したものである。我々はまず、他の霊長類とヒトについて、胎児期初期における顔面の成長ベクトルの検証やその相違の要因となる解剖学的構造物などを特定したいと考えており、ヒトの顔面形態形成の神秘に近づきたい。

正常形態形成過程の更なる解明は、顔面先天異常疾患の病態解明や治療法の発展に寄与することとなる。加えて、この分野の研究発展により、人類進化という根本的なテーマにも大きな示唆を与えることが期待される。

［勝部元紀］

参考文献

[1] S. Yamada *et al.*, "Graphic and movie illustrations of human prenatal development and their application to embryological education based on the human embryo specimens in the Kyoto collection.," *Dev. Dyn.*, vol. 235, no. 2, pp. 468–77, Feb. 2006.

[2] T. Kameda, S. Yamada, C. Uwabe, and N. Suganuma, "Digitization of clinical and epidemiological data from the Kyoto Collection of Human Embryos: Maternal risk factors and embryonic malformations," *Congenit. Anom. (Kyoto).*, vol. 52, no. 1, pp. 48–54, 2012.

[3] Y. Matsuda *et al.*, "Super-parallel MR microscope.," *Magn. Reson. Med.*, vol. 50, no. 1, pp. 183–189, Jul. 2003.

[4] D. E. Slice, "Geometric Morphometrics," *Annu. Rev. Anthropol.*, vol. 36, no. 1, pp. 261–281, Sep. 2007.

[5] M. Katsube, S. Yamada, R. Miyazaki, Y. Yamaguchi, and H. Makishima, "Quantitation of nasal development in the early prenatal period using geometric morphometrics and MRI : a new insight into the critical period of Binder phenotype," *Prenat. Diagn.*, vol. 37, no. 9, pp. 907–915, 2017.

[6] W. DeMyer, W. Zeman, and C. Palmer, "The face predicts the brain: Diagnostic significance of median facial anomalies for holoprosencephaly (arhinencephaly)," *Pediatrics*, no. August, p. 256, 1964.

[7] S.Yamada,S.Nakano,H.Makishima, and T.Motoki,"Novel Imaging Modalities for Human Embryology and Applications in Education," *Anat. Rec.*, in press.

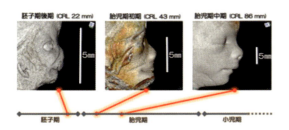

図3.3.4
胚子期後期から胎児期中期の側面顔貌。

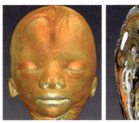

図3.3.5
DICOMデータから正中矢状断面像を作成。

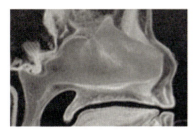

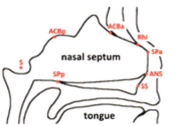

図3.3.6
鼻中隔周囲に8点のランドマークを設定。

図3.3.7
PC1、PC2の散布図。Wire frame図は各々の±2SDを示す。

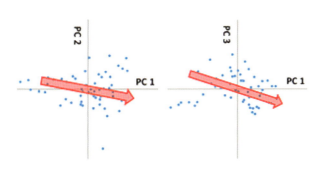

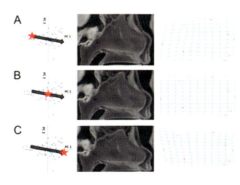

図3.3.8
PC1-3空間でのallometric shape vector (ASV)。

図3.3.9
ASVに沿ったMRI画像及びmesh gridのwarping。

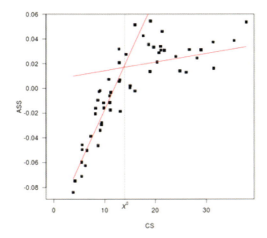

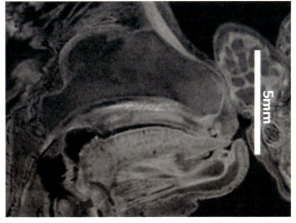

図3.3.10
allometric shape score (ASS)とcentroid size (CS)の散布図。
赤直線は回帰直線、X 0は変曲点を示す。

図3.3.11
カニクイザル胎児のMRI画像。

3.4. ヒト胎児の発達過程の解析

ヒトの発生について

　精子と卵が受精することでヒトの発生は始まり、受精後38週で生まれる。そのうち3-9週は器官を形成する重要な時期で、胚子期とも呼ばれる。わずか数週間の間に胚子はダイナミックな変化を遂げ、ヒトらしい形態になる。また、この時期はさまざまな異常発生をおこす危険性がある臨界期でもあり、先天異常の研究にとって重要な時期といえる。

　ヒトの胚子は、同一の胎齢であっても発生の進行に個体差が見られたり、受精日の特定が難しいことなどから、胚子の大きさや胎齢によらず、形態学的分化の特徴によって発生の段階を表す方法として、カーネギー発生段階（Carnegie stage:CS）が研究領域では広く使用されている。これは、カーネギー研究所を中心に20世紀に行われたヒト胚子研究を基盤にStreeter、O'Rahillyらが提唱したものである[4]。CSでは受精から、骨髄形成が長管骨に認められるまでの約8週を23の段階に分けている。各段階の特徴の概略は、（図3.4.1）に示した。

　胚子期の発生は3次元的な形状の変化を伴う。その複雑な変化を明らかにし、説明するためには、3次元空間に時間軸を加えた4次元的な解析が必要になる。ヒトの組織発生学の研究は19世紀後半から1世紀以上、連続組織切片の作成、すなわち標本を固定、包埋後、全身を5-20μm程度に連続に薄切を行い標本を作成した後、顕微鏡観察による解析を行ってきた。この方法を行うには大変な労力、熟練した技術が必要であり、切片を作成すると胚子がひとつ失われる、他の面で観察することはできない、別の用途には使用できない、標本の破損、染色の退色等、さまざまな問題がある。

　近年、CT、MRI等を利用した3次元情報の取得技術は進歩しており、筆者らはヒト胚子の画像取得・解析に同技術を応用している（図3.4.2）（図3.4.3）。長所として（1）精確な、高解像度の3次元座標を取得できること、（2）デジタルデータの特性を活かせること、たとえばレンダリングによる形状抽出、2次元の断面像を任意に取れる、多くの個体の比較検討が容易であること、標本の外観に加えて、各器官の定量、可視化も可能であること、（4）新たな取得が容易ではない貴重なヒト胚子を壊すことなく研究を進めることができること、（5）古典的な組織形態学的アプローチの限界が克服できること（発生が進むにつれ、胎児が指数関数的に大きくなり、軟骨形成や骨化も始まることから、解析する労力も指数的に大きくなること、さらに発生現象は立体像に加え時間軸も加わるため、古典的手法で網羅的な解析をするのは非現実的である）などがあげられる。

　筆者らは得られた立体情報の特性を活かし、従来の形態観察（立体像の観察、単純な測定）を行うとともに、多元計算解剖学的解析に取り組んでいる。ヒト発生解剖学への応用には、下記のような課題があげられる。

(1) 対象が小さい（数mm〜50mmくらい）（図3.4.2）。小さい個体から、いかに高解像度、正確な立体情報を得ることができるか。精確な立体情報があって、初めて数理解析、モデル作成等の解析を行うことが可能になる。

(2) 十分な個体数が得られるか：倫理的問題、損傷のない個体を取り出す技術の問題、保存の問題等から多数の個体を入手することが難しい現状がある。

(3) 発生学固有の問題：適切な解剖学的な点抽出の際、画像が高解像度になっても、発生の途中で重要な解剖学的な点が出現すること、また、発生段階ごとに対応する解剖学的点を正確に抽出することが難しいことなどがあげられる。

第3章 多元計算解剖学の基礎研究への応用

Carnegie stage (CS) ごとの発生の特徴[4]

CS	体長 (mm)	受精後胎齢 (日)	発生の特徴
13	4〜5	28-31	・上下肢芽 ・水晶体板 ・耳胞閉鎖 ・心肝隆起著明
14	5〜7	31-35	・水晶体窩 ・鼻板 ・上下肢ヒレ状
15	7〜9	35-38	・水晶体胞 ・鼻窩 ・手板
16	8〜11	37-42	・耳介原基 ・足板 ・網膜色素上皮
17	11〜14	42-44	・上肢指放線 ・指間陥凹
18	13〜17	44-48	・手の指間陥凹著明 ・下肢指放線 ・眼瞼初発 ・耳介原基癒合
19	16〜18	48-51	・咽頭弓ほぼ完全に癒合 ・下肢指放線著明
20	18〜22	51-53	・肘やや屈曲 ・足の指間陥凹著明
21	22〜24	53-54	・指伸長 ・両手が接近
22	23〜28	54-56	・眼瞼 ・耳介著明
23	27〜31	56-60	・頭部静脈叢が頭頂にほぼ到達 ・四肢伸長

適応可能な情報取得方法

連続組織切片　位相コントラストX線CT　MR顕微鏡

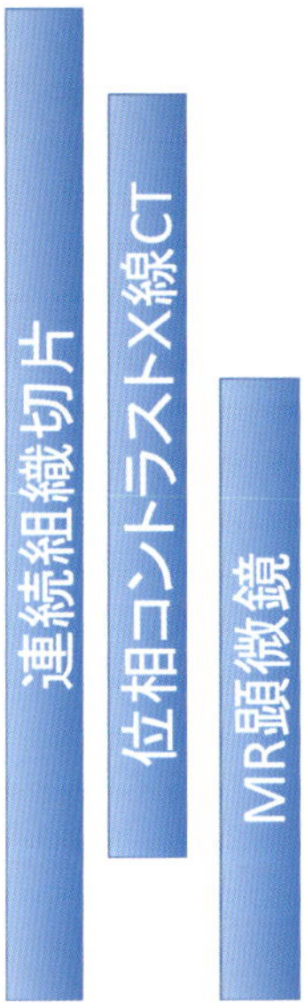

図3.4.1
Carnegie stage (CS) ごとの発生の特徴と適応可能な情報取得方法。

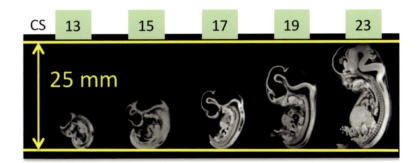

図3.4.2
MR顕微鏡を用いたヒト胚子画像。

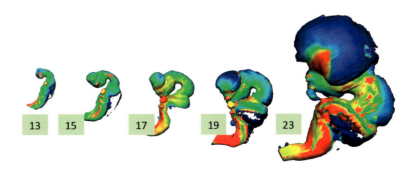

図3.4.3
脳の立体再構成像 (CS13-23)[7]。

119

発生に伴う解剖学的部位の移動
－differential growthかmigrationか－

　古典的な発生解剖学に記載されている形態学的特徴は、観察者が得た感覚的なものを含んでいる。その代表的なものとして解剖学的部位の"移動"がある。"移動"は、本当に移動する場合（migration）と、偏差成長の結果移動したように見える場合（differential growth）があり、発生期の器官の移動の多くは、differential growthで説明でき、migrationでないと考えられている[1]。次に示す、初歩的な多元計算解剖学的解析を用いた外耳、眼球の移動についての解析はdifferential growthについて新たな知見を与えた例である。

外耳の移動[2]

　『胚子期に外耳は顔の側方を頭側に移動して行く』と、多くの発生学の教科書に記載されている。この動きは"移動（migration）"ではなく"分化・成長（differential growth）"で説明できるかどうかを、MRIデータを用いて、個体の中心に基準点を置き、位置変化の絶対値を検討した。
　方法：MR顕微鏡を用いて撮像されたCarnegie stage（CS）17-23に分類される171例の胚子画像を用いた。解剖学的目印（左右外耳（耳珠）、眼、口、下垂体、第1頸椎）を選抜しMR画像上で3次元座標を計測し、2種類の座標系（-1, 2）を用いて位置変化を表示した（図3.4.4）。
　座標系-1：個体の中心に基準点を置き絶対的距離で表示（位置変化が分化・成長によるか、移動によるかを見分ける方法）。第1頸椎－下垂体を通る直線を基準（z軸）とした。これは体軸を決定する脊索の走行にほぼ一致する。顔の大きさの絶対値を維持した（成長による補正をしない）。
　座標系-2：表面に基準点を置き相対的距離で表示（肉眼的体表観察を再現する方法）。眼、下垂体を通る平面を基準（xy平面）（顔を正面から観察するため）、口とxy平面の距離を一定（=1）になるように表し、顔の大きさを相対化した。

　結果：外耳は顔を構成する他の解剖学的目印（眼、口）や下垂体と異なり、CSが進行しても頭／尾、背／腹軸方向の原点（頸椎C1）からの位置変化は比較的ゆるやかであった（図3.4.5.A）。図には示していないが、正面から見るとCSの進行に伴い、外耳は他の解剖学的目印と同様、原点から離れていった。外耳の位置変化が眼、口等と異なるのは、両者が異なる顔面原基に由来するためと思われる。座標系-2に従って表示すると、外耳はCSが進むと、尾側から大きく移動しCS23では口と頭との間に位置した（図3.4.5.B）。
　両者の見え方の違いを考察するために、胚子の倍率を変えずに座標系-1、-2の軸の関係を示した（図3.4.6）。座標系-1の軸（→）と-2の軸（→）はCSが進むにつれて乖離していく、つまり顔面を正面から見るための観察方向は大きく変化することがわかる。これは、顎の発達、頭蓋底の形成の影響によると考えられる。C1、下垂体と外耳の位置関係は、CSを通じてほぼ変化しない。一方、実際の肉眼外表観察では、座標系-2のように、目や口といった顔の表面にある解剖学的基準をもとに相対的な動きとして外耳の位置をとらえるため移動して見えるのであろう。古典的解析ではreference pointを標本の中心に近い内部にとることが困難であった。本研究は、立体情報の長所：外表の点と内部の構造とを連動できる、複数の時期の異なる個体を同一縮尺で重ね合わせられるという長所を持つ、を活かした解析方法といえる。

視覚器の位置の移動[5]

　本研究では、ヒト胚子期、胎児期初期の個体（CRL12-85mm）を位相CT、MRIで撮像した画像データを用いて、頭部における水晶体・眼球の立体的位置関係の変化について3次元座標を用いて検討した。
　頭部における眼球の位置の変化（図3.4.7）：CS17で外側を向いていた眼球は、徐々に腹側へ移動し、胎児期初期では成人とほぼ同じ方向（前方）を向いていた。CS17において頭蓋底面（図3.4.7点線）よりも頭側に位置していた眼球は、CS18以降は

第3章 多元計算解剖学の基礎研究への応用

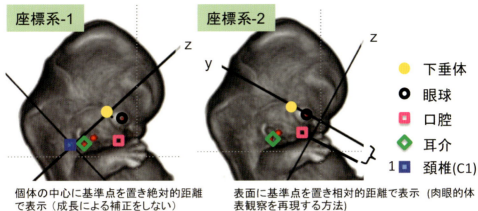

図 3.4.4
解剖学的基準点の動き。(A) 座標系 1。(B) 座標系 2。

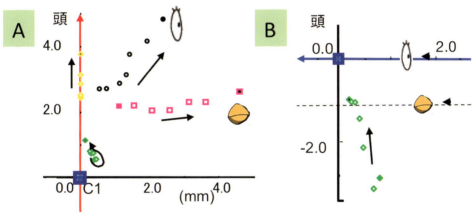

図 3.4.5
座標系と解剖学的基準点の設定。

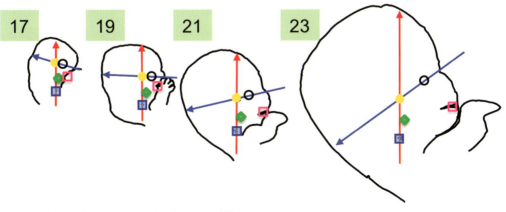

図 3.4.6
・座標系 -1 の軸（→）と -2 の軸（→）は CS がすすむにつれて乖離する。
・C1、下垂体と外耳の位置関係は、CS を通じてほぼ変化しない。
・肉眼観察は -2 の軸（→）の方向から行われると考えられる、教科書に記載されている耳の位置関係が観察できる。

121

尾側に位置し、頭蓋底面に対して尾側を向くように移動していた。CS16〜CS19での前脳の成長に伴い、視覚器が尾側へ移動し、中顔面（鼻隆起、上顎などの視覚器の周辺器官）の成長により胎児期に位置は決定されることがわかる。

頭部横径、水晶体間径、外側・内側眼球間径値は頭殿長の増加に比例して直線的に増大した（図3.4.8.A）。頭部横径に対する水晶体間距離の比は〜CRL30mm前後の胎児期初期にかけて急激に減少していたが、CRL40mm以降の胎児期初期では変化があまり見られなくなり、0.4〜0.5に収束した（成人は約0.48）（図3.4.8.B）。内側／外側眼球間径もCRL40mm以降の胎児期ではあまり変化が見られなくなり0.4〜0.5に収束した（図3.4.8.C）。眼球の位置の移動も解剖学的領域が成長するなかで、それぞれの位置関係が変化し位置が決定されていく（differential growth）の結果で説明できると考えられる。

解析法

本稿で提示したヒト胎児脳の立体情報、眼球、外耳の位置情報を用いた、別の解析法が、本書第2章の9に説明されている。

解析に用いた標本、立体情報はすべて京都大学先天異常標本解析センターに所属するものである[3]。

MR顕微鏡：MR（磁気共鳴）の原理を利用して、より高解像度の像を得る。1980年代の半ば頃から実用化された医学診断装置で、人体各部の断層像や3次元画像が取得でき、放射線被曝がなくさまざまな生体情報が得られる。解像度は30-100μm/voxel[6]。

位相コントラストX線CT：X線が物質を透過する際に生じる位相変化をコントラストとして3次元の画像にする方法で、X線の吸収率が小さい軽元素（水素、炭素、酸素など）で構成されている生体試料では、従来の吸収コントラストX線CT法に比べて分解能を1,000倍も高くすることが可能である。解像度は最大9μm/voxelを達成している。装置が大掛かりで利用環境の制限があるのが課題である。

位相CTdataは放射光科学研究施設（つくば市）、

MRIdataは7T MR system（BioSpec 70/20 USR; Bruker Biospin MRI, Germany）、巨瀬研究室（2.35T；筑波大学、つくば市）でそれぞれ撮像した。

立体再構成像、座標取得はソフトウエアAmira（Visage Imaging；ベルリン、ドイツ）を用いた。

［高桑徹也］

参考文献

[1] Gasser RF. Evidence that some events of mammalian embryogenesis can result from differential growth, making migration unnecessary, Anat Rec B New Anat,289,53–63,2006.

[2] Kagurasho M et al. Movement of the external ear in human embryo, Head Face Med.8, 2, 2012.

[3] Nishimura H et al. Normal and abnormal development of human embryos: first report of the analysis of 1,213 intact embryos, Teratology, 1, 281–290, 1968.

[4] O'Rahilly R, Müller F. Developmental stages in human embryos: including a revision of Streeter's Horizons and a survey of the Carnegie Collection. Washington DC, Carnegie Institution of Washington, 1987.

[5] Osaka M et al. Positional changes of the ocular organs during craniofacial development, Anat Rec, 2017, in press.

[6] Shiota K et al. Visualization of human prenatal development by magnetic resonance imaging (MRI), Am J Med Genet A, 143A, 3121-6, 2007.

[7] Shiraishi N et al, Morphology and morphometry of the human embryonic brain: A three-dimensional analysis, NeuroImage, 115, 96-103, 2015.

第 3 章　多元計算解剖学の基礎研究への応用

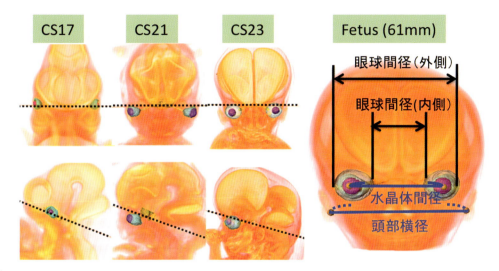

図 3.4.7
ヒト胎児の眼球の位置の変化（CS-oS17 〜胎児期初期）。点線は頭蓋底（左右の嗅球と下垂体後葉の下端を含む平面）を表す。

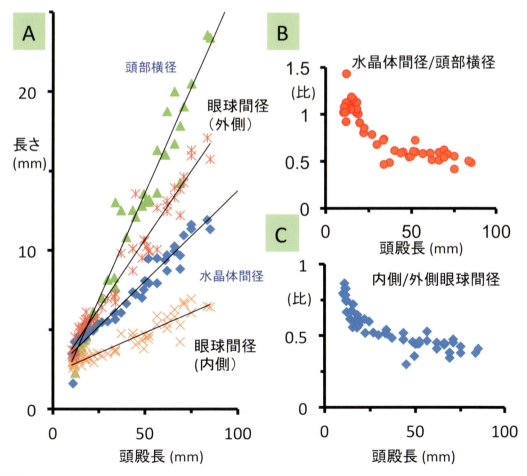

図 3.4.8
頭部横径、水晶体間径、内側・外側眼球間径の変化。

123

3.5. Autopsy imagingにおける診断支援

Autopsy imagingとは

　死亡時の剖検率の低下は世界的に問題となっているが、その中でも特に日本は低く、医療の質の低下に直結することが憂慮されている[1]。こうした背景の中、江澤によってAutopsy imaging（Ai。死亡時画像病理診断）が提案された[2]。Aiは、CTやMRなどで撮影された死後画像を従来の剖検と併用し、死亡時の病態の理解や死因の究明などを行うことで、病理診断・画像診断の双方の質を高めることを目指す。剖検に対して相補的な立場にあり、互いに異なる情報を提供することで、死因に関する最終的な診断精度向上が期待される。

　CTを用いたAiにおいて撮影される画像の枚数は数百枚に上り、千枚を超えることも珍しくない。画像の読影を専門とする放射線科医が通常の業務に加えてこれらの死後画像の読影に時間を割くことは容易ではない。また、撮影された画像には、生前の病態や死因による変化のみならず、蘇生術後変化や死後変化も混在した状態で記録されているため、それらを区別しながら読影することは困難である。

　本稿では、死亡時画像を読影する医師の負担軽減を目的として、死因の推定のためのコンピュータ支援診断（Computer-Aided Diagnosis;CAD）の研究について紹介する。具体的には、死亡時CT像から肝臓や肺を認識し、それを用いて死因を推定するCADシステムについて述べる。以下ではまず、これらの臓器の画像解析を行う上で重要な死後画像の特徴について指摘する。続いて、その特徴を踏まえた統計的形状モデル（計算解剖モデル[3][4]の一種類）の構築と、モデルを用いた臓器認識アルゴリズムについて説明する。最後に、認識した臓器領域を用いて死因の推定を行うアルゴリズムとその評価結果について紹介する。

死後画像の特徴

　死亡時CT像から肝臓や肺の領域を認識したり解析する際に重要となる画像特徴は以下のとおりである。ただし、ここでは非外傷性死後CTを対象としている。

（1）肺内血液就下による濃度上昇
（2）肺の萎縮とそれによる肝臓の右葉の挙上
（3）心タンポナーデなどによる肝臓の左葉の下垂
（4）上腕骨からのアーチファクト（図3.5.1）
（5）自己融解などによるコントラストの低下（図3.5.1）
（6）死後変化による臓器位置の移動

その他、死亡時CT像に見られる病変は一般に大きく、臓器の濃度値、形状、位置などが、健康体に近い生体のそれらとは大きく異なる点も画像解析を困難にしている（図3.5.2）。

死後臓器の統計的形状モデル

　CT像などの医用画像から人体臓器を認識するためには、統計的形状モデルが重要な役割を果たしている。特にアーチファクトなどのノイズやコントラスト低下による問題が大きい死後画像では（前項の問題の4番や5番）、これらのモデルは臓器の形状に関する有用な事前情報を与えてくれることから欠かせない。以下では、前項の死後画像の特徴とモデルとの関係について指摘した後で、肝臓を例として死後臓器のための統計的形状モデルの構築法について紹介する[5]。

　（図3.5.3.a）に、肝臓の右葉が挙上し、左葉が下垂した症例のCT像（コロナル面）を示す（前項の問題の2番と3番）[6]。（図3.5.3.b）に典型的な生体の肝臓の画像も並べて表示したが、これから、肝臓の形状が死体と生体で大きく異なることがわかる。また、死体の臓器の形状のばらつきは、生体が持つばらつきに加えて死後変化も加わるために、より大きくなる。したがって、生体の肝臓ラベルを使って構築した

第 3 章 多元計算解剖学の基礎研究への応用

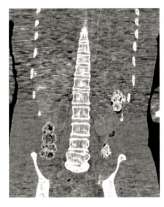

図 3.5.1
上腕骨からのアーチファクトと臓器のコントラストが低下した死後 CT 像の例。

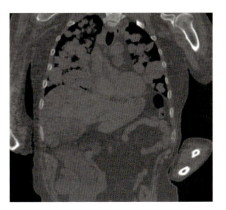

図 3.5.2
肺野に多数の人病変が存在する死後 CT 像の例。

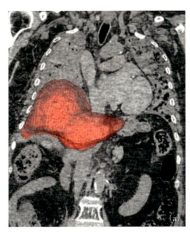
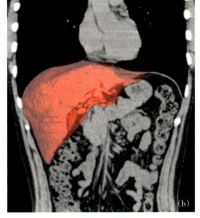

図 3.5.3
死体の肝臓（a）と生体の肝臓（b）の形状の違い（文献 [6] の図 4.28 を一部改変）。

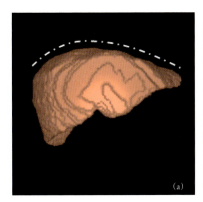
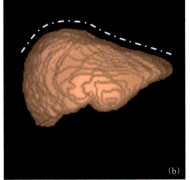

図 3.5.4
生体の肝臓ラベル（a）、統計的変換法による変形後のラベル（b）。

125

統計的形状モデルは、死体の画像解析には適さないことが予想される。しかし、死体画像のデータベースは生体ほど充実していないため、モデル化に必要な3次元の形状ラベルの数が不足している。ラベルの作成には人手が必要であるため、短時間で多数用意することは困難であり、絶対的な数の不足は大きな問題である。そこで、生体のラベルを変形させることで死体の特徴を備えた形状ラベルを人工的に合成し、死体から作成したラベルに追加して数を補うこととした。具体的には、幾何学的変形法と統計的変形法を考案し、さらに、それらを組み合わせた方法を提案した。実際に変形したラベルの例を（図3.5.4）に示したが、死後の肝臓の特徴を備えた形状が表現できていることがわかる。

生体144例と死体32例の3次元の肝臓ラベル画像を用いて、GeneralizationとSpecificityを用いて性能を評価した。ここでGeneralizationは未知形状を正確に表現できる能力を表し、Specificityは不自然な形状を排除する能力を表す評価指標である。Generalizationの計測結果の例を（図3.5.5）に示したが、これから、合成したラベルを用いることで誤差が小さくなり、Generalizationが改善されていることがわかる。また、すべてのモデルの性能を比較した（図3.5.6）からは、統計的変形法（T）を用いて人工的に合成したラベルを死後肝臓のラベル（D）に追加して構築したモデル（図中のD＋T）が、もっともよい性能を示すことが確認された。

死後臓器の認識

上で構築した統計的形状モデルを用いて、死後に撮影した3次元CT像から肝臓を認識する[7]。その処理では、統計的形状モデルを用いて入力画像における肝臓の形状を推定し、その結果を用いて肝臓を認識する。その際には、位置の移動の問題（前々項の問題の6番）にも対処しなければならない。例えば、統計的形状モデル以外の計算解剖モデルとして確率アトラスと呼ばれるものがある。学習データのラベルを重ねて作成するが、臓器の大まかな位置に関する情報を与えてくれることからよく用いられるが、位置のば

らつきが大きい場合や、位置が移動してしまった場合には役に立たない。そのため、確率アトラスの位置を動的に変化させる仕組みを処理の中に組み込む必要がある。

上記のことを踏まえて、統計的形状モデルや確率アトラスを用いながら肝臓の形状と位置を同時に推定する処理を開発した。また、臓器内のCT値も死後経過時間や個人によって異なるためにCT値の統計量（平均や分散）の推定が重要となるが、これらも併せて推定できる仕組みを提案した。典型的な処理結果を（図3.5.7）に示す。この図からは、従来のアトラスや形状モデルでは形状や位置の推定に失敗しているが、提案法を用いることで正確に推定できることがわかる。粗抽出処理の後にグラフカットと呼ばれる最適化処理を行ったところ、精度よく認識できていた（図3.5.7.e）。また、32例の死後画像を用いて評価した性能を（図3.5.8）に示したが、粗抽出と精密抽出の両方において提案法のほうが圧倒的に性能が良くなることが確認できた。

ここまでは肝臓に対する認識処理について説明をした。他の臓器も、個別の工夫は必要だが、基本的には同様の処理によって認識可能である。例えば肺の場合には、前出の問題の内の1番への対応が重要であり、この点への工夫を追加したうえで同様の処理の枠組みである程度認識可能である。紙数の制限により処理の詳細は述べないが、例えば、文献[8]の処理の一部を改良することで死後の肺の認識が可能となる。

診断支援への応用

ここまでに述べた処理により認識した肝臓と肺を用いて死因の推定を行う[9]。なお、この研究は山口大学の木戸・平野研究室と共同で行ったものである。対象とする死因は、心不全と呼吸不全である。処理の概要は、まず、肝臓と肺の認識を行った後、それぞれの領域から特徴量を測定する。最後に測定した特徴量をもとに機械学習によって死因を推定する。

入力画像と臓器認識結果の例を（図3.5.9）に示す。以降の処理は認識した臓器内部に注目して行う。

第3章 多元計算解剖学の基礎研究への応用

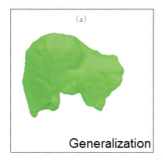
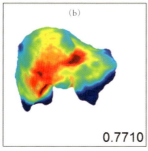
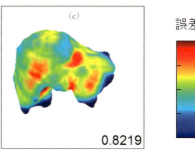

図 3.5.5
Generalization（0〜1）の計測例。正解（a）。死体ラベルのみで作成したモデル（b）。統計的変換法で人工的に合成したラベルを追加したモデル（c）。凡例に示した誤差は絶対値が小さい方が良い（文献[5]の図8を一部改変）。

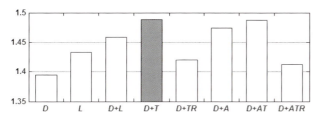

図 3.5.6
Generalization と Specificity の合計。D + T が最良のモデル（文献[5]の図7を一部改変）。

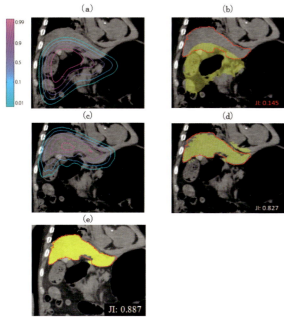

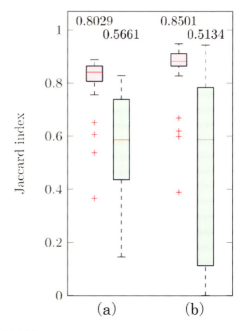

図 3.5.7
従来の確率アトラス（a）と粗抽出結果（b）、提案の確率アトラス（c）と粗抽出結果（d）、提案法の精密抽出（グラフカット）結果（e）（文献[7]の図17を一部改変）。

図 3.5.8
粗抽出（a）と精密抽出（グラフカット）（b）の結果。赤色は提案法、緑色は従来法の結果（文献[7]の図16を一部改変）。

127

この研究では、濃度変化のパターンの中に死因に関する特徴が存在すると考え、テクスチャ特徴を計測している。具体的には、代表的なテクスチャ特徴であるHaralickの特徴を3次元に拡張して計算した。それ以外に、基本的な特徴としてヒストグラム特徴量なども測定した。テクスチャ特徴計算のためのパラメータを何通りか変化させることで、最終的に各臓器から3,603個、二つの臓器から7,206個の特徴量を計測している。この特徴量を識別器に入力することで死因の推定を行うが、特徴量の次元が高すぎる場合には「次元の呪い」の問題があり、そのまま入力することは得策ではない。特徴量を選択して低次元化したほうが性能が向上することが知られている。そこで、Correlation based Feature Selection（CFS）法を用いてあらかじめ有益な特徴を選択した。また、識別器にはサポートベクターマシンを利用したが、そのパラメータも識別性能に大きく影響することが知られている。この研究ではこれらのパラメータも学習データを用いて最適化した。

28例（心不全：24例、呼吸不全：4例）の死後CT像を用いてLeave-one-out法で性能を評価したところ、1例を除いて正しく判定できることが確認できた。選択された特徴量に注目すると、肺と肝臓の両方から選ばれていることがわかった。例えば肺では、肺野内の平均CT値が選択されていたが、これは、呼吸不全では肺野内のCT値の変化が大きく、心不全ではあまり変化しないという傾向と一致していた（図3.5.10）。また、肝臓では、血液就下に関係のある特徴量が選択されており、ここでも医学的知見と一致していることが確認された。一方、失敗した1例では、呼吸不全の例が誤って心不全として判定された。処理結果を詳細に調べたところ、この症例では右肺の肺底や左肺全体の認識に失敗しており（図3.5.11）、CT値の変化を正しく特徴量に反映できなかったことが主な原因であると考えられる。これらの処理の改良や、他の死因推定などが今後の課題として残されている。

［清水昭伸］

参考文献

[1] Ai学会ホームページ https://plaza.umin.ac.jp/ ～ ai-ai/（参照2018-01-31）

[2] H. Ezawa, R. Yoneyama, S. Kandatsu, et al.; "Introduction of autopsy imaging redefines the concept of autopsy: 37 cases of clinical experience," Pathol Int, vol. 53, pp. 865-873, 2003

[3] 『医用画像工学ハンドブック』（尾川浩一編、清水昭伸："2 画像解析"、pp.414-451、日本医用画像工学会監修、日本医用画像工学ハンドブック編集委員会編、2012）

[4] H. Hontani, Y. Hirano, X.Dong, et al.; "Fundamental Theories and Techniques", In "Computational anatomy based on whole body imaging" H. Kobatake and Y. Masutani (Eds.) Tokyo, Japan: Springer-Verlag, 2017

[5] A. Saito, A. Shimizu, H. Watanabe, et al. : Statistical Shape Model of a Liver for Autopsy Imaging, International Journal of Computer Assisted Radiology and Surgery, pp. 269-281, 2013

[6] K. Mori, N. Niki, Y.Kawata, et al.; "Applied Technologies and Systems", In "Computational anatomy based on whole body imaging" H. Kobatake and Y. Masutani (Eds.) Tokyo, Japan: Springer-Verlag, 2017

[7] A. Saito, S. Yamamoto, S. Nawano, et al. : Automated liver segmentation from a postmortem CT scan based on a statistical shape model, International Journal of Computer Assisted Radiology and Surgery, pp.205-221, 2016

[8] K. Nakagomi, A. Shimizu, H. Kobatake, et al. : Multi-shape graph cuts with neighbor prior constraints and its application to lung segmentation from a chest CT volume, Medical Image Analysis, 17, pp.62-77, 2013

[9] 「死後CT像のテクスチャ解析による死因推定」（平野靖、時安竣一、徐 睿、他、Medical Imaging Technology、vol.33、no.4、pp.177-184、2015）

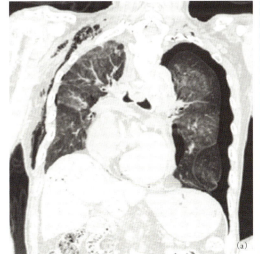

図 3.5.9
入力の死後CT像（a）と臓器認識結果の例（b）（文献[9]の図2と3を一部改変）。

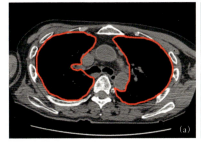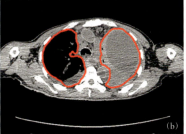

図 3.5.10
心不全（a）と呼吸不全（b）の死後CT像の例（文献[9]の図4を一部改変）。

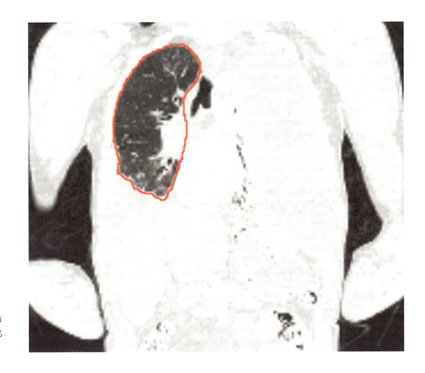

図 3.5.11
死因の推定に失敗した例。赤線は肺の認識結果（文献[9]の図5を一部改変）。

3.6. 多重線形スパースコーディングによる多時相CT画像に基づく類似肝腫瘍性病変症例検索

医用データ解析または医用データマイニングの重要課題

医用画像には、空間情報（解剖情報）だけではなく、時間、機能、病理などの情報があり、複数の軸をもつ。これまで個々の医用データを対象とした解析が広く行われているが、このような膨大な多元データから、各データまたは軸間の関係及びコアとなる情報を見つけることは、医用データ解析または医用データマイニングにおいて重要な課題である。

多くの情報を系統的に集め、情報の簡素化、要約を行う有効な手法として主成分分析（PCA）や判別分析法（LDA）がよく知られている。近年、スパースコーディングという手法が注目されている[1]。PCAなどの統計解析手法と同様、個々の基底が観測データを構成する基本要素成分となるように学習することが目的となるが、結合係数のスパース性の制約により、観測データの中に混在する特徴的なパターンが個々の基底となって表出される特徴がある。音声や画像信号解析等の分野に用いられている。しかし、PCAやスパースコーディングなどの方法はすべて1次元の信号を対象としている。個々のデータに対して解析できるが、複数種類のデータ（軸）に対して同時に解析することができないので、データ間（軸間）の関係を解析することができない。

一方、近年欧米を中心に多視点・多照明顔画像のような多次元データを一つのテンソルとして取り扱い、多重線形代数の枠組みで解析する、という研究が盛んに行われるようになっている。2001年に多重線形SVD法が提案され[2]、それに基づく多視点・多照明・多表情顔画像の解析法（Tensor Face法）が提案された[3]。

著者グループは、これまでPCAやスパースコーディングを用いた画像解析に関する研究を行ってきた。特に、それらの手法を医用ボリュームや多次元信号にも適用できるように、多重線形理論の枠組みで多次元データを一つのテンソルとして効率よく記述及び処理する手法に関する研究を行ってきた[4][5][6][7][8]。これまで、一般化N次元主成分分析法（GND-PCA: Generalized N-dimensional Principal Component Analysis）[4]を開発し、少数サンプルから汎化能力の高い医用統計ボリュームモデルを作成することができた。また、GND-PCAを拡張させ、多次元データをいくつかのテンソル基底の線形結合として表現できる線形テンソル符号化法（Linear Tensor Coding: LTC）を開発した[7]。LTCでは、各基底を求めることができるが、病気に寄与する成分の特定が困難である。そこで、入力多次元データに寄与する基底のみを選択できるテンソルスパースコーディング法を開発し、2次元画像に適応し、その有効性を示した[8]。

多重線形スパースモデリング

スパースコーディングは、PCAなどの統計解析手法と同様、個々の基底が観測データを構成する基本要素成分となるように学習することが目的となるが、殆どの基底の係数は0であり、ほんの一部の基底の係数だけが大きな値をもつ。結合係数のスパース性の制約により、観測データの中に混在する特徴的なパターンが個々の基底となって表出される特徴がある。スパースコーディングで抽出された自然画像の基底関数の形状は人間の第1次視覚野における単純型細胞の受容野と一致している[1]。少数な非ゼロの係数値をもつ基底を解析することにより、観測されたデータに及ぼす要素などを特定することができる。近年、顔認識や画像認識によく用いられる。腹部または全身統計アトラスにおいて、各臓器はその一部分となり、それぞれの臓器の局所的な変化バリエーションを記述できるモデルが必要である。スパースコーディングはそのような局所的な変化を記述することが可能であり、有効である。

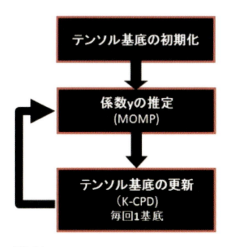

図 3.6.1
多重線形スパースコーディングの流れ。

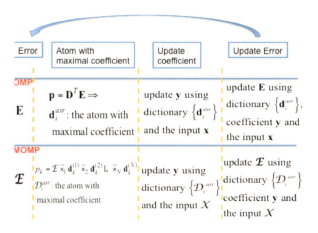

図 3.6.2
OMP から MOMP への拡張。

Type	Cyst	FNH	HCC	HEM	METS
Number	38	22	28	28	21

表 3.6.1
実験に用いた肝臓腫瘍の種類と数。

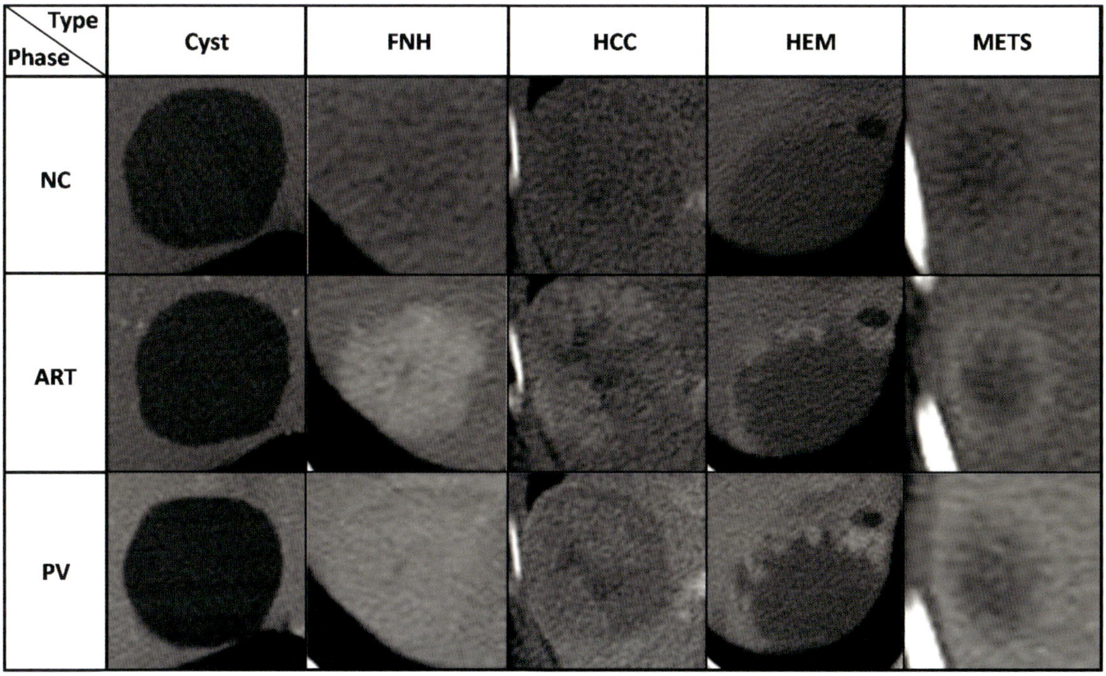

図 3.6.3
各肝臓腫瘍の典型的な多時相 CT 画像例。

一方、従来のスパースコーディングでは、多次元データを1次元ベクトルに展開する必要があるため、サンプル数に比べ、データの次元数が非常に大きくなる。よって、すべてのバリエーションを記述することができず、汎化能力のない統計モデルとなる。応募者の先行研究で、多次元データをテンソルとして取り扱い、ベクトルに展開する必要がなくそのまま統計解析できる、GND-PCAを開発し、少数サンプルからも汎化能力をもつ統計モデリングができるようにした[6]。本研究では、多重線形代数の枠組みで、新たに多重線形スパースモデリング法を開発することを目的とする。

$\in R^{I_1 \times I_2 \times \cdots \times I_N}$ をN次元データとし、N-th order のテンソルとして表現する。D1, D2,..はテンソル基底関数であり、y1, y2,..はそれらの結合係数である。最適な基底Dは学習データXi(i=1, 2, .., M)を用いて式(1)の評価関数の最小化により求めることができる。Mは学習データの数である。

$$E = \sum_{i=1}^{M}(\|\mathcal{X}_i - \sum_{j=1}^{} y_{ij} - \mathcal{D}_j\|_2^2 + \lambda\|y_j\|_1) \quad (1)$$

ここで、$\| \|_2$と$\| \|_1$はそれぞれL2ノルムとL1ノルムである。式（1）右辺の第1項はGND-PCAに用いた評価関数であり、第2項のL1ノルム正則項は結合係数のスパース性を評価する項である。第2項の制約により、観測データの中に混在する特徴的なパターンが個々の基底となって表出される。

式（1）の解析解が存在しないので、多重線形代数の枠組みで式（1）を解く必要がある。本研究では、Multilinear Orthogonal Matching Pursuit（MOMP）法とK-CPD（CANDECOMP/PARAFAC Decomposition）法をそれぞれ開発し、係数yとatom（テンソル基底）の学習を行う。その流れを（図3.6.1）に示す。

A. Multilinear Orthogonal Matching Pursuit（MOMP）法

本研究では、従来のスパースコーディング法でよく用いられたOrthogonal Matching Pursuit（OMP）法を多重線形代数の枠組みで、Multilinear Orthogonal Matching Pursuit（MOMP）法に拡張し、テンソル

基底（atom）が与えられた場合、式（1）コスト関数が最小となる係数ベクトルyを求める（更新する）。OMPからMOMPへの拡張を（図3.6.2）に示す。

B. K-CPD（CANDECOMP/PARAFAC Decomposition）

従来のスパースコーディング法では、基底学習法としてK-SVDを用いていた。本研究では、多次元データに対して新たなテンソル基底学習K-CPD（CANDECOMP/PARAFAC Decomposition）法を提案する。K-CPD手法において、K番目の基底テンソル（atom）を更新する場合、式(2)に示す残差テンソルをCP Decomposition法（CPモデルともいう）[8]を用いてランク1テンソルを求め、K番目のテンソル基底を更新する。そのプロセスをk=1からKまで繰り返し、1番からK番までのテンソル基底を更新していく。

$$E_k = \mathcal{X} - \widehat{\mathcal{X}}_k \quad (2)$$

$$\widehat{\mathcal{X}}_k = \sum_{i=1}^{k-1} y_i \mathcal{D}_i + \sum_{i=k+1}^{K} y_i \mathcal{D}_i \quad (3)$$

多重線形スパースコーディングによる類似肝腫瘍性病変症例検索法

多重線形スパースコーディング法を多時相CT画像の特徴抽出に適用し、類似肝腫瘍性病変画像or症例の検索システムを開発した。本研究では、中国浙江大学付属病院から提供された、5種類の肝臓腫瘍CTデータ132症例を用いて研究を行った。各症例について放射線医師によって正確に腫瘍の種類に関するラベルがつけられている。本研究対象となる肝臓腫瘍の種類と症例数を（表3.6.1）に示す。また、（図3.6.3）に各肝臓腫瘍の典型的な多時相CT画像例を示す。各症例には、厚さ5mmの単純相（Non-contrast enhanced phase: NC）、動脈相（Arterial phase: ART）、門脈相（Portal venous phase: PV）という3時相のボリューム画像を用いた。（図3.6.3）に示すように、腫瘍の種類によって各時相におけるCT値（輝度値）の変化が異なることがわかる。肝臓腫瘍の識別または検索には、従来の輝度値、テキス

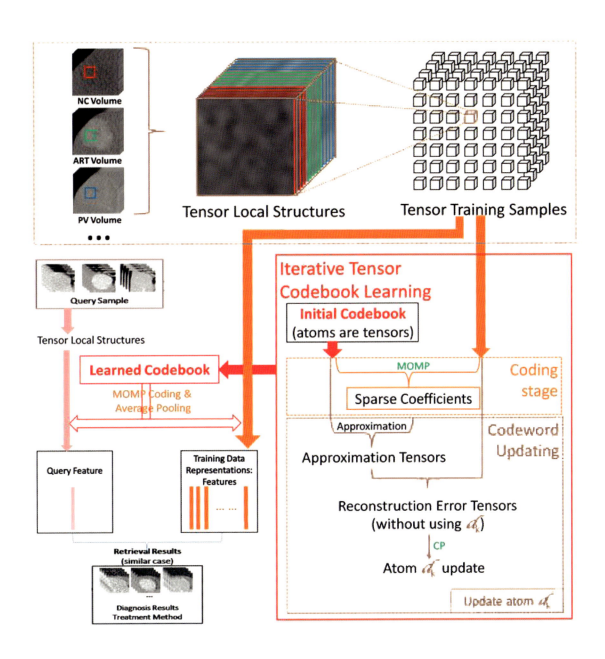

図 3.6.4
多重線形スパースコーディングを用いた類似医用画像検索の流れ。

チャ情報に加えて各時相における輝度値またはテキスチャの変化（時間変化情報）を用いることが重要である[10]。これまで提案された多時相CT画像の時間情報について、時相間の差分を利用する手法や各時相からBoVW（Bag of Visual Words）などの特徴をそれぞれ抽出し、それら特徴ベクトルを単純に繋ぐという手法[10][11][12][13][14][15]などが提案されている。それらの方法は単一時相より有効であることが示されているが、時相間の共起関係が表現されていない。本研究では、多時相CT画像を一つのテンソルとして取り扱い、多重線形スパースコーディング法を用いて時空間情報を同時に抽出することを提案する。本研究の提案法の流れ図を（図3.6.4）に示す。学習と検索の各ステップを以下に示す。

前処理

(1) 前処理として各症例の各時相CT画像から肝臓領域と腫瘍領域を半自動的に切り出す。まず本研究室で開発したRandom Walkに基づく手法[16]を用いて肝臓と腫瘍の初期領域を切り出した後、医師の指導の下手動で修正し、正確な領域を得る。

(2) 次に切り出された腫瘍について非剛体位置合わせ法を用いて各時相の腫瘍画像（ボリューム画像）を正確に位置合わせする。各時相のスライス及びボクセルが対応することになる。

(3) z軸の解像度が低い（5mm）ため、x-y平面の2次元多時相（t）画像を用いて特徴抽出と検索を行った。CTボリューム画像から腫瘍の断面積が最も大きいスライス画像を各時相から代表画像として抽出し、腫瘍の3次元時空間データ（x-y-t）を構築する。

学習

(4) 前処理で構築された各3次元時空間画像（学習画像データベースor診断済み画像データベースの各症例）から画素ごとに3次元パッチを局所特徴記述子として抽出し、ランダムに50,000パッチを選択し、学習データとする。それらの3次元パッチ

を1次元ベクトルに展開せず、3次orderテンソルとして、提案法の多重線形スパースコーディングでコードブックと学習パッチの係数を学習する。

(5) 各症例の係数ヒストグラム（その症例に属するパッチの係数の分布）はその症例の特徴ベクトルとなる。

検索（テスト）

(6) 学習データに含まれない新しい症例データ（Queryデータ）に対して、ステップ4と同じように画素ごとに3次元パッチを局所特徴記述子として抽出する。ステップ4で学習したコードブックを用いてQueryデータの各パッチの係数をMOMP法で求める。求められた係数ヒストグラムはQueryデータの特徴ベクトルとなる。

(7) Queryデータの特徴ベクトルと学習データベース（または診断済み画像データベース）にある各症例の特徴ベクトル（ステップ5）のユークリッド距離を求め、距離の短い順からQueryに類似する症例を検索していく。

実験結果

実験はleave-one-out法で行った。評価はPrecisionを用いた。Prec@kはトップk個類似画像を検索する場合のPrecisionを表す。本研究では、最大k=15まで検索した。総合評価指標として式（4）に示すAverage Precisionを用いた。

$$\text{Average Precision} = \frac{1}{15}\sum_{k=1}^{15} Prec@k \quad (4)$$

まず、提案法のパラメータとなるパッチサイズ、コードブック数の影響調べとその最適化を行った。コードブックサイズを128に固定し、パッチサイズを変えて実験を行った。その結果、5×5×3または7×7×3は最も良い結果となっていた。一方、パッチサイズを5×5×3に固定し、コードブックサイズを変えた実験も行った。コードブックサイズが256の時最も良い結果になっていた。したがって、以下の実験は、パッチサイズが5×5×3、コードブックサイズが256で実験を行った。

本研究で提案する多重線形スパースコーディング（Multilinear SC）と従来のスパースコーディング（SC）[6]法との比較を（図3.6.5）に示す。赤が提案法、青は従来法である。（図3.6.4）に示すように従来法のAverage Precisionは0.63に対して、提案法は、0.66であった。また、Prec@1は5クラス（5種類の腫瘍）の分類精度に相当し、従来法は0.68に対して、提案法は0.73であった。いずれも提案法は従来法より優れていることがわかる。

提案法はさらに他のstate-of-the-art法との比較実験を行った。その結果を（図3.6.6）に示す。わずかだが、提案手法は最近提案されたDual BoVWとBoTCoWより優れている。

提案法は実際の臨床にも有用であることを検証するために、Pilot Trial実験を行った。共同研究先の中国浙江大学付属病院において放射線科医6名（研修医4名とインターン医学生2名）に対して実験を行った。各腫瘍症例からランダムに3症例（計15症例）をテストデータとして選んだ。残りの症例は学習データとした。テストデータ（15症例）の診断順番は、ランダムで決定された。実験に参加した6名の放射線科医はまず我々の検索結果を参照せず、それぞれ独自で診断を行い、その結果（腫瘍の名前）と自信度（confidence level: 1-10）を記録する。2週間後に同じテストデータ（診断順番を再度ランダムに決定した）に対して、実験に参加した研修医またはインターン医学生は我々の検索結果（トップ6）を参考にしながら診断を行ってもらった。2回の実験結果は表2に示す。（表3.6.2）に示すように、検索結果を参照することによって、インターン医学生と研修医のいずれに対しても平均診断制度と自信度が向上していることがわかる。特にインターン医学生に対して有効であることがわかる。なお、我々が開発した検索システムの出力例を（図3.6.7）に示す。トップ6個の類似症例を提示している。

今後の開発予定

本論文は、時空間情報を同時に取り扱える多重線形スパースコーディング法を理論的に開発し、多時相CT画像の特徴抽出に適用し、肝腫瘍類似画像の検索システムを開発した。従来のスパースコーディング法に比べ、時空間画像を一つのテンソルとして取り扱うことができるため、各時相間の共起関係を考量した時空間特徴を抽出できた。実験において、我々の多重線形スパースコーディング法は従来のスパースコーディング法より高精度であることが示された。また、近年提案された他のstate-of-th-art手法に比べても有効であることが示された。さらに、臨床での有効性を示すために、放射線科医（研修医とインターン医学生）を対象にPilot Trial実験を行った。我々の検索結果を参照しない場合に比べ、参照することによって診断精度と自信度はともに向上した。特にインターン医学生に有効であることがわかった。今後、データベースを拡充するとともに、画像だけではなく臨床データなどを含めた高精度な類似症例検索システムを開発していく予定である。

［陳　延偉］

参考文献

[1] Olshausen BA, Field DJ (1996), Emergence of simple-cell receptive field properties by learning a sparse code for natural images. *Nature, 381*: 607-609.

[2] Tucker LR (1966), Some mathematical notes on three-mode factor analysis. *Psychometrika.* 31 (3): 279–311.

[3] M.A.O. Vasilescu, D. Terzopoulos (2003), Multilinear Subspace Analysis for Image Ensembles, *Proc. Computer Vision and Pattern Recognition Conf. (CVPR '03)*, Vol.2, Madison, WI, June, 2003, 93-99.

[4] Xu R and Chen YW (2009), Generalized N-dimensional Principal Component Analysis (GND-PCA) and Its Application on Construction of Statistical Appearance Models for Medical Volumes with Fewer Samples. *Neurocomputing*, 72, pp.2276-2287.

[5] Han XH, and Chen YW (2012), Multilinear Supervised Neighborhood Embedding of a Local Descriptor Tensor for Scene/object Recognition. *IEEE Trans. on Image Processing*, Vol.21, No.3, pp.1314-1326.

[6] Ai D, Duan G, Han X, Chen YW (2013), Generalized *N*-Dimensional Independent Component Analysis and Its Application to Multiple Feature Selection and Fusion for Image Classification. *Neurocomputing*, 103, pp.186-197.

[7] Deng J, Qiao X and Chen YW (2013), Statistical Texture Modeling for Medical Volume Using Linear Tensor Coding," *Computational and Mathematical Methods in Medicine*, 2013, Article ID 630902, 10 pages.

[8] Duan G, Wang H, Liu Z, Deng J, Chen YW (2012), K-CPD: Learning of Overcomplete Dictionaries for Tensor Sparse Coding. *Proc. of 21st International Conference on Pattern Recognition (ICPR 2012)*, Tsukuba, Japan, 493-496.

[9] Kolda TG, Bader BW (2009), Tensor decompositions and applications, *SIAM Review*, 51(3), 455–500.

[10] Roy S, Chi Y, Liu J, Venkatesh SK, Brown MS (2014), Three-dimensional spatiotemporal features for fast content-based retrieval of focal liver lesions. IEEE Transactions on Biomedical Engineering, 61(11), 2768-2778.

[11] Xu Y, Lin L, Hu H, Yu H, Jin C, Wang J, Han X, Chen YW (2016), Combined density, texture and shape features of multi-phase contrast-enhanced CT images for CBIR of focal liver lesions: A preliminary study. In Innovation in Medicine and Healthcare 2015 (pp. 215-224). Springer International Publishing.

[12] Yang W, Lu Z, Yu M, Huang M, Feng Q, Chen W (2012), Content-based retrieval of focal liver lesions using bag-of-visual-words representations of single-and multiphase contrast-enhanced CT images. Journal of Digital Imaging, 25(6), 708-719.

[13] Xu Y, Lin L, Hu H, Wang D, Liu Y, Wang J, Han XH, Chen YW (2016), Bag of temporal co-occurrence words for retrieval of focal liver lesions using 3d multiphase contrast-enhanced ct images. *2016 23rd International Conference on Pattern Recognition (ICPR 2016)*.

[14] Diamant I, Hoogi A, Beaulieu CF, Safdari M, Klang E, Amitai M, Greenspan H, Rubin DL (2016), Improved patch based automated liver lesion classification by separate analysis of the interior and boundary regions. *IEEE Journal of Biomedical and Health Informatics*, 20(6), 1585–1594.

[15] Wang J, Han XH, Xu Y, Lin L, Hu H, Jin C, Chen YW (2017), Sparse codebook model of local structures for retrieval of focal liver lesions using multi-phase medical images. *Internaltional Journal of Biomedical Imageing*. 2017, ID1413297.

[16] Dong C, Chen YW, Lin L, Hu H, Jin C, Yu H, Tateyama T, Han XH (2016), Simultaneous Segmentation of Multiple Organs Using Random Walks. *Journal of Information Processing Society of Japan*, 24(2), 320-329.

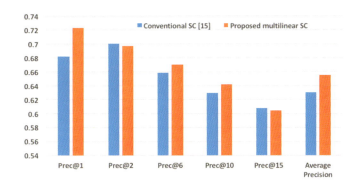

図3.6.5
提案法の多重線形スパースコーディング法（赤）と従来のスパースコーディング法（青）との比較。

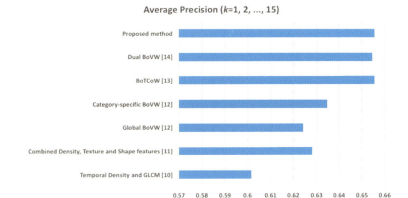

図3.6.6
提案法と各種のState-of-the-art法との比較。

	Averaged diagnostic accuracy (%)		Averaged confidence level	
	ISs	RDs	ISs	RDs
Without top six retrieved results	62.5	82.5	7.2	8.48
With top six retrieved results	95	93.75	8.9	8.55

ISs: intern students
RDs: resident doctors

表3.6.2
Pilot Trial 実験の結果。

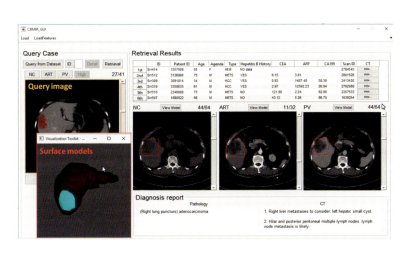

図3.6.7
検索システム出力例。

3.7. 深層学習を用いた肺がん、膵がんの病理組織画像からのモデル

画像処理と深層学習

　デジタルデータ化された病理組織画像をもとに計算機を使って、細胞の密度を測定したり、腫瘍と健常組織を判別したり、といったComputer-Aided Diagnosis（CAD）の研究は比較的古くから行われており、がんの検出などにおいてもさまざまな形で実用化されてきた。本稿ではそのような流れの中で近年脚光を浴びている深層学習を使った応用について解説する。

　病理組織画像などの画像認識における機械学習の応用において、以前は細胞の大きさや周期性といった幾何的な指標をあらかじめ定義し、それらの特徴量を画像から計算したものを用いて統計的に判別するものが主流であった。あるいは、ウェーブレット変換や主成分分析といった数理的手法によって画像全体のパターンから特徴量を求める方法も提案されている。しかし、このような手法では判別したい対象について、指標となる統計量と判別のための基準をあらかじめ定義し、最適化しておくことが必要であり、汎用性は高くない。また、画像のノイズや汚れなどによって精度が落ちやすいといった問題も指摘されていた。一方、近年になって、画像認識などの機械学習の分野を中心に深層学習（Deep Learning）と呼ばれる手法がその汎用性の高さと判別精度の高さで一躍脚光を浴び、広く応用されるようになってきている。深層学習は人工ニューラルネットワークを用いた機械学習の手法であり、原理的には従来のニューラルネットワークと同等であるが、学習に用いるネットワークの階層の数が多い点を特徴とする。ネットワークの階層を深くすることでより複雑な特徴を学習しやすくなっている点、そして、計算機の性能が向上し、扱えるデータ量が増大したことにより、従来では最適化が難しかったモデルも利用できるようになってきたこととあいまって、画像のクラス分けのような問題に対して、一般の人間に匹敵する認識力を獲得することが可能になってきている。

畳み込みニューラルネットワーク

　深層学習により画像データを処理する際に一般的に利用されるモデルとして、畳み込みニューラルネットワーク（Convolutional Neural Network: CNN）と呼ばれる手法がある。ニューラルネットワークによる画像処理においては個々のピクセルの輝度を入力として扱うが、全結合と呼ばれる構造を持たないニューラルネットワークでは、大きな画像から全てのピクセルをそのまま入力層に入力しようとすると、必要なネットワークのサイズが巨大なものになってしまい、計算量やメモリサイズの制限から計算が現実的ではなくなってくる。それに対し、畳み込みニューラルネットワークでは（図3.7.1）のように画像の2次元構造に従って小さなネットワークを画像全体に適用する。画像の一部を「窓」として切り取ったものを入力とし、小さなニューラルネットワークを通して特徴量を出力する。窓の位置をずらして入力を変えてこれを繰り返していくことで、ニューラルネットワークをフィルターとして画像に適用した特徴マップを生成するのが畳み込みニューラルネットワークの仕組みである。さらにこの出力された特徴マップを次の入力とし、新たな階層の畳み込みニューラルネットワークを適用することで、抽出された特徴を組み合わせた、より複雑な構造を学習することが可能なのが深層学習における畳み込みニューラルネットワークの長所であると言える。何段階かのネットワークによって抽出された特徴マップを最終的な全結合ネットワークに入力してクラス分けに用いるのが基本的な深層学習による画像認識の構造である。画像処理においては、画像全体の情報が重要であることは少なく、部分部分から必要な特徴を抽出できれば十分であることが多く、特に病理組織画像においては、画像の向きや位置よりも個々の細胞の形状や分布が重要となることが一般的であるため、畳み込みニューラルネットワークによる学習に適しているということができる。

オートエンコーダー

　深層学習では構築したネットワーク全体を使って直接分類を学習する場合もあるが、多層の構成からなるネットワークの一部分をあらかじめ学習させておく事前学習の手法を用いて計算効率と学習精度を上げることができる場合がある。この事前学習のためによく用いられる手法として自己符号化器（オートエンコーダー）と呼ばれる手法がある。

　入力されたデータからニューラルネットワークを通して入力よりも次元数の少ない特徴マップに一旦圧縮する（図3.7.2）。次に圧縮のプロセスを逆転させ、圧縮した特徴マップから元のデータと同じ次元のデータを生成するようにネットワークを構築する。入力のデータと再構築された出力との誤差を最小とするようにネットワークを学習させるのがオートエンコーダーであり、入力以外の教師データを必要としない利点がある。

　畳み込みニューラルネットワークを用いた画像認識の場合、画像の特徴を詳しく分析しようとしてフィルターの種類、すなわち特徴マップの枚数を増やすと、そのままではフィルターの数だけ情報量が増えてしまうことになる。それを避けるための一般的な方法としてプーリングと呼ばれるものがある。プーリングではフィルターされた特徴マップを、隣接する2×2ピクセル、3×3ピクセルといった領域に分割し、それぞれの領域の最大値、あるいは平均値によって領域の値を代表させるダウンサンプリングを行う。特徴マップの数がダウンサンプリングするピクセルの数より少なければ、トータルの情報量を減らすことができる。

　適切に学習されれば、オートエンコーダーで出力される特徴マップは主成分分析における上位の成分のように、入力情報を少ない次元で効率良く近似するものになると言える。また、その性質を利用する手法として、中間層の出力を潜在変数による表現と考え、その確率分布を求めるVariational AutoEncoder（VAE）と呼ばれる手法も提案されている。VAEは潜在変数に摂動を与えることにより、入力画像の特徴を持った新しい画像を生成することが容易であり、元の画像データがどういうバリエーションの空間を持っているのかを把握するために有用なモデルを構築することがで

きる。例えば、病理組織画像に一般的に用いられるHematoxylin-Eosin（HE）染色では染色条件の違いによって発色の度合いが異なってしまい、画像間の比較が困難になる場合があるが、この手法を発展させることで、染色条件のばらつきを潜在変数として取り込んでしまい、色の差異を補正して標準化された画像に変換できるのでは、といった応用が提案されている。

　オートエンコーダーを使って得られた特徴マップの出力をさらに次のオートエンコーダーの入力として用い、それ自身を再現するように次の階層のオートエンコーダーを学習させるように構築していくのがStacked AutoEncoder（SAE）と呼ばれる形である。このように階層を増やすことで、例えば最初の階層の特徴マップは画像の明るさの変わるエッジの抽出に相当するフィルターを、次のステージではエッジの組み合わせからなる輪郭のパターンを、といった具合に、より高次の情報が特徴として抽出できるようになる。既存の画像認識のモデルと異なり、学習に用いるデータから自動的に必要な特徴を選択するように最適化していくのがオートエンコーダーの強みであり、病理組織画像のように対象となる画像データが独自の特徴パターンを持っている場合には特に有効なアプローチであると考えられている。数段階から十数段階のネットワークにより抽出された特徴マップを基に、例えば細胞核とそれ以外を分別する2ノードの出力、あるいは腫瘍と正常な細胞を分別するノードなどに結合したネットワークを構築して学習することで、細胞核のセグメンテーションや診断支援に利用する、などの形で利用することができる。

肺腺がんのサブタイプ分類

　さまざまながんの中でも肺がんは罹患数、死亡数がもっとも多いがんとして知られており、治療方法の確率は重要な課題となっている。肺がんは大きく分けて小細胞がん、腺がん、扁平上皮がんなどの種類に分類されているが、それぞれの種類がさらにいくつかのサブタイプに分けられることが知られている。サブタイプの中には特定の分子標的治療薬が高い効果を発揮するものなどもあり、それぞれのサブタイプとその遺伝型および表現型の特徴が判別できれば、効果的な治療

の診断に役立てることができると言える。

これまでの研究においてもDNAマイクロアレイを用いた遺伝子発現解析や次世代シーケンサーによる変異解析によりサブタイプを分類、判別する方法の開発が着目されている。しかし、実際のサブタイプの判別は特定の遺伝子の変異や発現量の差異と強く関連している場合ばかりではなく、しばしば多数の制御因子の統計的な偏りとして検出される。同様に、症状や組織の表現型からの判別についても決定的な差異が見つかるとは限らず、拡大した組織画像においても腫瘍の個々の細胞の特徴を見る限りではこれらのサブタイプの間の差異に関して一見して特徴的な違いを見つけ出すことは困難である場合が多い。（図3.7.3）は転写制御因子の発現プロファイルのクラスタリングを基に分類された肺腺がんのサブタイプ、bronchioid、magnoid、squamoidの3種類の腫瘍の組織画像の例であるが細胞の形状や密度に極端な違いはないことが見て取れる。本研究では、遺伝子発現にもとづくこれら肺腺がんのサブタイプとその病理組織画像の細胞形状の特徴を比較することで、細胞の分布を含めた統計的なパターンに関連する特徴を検出し、最終的にはその変化の原因となる遺伝子を同定することを目的としている。

CNNによる肺腺がんのサブクラス判別モデル

本研究の解析には、The Cancer Genome Atlas（TCGA）にて公開されている231名の肺腺がんのコホートデータを用いている。これらのサンプルは先行研究において、DNAマイクロアレイの発現解析を基に3種のサブクラスに分類されている。それぞれのサンプルに対し、数枚のHE染色による病理組織画像が対応づけられているため、遺伝子発現と腫瘍の表現型とを比較することが可能である。まず、解析モデルとしてCNNを用いたオートエンコーダーを構成し、さらにそれを3段階に重ねたネットワークで特徴マップを抽出するよう、事前学習を行った。最後に抽出した特徴マップから3ノードの出力を持つ全結合ネットワークをつないでサブタイプの分類モデルを学習させた。

このネットワークで入力に用いる基本の画像サイズは128ピクセル四方、実サイズでは60μm四方程度であり、肺がんの組織画像においてはおおよそ数十個の細胞が含まれる範囲となる。一般的なCNNではこれと同等の数十から100ピクセル程度の大きさの画像を学習に用い、個々の細胞の持つ形状的な特徴を分析することが多いが、細胞の分布といった統計的な情報を解析するにはより大きなネットワークが必要とされる。単純にネットワークを拡大した場合、必要な計算量が増大するため実用的ではなくなってしまうが、本研究では特徴マップを圧縮する畳み込み層を追加することで、より広い範囲の画像データを学習し、細胞の分布のパターンの違いを検出することを試みた。このモデルは、オートエンコーダーから出力された特徴マップを複数の小領域に分割し、そのそれぞれでサブタイプ予測した出力に重みをつけたものを、もう一度重ね合わせて最終的な予測のためのネットワークに入力するという構造となっており、この多段階ネットワークにより、最大で2,048ピクセル、1mm四方程度の領域を入力とすることが可能となった。このネットワークを用いて、元画像からランダムに切り出した数万枚の画像スライスを用いてサブタイプの分類を学習させた。

本研究で用いたニューラルネットワークの構築と学習には、Googleラボが公開しているオープンソースのライブラリであるTensorFlowを用い、pythonを使ってコーディングした。3GHzのCPUにNVIDIAのグラフィックボードを搭載したデスクトップマシンで、1,000ステップの学習を行うのに合計で10時間程度の計算時間を要した。

ネットワークの学習はオートエンコーダーの階層ごとに行い、その後で最後に抽出された特徴マップから3ノードの出力につないだネットワークで分類を学習させた。分類精度の検証に学習に用いたものとは別の画像スライスを用いて交差検証を行い、混同行列と正答率を求めた結果を表に示す。128、512ピクセル四方と入力が小さい場合では分類精度が低かったのに対し、2,048ピクセル四方の入力では98.9%の精度で3種類のサブタイプを分類できていることが示された。（図3.7.4）は分類に使った特徴量の分布を主成分分析により2次元の分布として示したものである。

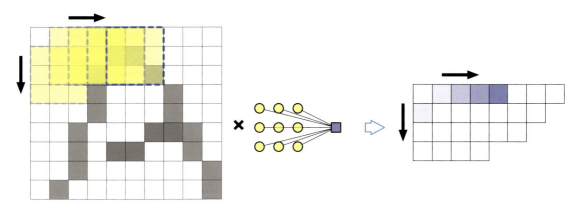

図 3.7.1
畳み込みニューラルネットワークの模式図。元画像の一部分（図の場合 3x3 ピクセル）を窓として切り取ってニューラルネットワークへ入力し、ネットワークの重みをかけて足し合わせたものが出力となる。入力窓を移動させながらそれぞれ対応する出力を並べたものが特徴マップとなる。

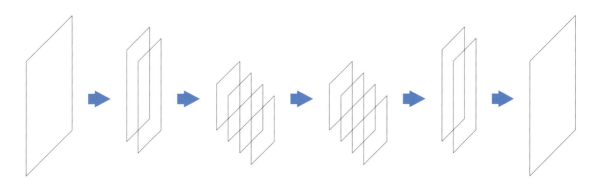

図 3.7.2
オートエンコーダーによる教師なし学習。畳み込みフィルターを通した後、ダウンサンプリングを行ってサイズを縮小したものを特徴マップとする。抽出された特徴マップから元画像を再構成し、入力画像との誤差が最小となるように学習する。

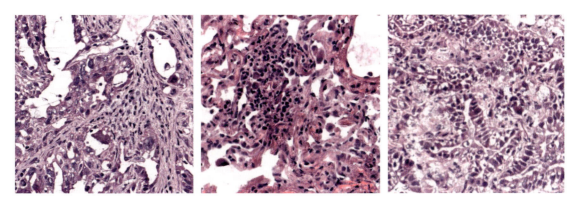

図 3.7.3
肺腺がんの HE 染色病理組織画像。左からそれぞれ bronchioid、magnoid、squamoid。解像度は 512×512 ピクセル（およそ 0.25mm 四方）。

magnoidは左上の領域に、squamoidは左下の領域に偏った広がりを持っていることがわかる。今後、これらの特徴量と相関するような発現プロファイルを持つ遺伝子を探索するとともに、特徴量に対応する表現型のパターンを解析していくことで、腺がんのサブタイプの差異に関連する遺伝子の発見やその振る舞いの理解につながると期待できる。

subtype	prediction			HEM	METS
	bronchioid	magnoid	squamoid	Total	Ratio
bronchioid	47	32	1	80	58.8%
magnoid	20	64	11	95	67.4%
squamoid	16	21	44	81	54.3%
Total	83	117	56	256	60.5%

128×128ピクセルを入力とした分類精度。

subtype	prediction			HEM	METS
	bronchioid	magnoid	squamoid	Total	Ratio
bronchioid	54	32	0	86	62.8%
magnoid	15	48	15	78	61.5%
squamoid	17	16	59	92	64.1%
Total	86	96	74	256	62.9%

512×512ピクセルを入力とした分類精度。

subtype	prediction			HEM	METS
	bronchioid	magnoid	squamoid	Total	Ratio
bronchioid	60	0	0	60	100%
magnoid	0	49	1	50	98%
squamoid	1	0	65	66	98.5%
Total	61	49	66	176	98.9%

2048×2048ピクセルを入力とした分類精度。

膵がんの免疫染色画像

　膵臓がんはさまざまながんの中でもっとも死亡率が高いがんとして知られている。罹患数は肺がんなどと比べて高くないが、膵がんと診断された後の生存率が低いことが特徴である。沈黙の臓器と呼ばれる膵臓は腫瘍ができてから症状が現れるまでの期間が長く、自覚症状が出た時にはすでにステージが進んでいるケースが多いことなどがその一因とされる。

　膵がんの進行や悪性度の診断に利用される手法として、免疫染色による病理組織検査がしばしば利用される。病理組織検査にはHE染色により細胞核と細胞質を染色した組織の顕微鏡画像が一般に用いられるが、特定のタンパク質に結合する抗体を利用して染色することで、細胞の性質を強調することが可能である。例えば抗Ki67抗体は細胞周期関連核タンパク質と結合するため、細胞分裂を行っている細胞が主に染色され、静止期にある細胞は染色されない。そのため活発に増殖している腫瘍の領域を判別するために利用することができる。また、Alpha smooth muscle actin（α-SMA）と呼ばれるタンパク質は通常、線維芽細胞で高発現するタンパク質であるが、膵がんが進行して組織が破壊され、線維化が進行する過程で生産されることから、抗α-SMA抗体による染色画像を用いて線維化の指標として利用することができる。

　これらの異なる免疫染色の画像からそれぞれ特徴抽出を行い、その間の関係性を解析することで、腫瘍細胞がどのようなクラスターに分類されるかを理解し、そのタイプを判別できるようになることは、膵がんの診断の支援と治療法の最適化に向けて有用な情報を与えると言える。

CNNを用いた免疫染色画像からの特徴抽出

　本研究では九州大学橋爪研究室の協力により膵管腺がんの自然発生モデルであるKPCマウスからサンプルした膵臓の腫瘍組織から連続切片を作成し、それぞれの切片をHE、抗Ki67抗体、抗α-SMA抗体などの異なる方法で染色した画像を解析に用いた。染色方法ごとに、肺腺がんの場合と同様、3階層の

第3章　多元計算解剖学の基礎研究への応用

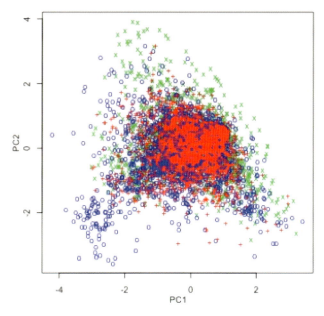

図3.7.4
学習された特徴ベクトルの分布。4階層目の特徴マップの出力を主成分分析によって埋め込んだもの。赤：bronchioid、緑：magnoid、青：squamoid。

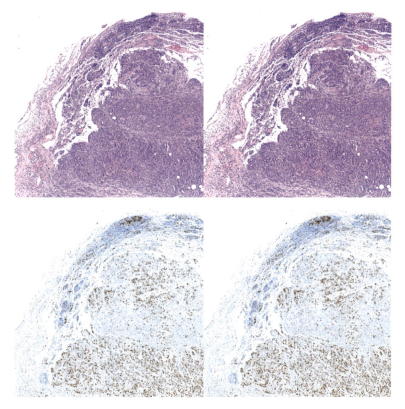

図3.7.5
オートエンコーダーによる膵がん画像の学習。上段：HE染色による病理組織画像。下段：抗Ki67抗体による染色画像。左列：入力画像。右列：オートエンコーダーによる出力画像。

143

オートエンコーダーを用いて情報量を1/16まで圧縮した特徴マップを構築し、染色画像からランダムに切り取ったスライスを用いて学習させた。学習結果の例を（図3.7.5）に示す。それぞれのモデルにおいて、圧縮した特徴マップから元の画像が精度良く再現できていることが見て取れる。

　特徴マップ抽出のための学習の後、染色画像同士を比較するため、まず異なる染色画像から一部分を切り取るとともに2値化したスライスを作成し、画像同士の誤差が小さくなるよう切り取り位置の最適化を行った。この段階で、画像同士を比較したところ、ピクセル単位の相関係数で$r = 0.34$程度であった。一方、それらの染色画像から対応するCNNを用いて特徴抽出を行い、得られた特徴マップ同士を比較したところ、相関係数は最大で0.67であった。この結果は、細胞の形状から得られる特徴にKi67の濃度、ひいては細胞周期の情報が十分に含まれていることを示唆している。（図3.7.6）にそれぞれのネットワークで抽出される特徴マップに画像の特徴を再構成したものの一部を示す。それぞれの画像ごとに応答する色相は異なるものの、入力画像に応じたパターンが現れている。今後これらの情報から細胞の種類を分類するクラスタリングを行うなどの方法で、細胞の種類を判別するなどの応用が可能になると考えられる。さらに、異なる染色間でのパターンの関連を利用することで、例えば染色方法の異なる画像同士での特徴の対応関係を学習させることで、HE染色の画像からKi67、あるいはa-SMAの染色パターンを予測する、といったモデルが構築できると期待できる。

　病理組織画像のように多様なパターンの混在する画像を学習し、分類やクラスタリングに結びつける応用は深層学習の得意とするアプローチであり、一部の分野ではすでに専門医の能力に追いつきつつあると言える。今後は単純な分類だけでなく、表現型の定量的解析や生成モデルによるシミュレーションなど、さまざまな形での応用が飛躍的に発展していくものと考えられる。

［小野直亮］

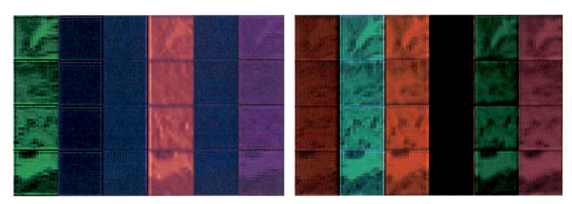

図 3.7.6
特徴マップで抽出される画像パターン。左：HE 染色。右：抗 Ki67 抗体染色。各カラムが異なる特徴マップに対応する。

3.8. 空間統計指標による肝小葉内の類洞と毛細胆管網の形態解析

肝小葉内の構造

　肝臓は、代謝、排出、解毒や体液の恒常性維持など非常に多岐にわたる機能を担っている臓器である。その組織構造を見てみると、（図3.8.1.a）のような1mm³程度の六角柱の立体構造である肝小葉が基本単位となり、この構造が積み重なって構成されている。六角柱構造の中軸部分は中心静脈（Central Vein：CV）という小静脈が貫いて、一般的にこれを中心にとらえ、小葉間の3つの管が集まり構成される門脈（Portal Vein：PV）が六角の1つの角となり、構成されている[1]。

　肝小葉内のミクロ構造を見てみると、肝臓のメインコンポーネントである肝細胞が（図3.8.1.a）のように中心静脈からほぼ放射状に配列しており、その間を類洞が張り巡らされていて、肝細胞と類洞の間の類洞内皮細胞により裏打ちされている。各肝細胞は類洞だけでなく、肝細胞より分泌される消化液である胆汁を十二指腸へ送る管、毛細胆管に接している[1]。これらの配置を2次元平面で描こうと試みると、（図3.8.1.b）のようにあらわされるが、毛細胆管も途切れずに配置するので、3次元空間でしか描けない構造である。これらの立体配置を見るために、毛細胆管、類洞内皮細胞や肝細胞を免疫染色し、共焦点レーザー顕微鏡（CLSM）で観察し、コンピュータ上で3次元再構成してみると、（図3.8.2）のようになっている。類洞や毛細胆管のそれぞれの管が立体的に交差し、3次元周期ネットワーク構造がみごとに織りなされた構造になっている。

　一方で、血管などの管をどのように体内に配置するかは、体の隅々まで栄養分を供給するために大切な問題である。例えば、組織のなかに一様に血液を流すには、3次元空間を一筆書きで埋めるような形態（例えば、ペアノ曲線[2]のような）も考えられないことはないが、毛細管を長くすると、血液を流すのに高い圧力が必要になり、組織の各部分で必要となるだけの血流を取り込むように調節するためには、毛細血管を多数並列につなぐ分岐構造をとることが必要になる。また、血管の太さによっても、その血液の流域の影響が考えられる。なので、血管網の機能的な配置について、物理的に解明しておくことは、生理機能解析のみならず、組織設計にも寄与する大切な問題である[3]。

　ここでは、肝臓ミクロ3次元構造の解析のため、これまで開発してきた手法、ならびに統計指標、および実際の解析結果を紹介する。

反応拡散系アルゴリズムを用いたセグメンテーション法

　3次元生体ミクロ構造解析には、共焦点レーザー顕微鏡による観察像がよく用いられる。業者から購入した6週齢雄のWistarラットから摘出した肝臓片の40μm程度の厚みの凍結切片に、免疫染色を施し、共焦点レーザー顕微鏡（Olympus FV1000 Confocal Laser Microscope, Fluo View ver. 2）で観察した。取得した画像は、平面的に1 pixelが0.5μmに相当するよう指定し、そして（図3.8.3）のように、深さ方向に0.5μmずつ像を取得するように設定した。

　類洞構造については、類洞を裏打ちしている類洞表皮細胞に免疫染色を施し、赤色で映し出された像が観察される。なので、管状の構造として映し出されるため、そのままでは類洞形態が判定できず、管の中身をも含めて抽出する画像処理であるセグメンテーションを行う必要がある。

　セグメンテーションを行う前に、一般に処理精度を低下させる一因の対象画像に含まれるノイズを除去する前処理が必要となる。この処理のために、さまざまな手法が知られていて、取得したい画像の目的に応じて、手法を選択しなければならないという問題がある[4]。

　一方で、近年さまざまな分野で非線形効果による自

第 3 章　多元計算解剖学の基礎研究への応用

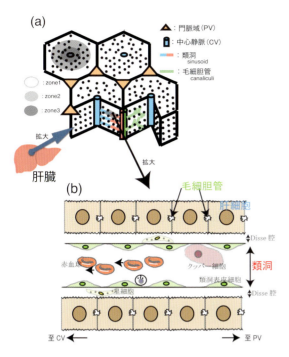

図 3.8.1
肝臓のミクロ構造の概念図。(a) 肝小葉レベルの概念図。(b) 細胞レベルの構造配置の概念図。

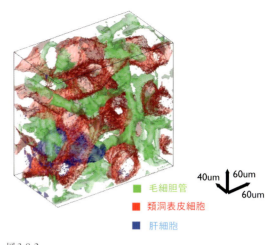

図 3.8.2
CLSM による肝臓の蛍光染色像を 3 次元再構成した立体像。

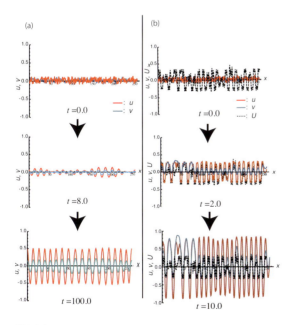

図 3.8.3
RD モデルのパターン形成の時間発展図。(a) 式 (1) の場合。(b) 式 (2) の場合。黒点線の情報 $U(r)$ を導入したときの結果。

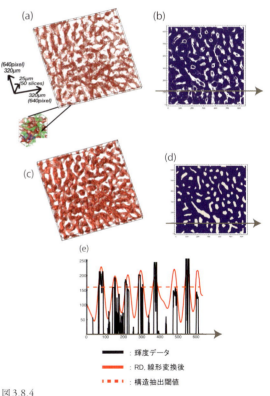

図 3.8.4
RD アルゴリズムによる 3D セグメンテーションの例。(a) 入力 3D 画像。(b) (a) の中間面の分布。白色が高輝度で、黒は低輝度を示す。(c) 処理後の分布。(d) (c) の中間面の分布。色は (b) と同じ。(e) は、(b) の灰色矢印の 1 次元分布（黒実線）、式 (2) によって得られた分布（赤実線）、および構造抽出閾値（赤点線）を示す。

147

己組織的な形態形成が注目され、その仕組みをものづくりに生かす研究が行われ、注目されている。なかでも神経系における情報伝達モデルや、生体の自発的形態形成モデルなどさまざまな自然現象をモデル化できる反応拡散系（Reaction-diffusion system: RD）は、情報工学の分野でも注目すべき系であるといえる[4][5]。

用いるRDの基本系は、非線形素子が拡散結合して1つの集合体を形成している系である。各素子は、発火を促すための活性因子（その濃度$u=u(\vec{r},t)$）と、それを抑えるための抑制因子（その濃度$v=v(\vec{r},t)$）を生成する機構を持っていて、通常はそれらのバランスが保たれた状態で安定している（定常状態）。D_u、D_v、$f(u,v)$、$g(u,v)$をそれぞれ各因子の拡散速度ならびに反応式とする。

$$\partial u(\vec{r},t)/\partial t = D_u\nabla^2 u(\vec{r},t)+f(u(\vec{r},t),v(\vec{r},t)),$$
$$\partial v(\vec{r},t)/\partial t = D_v\nabla^2 v(\vec{r},t)+g(u(\vec{r},t),v(\vec{r},t)) \qquad (1)$$

因子によって拡散速度が異なるという条件を加えると、一様な状態から空間周期的なパターンが自発的に形成され、その空間周期パターンが定常化することがあり、そのための条件をチューリング条件という[6]。実際に1次元分布の数値計算を行うと、（図3.8.3.a）のようにこの定常空間周期パターンが自発的に形成される。

このRDモデルに画像情報を-0.5 ～ 0.5に線形変換した空間分布$U(\vec{r})$を、下式のように活性化因子の濃度変化の式に取り入れ、数値計算を行うことで、目的画像の抽出する手法を提案してきた。

$$\partial u(\vec{r},t)/\partial t = D_u\delta\nabla^2 u(\vec{r},t)+f(u(\vec{r},t),v(\vec{r},t))+\varepsilon U(\vec{r}),$$
$$\partial v(\vec{r},t)/\partial t = D_v\delta\nabla^2 v(\vec{r},t)+g(u(\vec{r},t),v(\vec{r},t)). \qquad (2)$$

εは定数パラメータを、そして、$U(\vec{r})$は画像（変換後の）分布を表す。δはスケールパラメータを示す。

まず、1次元分布の動態を考える。$\varepsilon=0$の（画像情報がない）場合、上で説明したように拡散係数等で決まる波数の周期構造が自発的に構成され、定常化する[6][7]。それに対して、$\varepsilon\neq 0$の（画像情報、ここでは点線の分布, を導入した）場合、uの最終分布をみると、$U(\vec{r})$の凸凹やノイズの取り払われた分布が自発的に形成される。つまり、導入した（画像）情報から、拡散係数等で決まる波数の周辺構造が自発的に

形成され、また目的の波数範囲に入らないノイズなどの情報は、自動的に除去されるという仕組みになっている。

その周期範囲を選択するために、各因子の拡散係数に導入したδは重要なパラメータであり、このパラメータをさまざまに変化させて、パターン抽出の目的に最も適するδを選び、画像と形成されたuの分布と$U(\vec{r})$との空間相関$I(\delta)$を計算する。そして、最も大きな$I(\delta)$をとるδをδ^*とし、パターンのセグメンテーションを行うパラメータδ^*として採用し、処理を行う。

この過程を3次元空間に拡張して、画像のセグメンテーション処理を行っていく。CLSMにて取得した画像サイズ（640 × 640、z方向に50枚、320μm × 320μm × 25μm）の3次元空間において、式（2）の数値計算を行っていく。各CLSMパターンに対して、さまざまな(2)のδを用いて3次元分布パターンを計算し、$U(\vec{r})$の分布と比較し、最適なδ^*を探索し、最終的にδ^*を用いて計算された分布パターンをセグメンテーションされた目的パターンとする。（図3.8.4）がその実行例である。

この手法は、従来のフィルタを用いる線形な画像処理とは異なる新しい手法である。また、この機構を用いて得られるパラメータを用いて、次述の病理判定指標作成のアプリケーションも開発してきた。

開発アルゴリズムの応用：疾患ラット肝の指標判定

上アルゴリズム中のパターンフィッティングのために用いたδ^*の値を用いて、脂肪肝ラットの類洞網の形態比較を行ってみた。具体的に、ヒトの脂肪肝によく似た症状を示すモデルラット[8]を作成して、その肝類洞パターンのδ^*を比較した。高カロリー高脂肪食（High Fat/Cholesterol: HFC）を数週間（3, 6, 9, 12weeks）にわたって与え続けた脂肪肝ラットHFC3, 6, 9, 12wとそのコントロール食を与え続けたCont3, 6, 9, 12wのそれぞれ3匹の肝臓を摘出して、それぞれ4カ所で肝臓サンプルを作成し、CLSMによる観察ならびに画像処理を行い、δ^*の計測を行った。セグメンテーション処理を行った後の類洞3次元パターンの

第3章 多元計算解剖学の基礎研究への応用

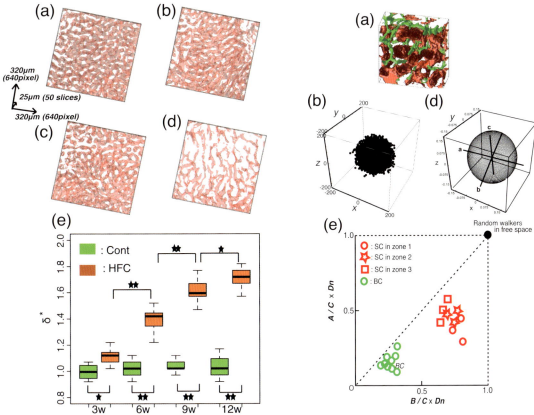

図 3.8.5
脂肪肝ラットモデルによる判定指標解析。(a)‐(d) 脂肪肝サンプルの類洞網構造の例。(a) 3w Cont. (b) 9w Cont. (c) 3w HFC. (d) 9w HFC. (e) δ^* の比較結果のまとめ。

図 3.8.6
ランダムウォーカーを用いた管網方向解析。(a) 解析対象管網。(b) 類洞網内ランダムウォーカーの 2 乗変移 (x_i^2,y_i^2,z_i^2) のプロット。(d) (b) の結果の楕円体フィッティング。(e) 形態指標計測のまとめ。

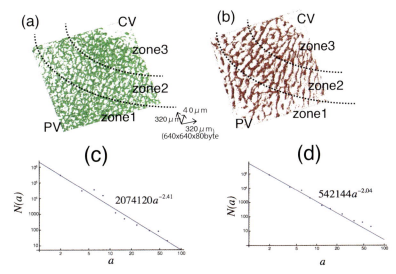

図 3.8.7
毛細胆管網と類洞網のフラクタル次元解析。(a)‐(b) 解析した立体再構築像。(c)‐(d)、(a)‐(b) を zone の違い関係なく解析したときの結果を示す。

149

例が（図3.8.5.a）から（図3.8.5.d）である。HFC食を長く食べ続けると、類洞網が変形していくことがわかる。実際、肝細胞が脂肪滴をため込み、肝細胞自体が膨張し、パターンが変形することがパターンの変形の原因である[1]。δ^*を比較すると（図3.8.5.e）のように統計的に有意な差が見られた。

作成した指標の特徴について触れておくと、（図3.8.5）のような生物が自発的に作り出すパターンにはどうしてもローカル性を含むことが多く、空間相関などの物理的な指標を用いて周期を計算すると、どうしても曖昧性が出てしまう。しかし、ここで作成したδ^*は、この生体パターンの曖昧性を含む周期を比較するのに適した指標となっている。

ランダムウォーカーを用いた管網の方向解析

組織の立体構造がランダムな構造を有しているかどうか調べるために、拡散MRIによる計測から拡散楕円を表し、楕円体のその組織の方向性を調べる方法が開発されている[9]。この方法の計測コンセプトをもとに、分子の動きのかわりに仮想的に考えるランダムウォーカーのランダムウォークの数値実験を用いて、計算機内に再構築した3次元管構造の方向性を示す統計指標を作成した[10]。

具体的な手法を以下に示す。(i) 毛細胆管と類洞それぞれの管内に多数のランダムウォーカーを空間ランダムにばらまく。(ii) それぞれのランダムウォーカーは毎ステップ近接6格子をランダムに選び、選ばれた格子が管内であれば移動する。管外であれば移動しないという単位時間あたりの動きを200ステップ行う。そして、(iii) 200ステップ後のランダムウォーカーの下の2乗変移をそれぞれ算出する。

$$x_i(\tau)^2 = (x_i(t) - x_i(0))^2, \quad y_i(\tau)^2 = (y_i(t) - y_i(0))^2,$$
$$z_i(\tau)^2 = (z_i(t) - z_i(0))^2,$$
$$\langle r(t)^2 \rangle = \frac{1}{n}\sum_{i=1}^{n}\{x_i(\tau)^2 + y_i(\tau)^2 + z_i(\tau)^2\}, \tag{3}$$

ここで、iはランダムウォーカーの番号、τはランダムウォーカーの移動時間、そしてnはランダムウォーカーの個数をそれぞれ表す。フリースペースでの2乗変位量を$a^2\tau$として、値をノーマライズする。(iv) 管内の

拡散率：$D_n = \dfrac{\langle r(\tau)^2 \rangle}{a^2\tau}$ として計算する。このようにD_nを定義すると、$0 \leq D_n \leq 1$の範囲に値をとる。つまり、ランダムウォーカーの毎ステップの運動が必ず起こる空間では$D_n = 1$をとり、管の太さが細くなればなるほど、自由に動き回ることができなくなりD_nの値が小さくなることを表す。また、(v) 40,000個それぞれのランダムウォーカーの2乗変移(x_i^2, y_i^2, z_i^2)を（図3.8.6.b）のようにプロットする。(vi) 得られた2乗変移のプロットに対して、文献[11]で紹介されているアルゴリズムに従って回転させた座標系(a,b,c)を決め、そして分布を$(a/A)^2 + (b/B)^2 + (c/C)^2 = 1$の楕円体にフィッティングする。ただし、$A \leq B \leq C$として、長軸の長さA、中軸の長さB、そして短軸の長さCというようにする。(vii) こうして得られたパラメータD_n、A、B、Cを用いて、

$$\left(\frac{B}{C}D_n, \frac{A}{C}D_n\right)$$

の値を（図3.8.6.e）のようにプロットする。例えば、空間中を自由に動き回ることができる場合、この値は$(1,1)$の値をとる。そして、管の伸びている方向性が見られる場合は（図3.8.6.e）の$(0,0)$と$(1,1)$を結ぶラインから下がってくることを表す。以上(i)-(vii)が指標計算の手法である。では、具体例として、（図3.8.6.a）のパターンの指標計算プロセスを（図3.8.6.b）、（図3.8.6.d）に示す。類洞の計測を行ったときのランダムウォーカーの

$$\left(\frac{B}{C}D_n, \frac{A}{C}D_n\right)$$

をプロットした（図3.8.6.b）で、フィッティングした楕円体が（図3.8.6.d）である。

肝小葉内において、酸素と栄養内容の違いや細胞の活性度の違いから、中心静脈付近に存在する細胞と、門脈付近に存在する細胞は、その機能が異なっているといわれている[1]。そこで、肝小葉内の領域を、（図3.8.1.a）に示したように門脈付近から中心静脈付近へと3つの領域に分け、それぞれ門脈付近をzone1、中心静脈付近をzone3、そしてこれらの中間をzone2とよび、それぞれの領域zone1、3において類洞と毛細胆管のそれぞれの

$$\left(\frac{B}{C}D_n, \frac{A}{C}D_n\right)$$

の値を計測し、領域ごとに丸ぬき（zone1）、星（zone2）、四角（zone3）で（図3.8.6.e）にそれぞれプロットした。方向性については、毛細胆管網はzoneによって差は見られなかったが、類洞網はzoneごとに異なっていて、zone1、2は方向性を持っているのに対して、zone3ではそれほど見られないという結果を得られた。

フラクタル解析から見る類洞網と毛細胆管網

血管系の分岐構造についてフラクタル構造を有することがさまざまな調査研究から報告されてきた[2][12]。ここでは、肝小葉内に張り巡らされる類洞と毛細胆管の分布についてフラクタル解析を行い、形態的意義とその維持機構について考える。

フラクタル解析に用いる画像は、上と同じサイズの2次元蛍光画像をz方向0.5μmごとに取得し、3次元再構成した像を用いて行った。3次元再構成した像に対して、それぞれボックスカウント法に従ってフラクタル次元を計算する。具体的には、以下の1から4に従ってフラクタル次元を求めた。

・1：探索領域を間隔aの立方格子で分割する。
・2：立方格子に構造物の含まれる格子の数：$N(a)$を数えあげる。
・3：aの値をかえて$N(a)$を計測し、（図3.8.7.d）、（図3.8.7.e）のように$N(a)$とaの関係を両対数グラフにプロットする。
・4：$N(a) \propto a^{-D}$の関係が成立するならば、構造物はフラクタルであり、その次元はDであると判定する。

実際に（図3.8.7.a）と（図3.8.7.b）に対して、この方法に従って両対数プロットを行った図がそれぞれ（図3.8.7.c）と（図3.8.7.d）である。それぞれ直線と見なすことができる。このため、この直線のフィットした関数のべき数からフラクタル次元$D = 2.41$ならびに2.11をもつ図形と見なすことができる。

1個体の1サンプルのみでなく、3個体について、それぞれ1カ所以上ずつから得たサンプルを用いて、毛細胆管網、類洞網のフラクタル次元を計測すると、それぞれ$D = 2.40 \pm 0.08$ならびに2.11 ± 0.10という結果を得た[3]。

ここで、前説と同じように脂肪肝ラットモデルの類洞網、毛細胆管網の形態変化を見る。疾患ラットとコントロールラットからそれぞれ摘出した肝臓片の3次元構造のフラクタル次元を調べてみた。類洞の分布のフラクタル次元は変化が見られなかった。が、毛細胆管の分布では、3週、6週と時間がたつごとにフラクタル次元が低くなった。つまり、（図3.8.7.a）の毛細胆管網が直線的な管が見られるようになる。

これらの事実と、脂肪肝になると肝細胞が脂肪を取り込み、肝細胞自身が大きく膨らむという観察結果も加味すると、類洞網の複雑さに変化はせず、しかし毛細胆管網は近接毛細胆管網へつながることが構造的にできなくなり、体外に排出する物質をより一層排出できなくなるのではないかと考えられる。実際に、詳細に疾患肝臓片の毛細胆管のネットワーク構造を観察してみると、さまざまな方向に毛細胆管を伸ばそうとする箇所が見られた。詳細なネットワーク構造解析などはここでは省略する（参考[3]）。

［昌子浩登］

参考文献
[1] S. Shelila & J. Dooley, *Diseases of the liver and Billary Systems*, Wiley-Blackwell (2002).
[2] 『フラクタル』（高安秀樹、朝倉書店、（1986））
[3] 「RIMS講究録」（昌子浩登 et al.,1994,(2016).)
[4] E. Ebihara et al., J. Image. Elec. Eng. J. (2003).
[5] 『非平衡系の科学Ⅲ』（三池秀敏、森義仁、山口智彦、講談社サイエンティフィク（1997））
[6] J.D. Murray, *Mathematical Biology*, Springer (2003).
[7] H. Shoji *et al.*, *Phys. Rev. E.* 75 46212 (2007).
[8] H. Yatti *et al.*, *Life Science*, 93 (2011).
[9] 『拡散MRI』（荒木力、秀潤社、（2006））
[10] 「RIMS講究録」（昌子浩登、1937、（2015））
[11] Y. Nakashima & S. Kamiya, *J. Nuclear Scie. and Tech.* 44, (2007).
[12] 『医学・生物学におけるフラクタル』（松下貢（編著）、朝倉書店、（1992））

3.9. 肺機能評価

呼吸生理学への学術展開

肺は、生命維持に必要不可欠な構造と機能を有し、疾患の種類も数も多い。すなわち、肺の構造と機能を正しく理解し評価することは、「人類の健康」という普遍的な目的達成にとって極めて重要な課題といえる。

呼吸生理学の歴史は古代にまで遡るが、現在のように体系付けられたのは1970年代のことである[1]。当時の知見が、世界15カ国語に翻訳され、今でも世界中の臨床家・研究者に呼吸生理学のバイブルとして読まれている。それから40年以上経った今、医用イメージングならびに画像処理技術は大きな進化をとげた。(図3.9.1) に様々な形とスケールで得られる肺機能情報を示す。これらの情報にもとづいて、肺の構造と機能を多元的に再検証することで、既存の学問体系に新たな医学知見を与える可能性がある。

肺機能評価法

現在、肺機能は、スパイロメーターを用いた肺機能検査、もしくは肺シンチグラフィなどの核医学検査によって評価されている。肺機能検査では、肺活量や1秒率などの左右肺の総合能力を数値として得る。疾患分類や重篤度判定の基準が確立されていることから、経過観察や治療効果判定の目的で定期的に行われている。しかし、検査結果が被検者の努力の程度に大きく依存するため、検査適応外となるケースもある。一方、肺シンチグラフィでは、人体に投与した放射性同位元素 (RI) の集積度を画像化する。肺機能の分布を視覚的に評価できることから、手術計画や術後評価の目的で行われる。しかし、検査費用が高く手技が煩雑であるため、実施に制約が設けられている場合が多い。画像指向の評価法としては、呼吸同期MRIやCTによる動態撮影がある。しかし、CTやMRIの時間分解能が上がってきているので削除すべ

きと考えました。CTはレントゲン検査の約100倍の被ばくがあり、MRIは検査が長時間におよぶことから、機能検査として日常的に行えるものではない。時間分解能を優先した評価法としては、動画対応フラットパネルディテクタ (FPD) を用いた肺機能イメージングがある。1秒間に15 〜 30フレームの撮影レートにより、胸部全体を含んだ広い撮像視野で、自然な呼吸運動をとらえることが可能である。次項に詳細を示す。

動画対応FPDによる肺機能イメージング

高いX線検出効率を誇るFPDは、従来の胸部単純X線撮影と同等の被ばく線量でのX線動画検査を実現した。動画対応FPDが実用化された2000年代に提案され、撮影プロトコルや各種肺機能の定量化・可視化技術の技術開発が進められている[2]。機能を正しく評価するには、限られた時間内に機能評価に必要な一連の動きを撮影し、かつ、その再現性を保つことが重要である。そこで、オートボイスシステムの利用と撮影前の練習が推奨される。肺機能評価の場合、吸気・呼気・息止めの3位相を含める必要があるため、10秒程度かけて撮影する。また、自然な呼吸運動をとらえるために、10フレーム/秒程度の撮影レートが望ましい。気になるのは総被ばく線量だが、撮影条件を調節することで、国際原子力機関 (IAEA) の定める単純X線撮影ガイダンスレベルの1.5 〜 2倍程度に抑えることができる[3]。従来の胸部単純X線撮影時に付加的に実施できることから、近い将来、広く普及することが見込まれている。しかし、2次元投影像である胸部X線動画像の肺野には、肺血管・気管支・肋骨が重なり合って投影されているため、これらの運動の分離が長年の課題となってきた。この問題を解決したのが、2006年頃に開発された肋骨陰影抑制処理である[4][5]。胸部X線動画像に適用することで軟組織成分と骨成分が分離され、胸部を構成する臓

第3章　多元計算解剖学の基礎研究への応用

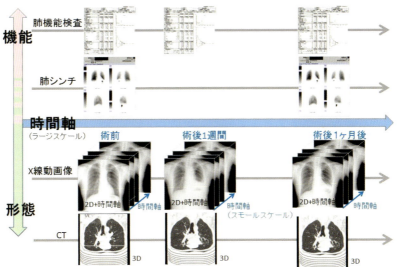

図 3.9.1
様々な形とスケールで得られる肺機能情報。

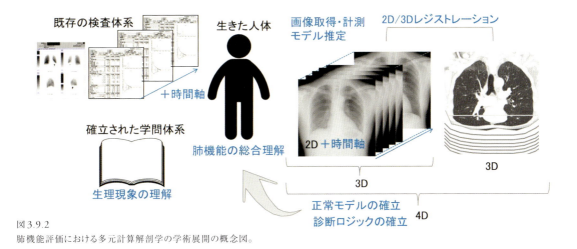

図 3.9.2
肺機能評価における多元計算解剖学の学術展開の概念図。

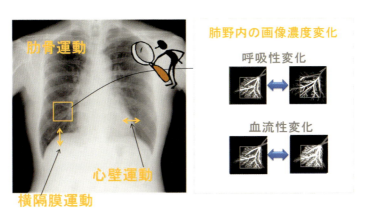

図 3.9.3
胸部X線動画像上に投影されている各種機能情報。

153

器・骨・軟組織の個々の動態機能の定量評価が可能になった[6][7]。しかし、どんなに画像処理技術が進歩しても、2次元投影像の限界はついてまわる。この問題を解決するのが、多元計算解剖学を支える諸技術といえる。

2次元＋時間軸から4次元への展開

（図3.9.2）に、肺機能評価における多元計算解剖学の学術展開の概念図を示す。肺機能の総合理解は、空間・時間・機能・病理の異なる次元の情報の統合によって実現される。その手段として、胸部X線動画像とCT画像との2D/3Dレジストレーションによる4次元化に注目したい[8][9]。3次元空間に時間軸を与えることで、面積変化をボリューム変化として評価できるようになり、学術的にも臨床的にも得られるものは多い。多元計算解剖学と各種イメージング技術のさらなるコラボレーションを期待したい。本稿では、その片輪を担う胸部X線動画像を例に、肺機能の総合理解のためのアプローチを解説する。

肺機能の総合理解のためのアプローチ

X線動画像上に投影される肺機能の理解に先立ち、現象そのものを正しく理解しておく必要がある。そして、得られた画像上でその生理現象がどのような動的変化を示すのか仮説を立て（モデル推定）、検証する。さらに、正常な動的変化のパターン化（正常モデルの確立）と、正常パターンからの逸脱を根拠とした異常検出アルゴリズムの開発が行われれば、評価ツールとして機能するようになる。以下に、大まかな手順を4ステップでまとめた。

（1）生理現象の理解
　　確立された学問体系から、生理現象のメカニズムを学ぶ。
（2）画像取得・計測・モデル推定
　　画像化された生理現象からモデル推定する。
（3）正常モデルの確立
　　正常な動的変化をパターン化し、医学的意味付け

を行う。
（4）診断ロジックの確立
　　正常モデルからの逸脱を根拠とした異常検出アルゴリズムを開発する。

現在この手順に従い、様々な部位を対象とした研究が取り組まれている。ここで重要なことは、得られた膨大な時系列データの医学的意味付けと、その解釈を支援するためのソフトウエア開発にある。このような理由から、肺機能評価の分野においても、多元計算解剖学の位置付けは益々重要になっていくと考えられる。

胸部X線動画像上に投影されている肺機能

呼吸過程を撮影した胸部X線動画像には、様々な肺機能が投影され、可視もしくは不可視な情報としてX線動画像の一部を形成する（図3.9.3）。可視情報としては、横隔膜、胸郭、肋骨、心壁などの各種運動がある。正常な横隔膜・胸郭・肋骨運動は、左右で同調して動き、横隔膜可動域は正常な成人男性で10cm程度（努力呼吸時）とされている[1]。また、横隔膜・胸郭・肋骨運動と肺機能には高い相関があり、一方の機能異常はただちに他方の機能異常としてあらわれることから、横隔膜・胸郭・肋骨運動の理解は、肺機能を理解するための重要な評価項目といわれている。一方、不可視もしくは肉眼での識別が困難な情報としては、肺野内のX線透過性変化となってあらわれる肺換気・肺血流がある。この変化は、肺血管・気管支の単位容積あたりの密度変化や肺血管の血液のボリューム変化に起因するものである。したがって、これらの動的な変化から肺機能の間接評価が可能と考えられている。以下に、動物実験ならびに初期臨床試験を通して現在までに得られた知見を示す。

（1）横隔膜運動
　1回吸気量（100、200、300、400、500ml）を変化させてX線動画撮影した豚の正常モデルにおいて、1回吸気量と横隔膜移動量との間に高い相関が確認されている（r = 0.96）。一方、豚の肺塞栓モデルにおいては、閉塞肺の横隔膜移動量が、健常肺の

第3章 多元計算解剖学の基礎研究への応用

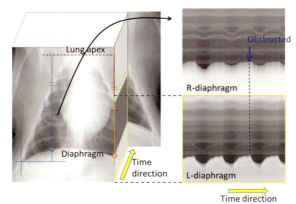

図 3.9.4
時空間断層像による横隔膜運動の可視化（豚の肺塞栓モデル）。

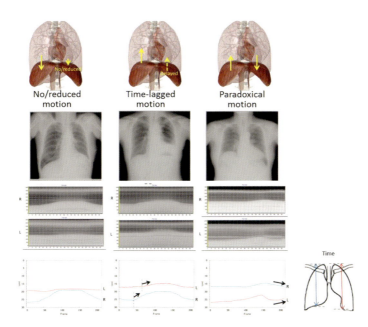

図 3.9.5
様々な横隔膜運動異常の可視化と定量化（すべて肺がん術後症例）。※2次元空間+時間軸（スモールスケール）での肺機能評価。

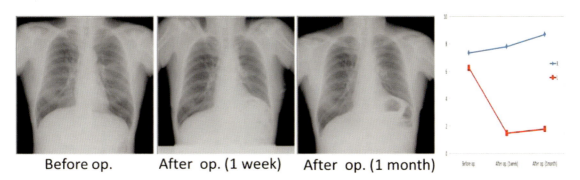

図 3.9.6
横隔膜移動量の術後変化の定量化（左肺がん、60M）。※2次元空間+時間軸（ラージスケール）での肺機能評価。

横隔膜移動量に比べて平均44%低減することが確認されている。横隔膜運動計測によって、肺単位の肺機能評価が可能になる。（図3.9.4）に、X方向を時間軸とした時空間断層像による横隔膜運動の可視化手法を示す。時空間断層像は、任意の位置で構造物の時間変化を観察するのに適しており、閉塞肺の横隔膜運動低下を容易に観察できる。（図3.9.5）は、肺がん術後症例の横隔膜移動量と左右肺の時空間断層像である。様々な横隔膜運動異常が可視化・定量化されている。また、（図3.9.6）に示すように、横隔膜運動の術前術後評価に有用である。このように、臨床症例においても、横隔膜運動計測による肺機能評価の有用性が示されつつある。横隔膜運動は呼吸状態（吸気、呼気、息止め）の指標としての用途もあり、肺機能の理解には重要な計測項目といえる。

（2）胸郭運動

（図3.9.7）に、骨X線動画像を対象とした肋骨動態の定量化・可視化手法を示す。（図3.9.8）に示すように、肋骨動態の左右対称性評価が容易に行える。（図3.9.9）に肺機能が正常であると診断された27症例と肺機能に異常をきたす6症例の水平方向の移動ベクトル和を示す。水平方向の移動ベクトル和がゼロに近づくほど、肋骨動態が左右対称性であることを示す。正常27症例が左右対称な肋骨動態を示すのに対し、異常6症例ではその対称性が低下し、そのうち3症例で有意な術後変化が確認される。さらに、正常症例においては呼吸位相との高い相関も確認されている[10][11][12]。このように、人を対象とした臨床試験において、肋骨動態による肺機能評価の有用性が示されつつある。

（3）肺換気

肺野内の呼吸性濃度変化にもとづく肺機能評価の実現可能性が検証されている。（図3.9.10）に、豚の肺塞栓モデルを対象に、肺野内の呼吸性濃度変化の計測結果と、変化量に応じたカラースケールで原画像に重ね合わせて表示したカラーマップを示す。これまでに、1回吸気量と肺野内濃度変化量との間に高い相関がみとめられること（r = 0.9）、肺塞栓部の濃度変化量が正常領域に比べて有意に低下すること（P<0.05）、肺葉単位の肺機能障害をカラーマップ上で可視化できること、Air trappingと肺塞栓の鑑別診断が可能であること、過膨張や補償変化などの病態も評価できること、などが明らかになっている[13]。肺野内の呼吸性濃度変化から、様々な生理現象をリアルタイムに理解できることから、将来的には術中支援や在宅医療に応用される可能性がある。

今後の展望

医用イメージングならびに画像処理技術は大きな進化をとげ、様々な形とスケールで肺機能情報が得られるようになった。これらの情報にもとづいて、肺の構造と機能を多元的に再検証することで、既存の学問体系に新たな医学知見を与える可能性がある。まだ未解明な部分も多くあり、各種イメージング技術や呼吸生理学とのコラボレーションをさらに推し進める必要がある。得られた膨大な時系列データの医学的意味付けと、その解釈を支援するためのソフトウエア開発において、多元計算解剖学の位置づけは益々重要になっていくと考えられる。

［田中利恵］

参考文献

[1] West JB: Respiratory physiology. The essentials. First Edition. Philadelphia: Lippincott Williams& Wilkinss 1974.

[2] Tanaka R: Dynamic chest radiography: flat-panel detector (FPD) based functional X-ray imaging. Radiol Phys Technol. 9(2): 139-153, 2016.

[3] International basic safety standards for protection aginst ionizing radiation and for the safety of radiation sources, Vienna:International atomic energy agency (IAEA) 1996.

[4] Suzuki K., Abe H., MacMahon H. et al: Image-processing technique for suppressing ribs in chest radiographs by means of massive training artificial neural network (MTANN). IEEE Trans. Med. Imaging. 25: 406-416, 2006.

[5] Freedman MT, Lo SC, Seibel JC, et al.: Lung nodules: improved detection with software that suppresses the rib and clavicle on chest radiographs. Radiology 260: 265–273, 2011.

[6] Tanaka R, Sanada S, Sakuta K, et al: Improved accuracy of markerless motion tracking on bone suppression images: Preliminary study for image-guided radiation therapy (IGRT). Phys. Med. Biol. 60:N209-N218, 2015.

第3章 多元計算解剖学の基礎研究への応用

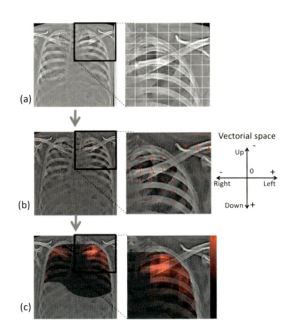

図3.9.7
骨X線動画像を対象とした肋骨動態の定量化と可視化。(a) 骨X線動画像の1フレーム：領域ごとに移動ベクトルを計測する。(b) 移動ベクトルマップと部分的に拡大した画像：赤矢印は移動ベクトルを示す。(c) 移動量マップと部分的に拡大した画像：明るい赤色は移動量の多い領域を示す。

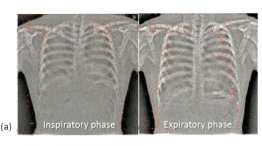
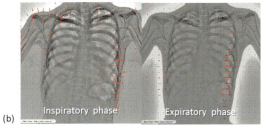

図3.9.8
吸気相と呼気相のベクトルマップ。(a) 正常症例。(b) 呼吸器疾患症例。※2次元空間＋時間軸（スモールスケール）での肺機能評価。

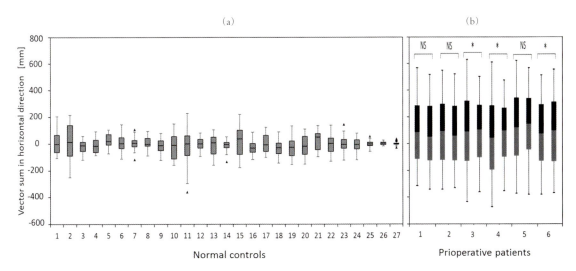

図3.9.9
水平方向ベクトル和。(a) 正常症例（n=27）。(b) 術前術後の肺がん症例（n=6）。

[7] Tanaka R, Matsuda H, Sanada S: Time-series analysis of the lung texture on bone-suppressed dynamic chest radiography for the evaluation of pulmonary function: a preliminary study. Proc. SPIE 10137, Medical Imaging 2017: Biomedical Applications in Molecular, Structural, and Functional Imaging, 101371R, 2017.

[8] 「一軸性関節による肋骨運動の制約付き2D-3D位置合わせ精度の評価」（日朝祐太、大竹義人、田中利恵、横田太、真田茂、佐藤嘉伸、電子情報通信学会技術研究報告、116(393):7-12、2017）

[9] 「拘束条件付き2D-3Dレジストレーションを用いたX線動画からの胸郭動態の計測」（日朝祐太、大竹義人、田中利恵、真田茂、佐藤嘉伸、信学技報、115(301):61-65、2015）

[10] Tanaka R, Sanada S, Sakuta K, et al: Quantitative analysis of rib kinematics based on dynamic chest bone images: preliminary results. Journal of J Med Imaging. 2(2) :024002, 2015.

[11] Matsuda H, Tanaka R, Sanada S: Computerized method to compensate for breathing body motion in dynamic chest radiographs. Proc. SPIE 10137, Medical Imaging 2017: Biomedical Applications in Molecular, Structural, and Functional Imaging, 101371Q, 2017.

[12] Tanaka R, Matsuda H, Sanada S: Computerized Evaluation of the Rib Kinetics and Pulmonary Function based on Dynamic Chest Radiography. Proceedings of the second international symposium on the project "Multidisciplinary computational anatomy"115-117, 2016.

[13] Tanaka R, Tani T, Nitta N, et al: Dynamic chest radiography for pulmonary function diagnosis based on temporal changes in lung density: an animal-based study. Int J CARS. 12(suppl 1): S10, 2017.

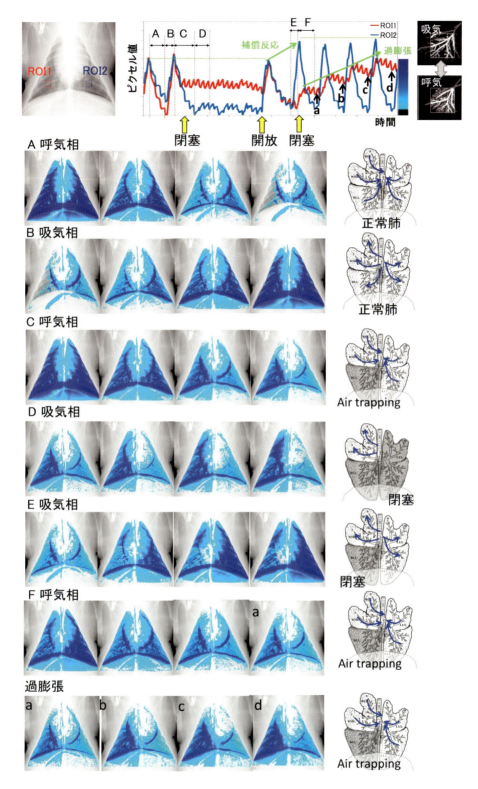

図3.9.10
肺野内の呼吸性濃度変化の可視化（豚の肺塞栓モデル）。※2次元空間+時間軸（スモールスケール）
肉眼ではとらえられない微小な呼吸性濃度変化をその変化量の大きさに応じたカラースケールで原画像に重ね合わせることで可視化する。

3.10. 電気・磁気刺激による脳機能診断

脳の電気・磁気刺激シミュレーション

この30年の間、ヒトが電磁界にさらされた際に体内に誘導される電流（電界）を評価する技術は飛躍的な進歩を遂げた。これは、電磁界の人体への影響と関連した研究による功績が大きく、特に、1990年代後半からの携帯電話の爆発的な普及に伴い、数々の技術が生み出された。当該技術は二つに大別され、一つ目は医用画像に基づく数ミリメートルの直方体の最小要素（ボクセル）から構成される人体を計算機上で表現する技術（例えば、[1][2]）、二つ目は、そのモデルを構成する各ボクセルに人体組織ごとの異なる電気的特性を付与することにより成し得た電磁界のシミュレーション技術である（例えば、[3][4]）。

人体モデルの構築は、医用画像、特に磁気共鳴（MR）システムの発展、高精度化と歩調をあわせている。その性能が十分ではなかった2000年代前半には、医用画像に基づく人体組織の分類は、一部手動による評価が必要であった。一方現在では、MR画像の高品質化、および医用画像処理の進歩と相まって、フリーウェアなどを用いることにより頭部など限定された部位ではほぼ自動でモデル構築が可能となっている[5][6]。すなわち、複数のソフトウェアを併用することにより、十分な専門的知識がなくとも人体モデルの構築ができる日が来た、あるいは少なくとも近づきつつあると言える。

磁気刺激で用いられる中間周波帯において、電磁界シミュレーションの進歩は、電磁界を電界と磁界とに切り分けて考えることができる準静近似に基づく解析手法の発展[7]による貢献が大きい。これまで、人体のような電気的に不均質な媒質に対する電磁界計算には多大な時間を要していたが、不均質媒質に対するマルチグリッド法などの高速解法の適用が進むことで解決しつつある[4]。この周波数帯における電磁パルスを用い、体内に存在する神経を非侵襲に刺激すること

により、脳機能または脊髄の診断、治療に用いることができる。特に、脳を診断もしくは治療の対象とした場合には、その組織構成の複雑さからも医用画像による個別モデル化が重要となる。

本節では、医用画像から計算機上で人体の電気特性を模擬する方法、さらには電磁界シミュレーションを実施する方法を述べ、人体の電気生理応答を再現する方法について概説する。

医用画像からの数値人体モデルの作成

人体形状ならびに内部の組織構成を詳細に模擬した数値人体モデルの開発状況を述べる。人体モデルの開発では、MR画像などの医用画像に基づき人体を構成する組織の同定が行われている。数ミリメートルオーダーの解像度のボクセルから構成されるようになったのは、1997年英国のグループによるNORMANが初めてである[1]。その後、国内においても平均体型の日本人男女の数値人体モデルTAROおよびHANAKOが開発された[2]。このモデルは2mmのボクセルから構成されており、51種類の組織が同定されているが、モデルの作成に際し、MR画像から組織の同定を行った上、最終的には手作業で補正が加えられている。さらに近年では、スイスのグループにより、同様にMR画像から組織が同定された幅広い年齢にわたる全身モデル群 Virtual Family がリリースされた[8]。上記の全身モデル群は、例えば脊髄神経への磁気刺激など、個体差が比較的小さい部位については汎用できる可能性がある。

一方、脳など個人差の大きい部位への刺激については、外部からの電気・磁気刺激により誘導電界のばらつきが顕著であることが報告されており[4]、個々人のモデルでの検証が必要とされている。以下では、個々のMR画像から頭部モデルを構築する方法を紹介する[5][6]。

脳組織に関するメッシュ生成は、フリーソフトFreeSurferを用いることにより、MRシステムで取得されたT1強調画像より生成することが可能である[9]。また、ソフトウェアライブラリ[10]を用いることにより、T1およびT2強調画像双方から皮膚、頭蓋、脳骨髄液などのメッシュ生成が可能である。この両者のメッシュを組み合わせることにより個々のMR画像に基づく頭部モデルとなる。筆者の研究グループでは、後者は独自に開発したアルゴリズムを用いているが[5]、手続きはほぼ同一である。人体頭部モデル生成過程を（図3.10.1）に示す。また、アメリカでは、Human Connectomeと名付けられたプロジェクトが進行中であり、その過程で個々のMR画像より、50体の頭部モデルを作成、リポジトリとして利用が可能である[6]。

電磁界シミュレーション技術

低周波から中間周波帯、医療応用を想定した局所的なばく露に対しては、数MHzまでの電磁界を浴びた場合の体内誘導電流評価方法として、準静近似に基づく解析手法が有用である[7]。つまり、上記周波数領域では、生体組織の電気定数は良導体として振舞うこと、かつ電磁界の波長が人体よりも十分に長く、誘導電流による二次磁界の影響を無視することが可能となる。その場合、マクスウェル方程式に基づく全電磁界シミュレーションではなく、ファラデー則など変位電流成分が十分小さいとみなせる領域であるとも言える。適用可能な解析手法は複数あり、有限要素法[4]、スカラーポテンシャル（SPFD）法[3]、インピーダンス法[11]、準静時間領域差分法[12]などが挙げられる。ボクセルモデルに対し、有限要素法およびスカラーポテンシャル法が、より高速かつ高精度な解析手法として提案されていることを付記する[4]。

一例として、SPFD法[4]を用いて電位および電界の体内誘導量の計算を行う方法を示したい。体内誘導量を導出する際の反復解法に多重格子法[4]を導入することにより、計算の高速化を図る。SPFD法は、生体などの計算対象をボクセルで離散化し、導電率があるボクセルに含まれるすべての節点について、電気スカラーポテンシャルを未知変数とした以下の連立一次

方程式を解く有限差分法である。ここでは、電気刺激（電流）に対する定式化を示す。

$$\sum_{n=1}^{6} S_n \varphi_n - \left(\sum_{n=1}^{6} S_n\right)\varphi_0 = j\omega q \tag{1}$$

ここで、ϕ_nは節点nにおけるスカラーポテンシャル、qはセルに蓄えられる電荷、ωは角周波数、S_nは辺nのエッジコンダクタンスで以下のように表される。

$$s_n = \sigma_n \frac{a_n}{l_n} \tag{2}$$

ここで、a_nはボクセルの1面の表面積、l_nはセルサイズ、σ_nは辺の導電率である。

数値人体モデルの各組織に割り当てられる電気的特性については、測定値に基づき構築された推定式[13]が頻用されている。

式（1）のような連立一次方程式の反復解法としてSOR法が挙げられる。SOR法は、反復法で代表的なガウス＝ザイデル法に加速緩和係数という定数を導入し、相対誤差の修正量を拡大することで、更なる収束の加速を図った手法である。SOR法では、連立一次方程式の近似解$\varphi(i,j,k)$を用いて、補正を行った近似解$\varphi^{new}(i,j,k)$を得ることができる。

$$\varphi^{new}(i,j,k) = \varphi(i,j,k) + \alpha\{\varphi_0(i,j,k) - \varphi(i,j,k)\} \tag{3}$$

ここで、aは加速緩和係数であり、$1 \leq a \leq 2$の範囲で解が収束することが確認されている。$\varphi_0(i,j,k)$は補正前の連立一次方程式の解$\varphi(i,j,k)$を用いて得られる解である。また、残差ζを以下のように定義する。

$$\xi(i,j,k) = \left(\sum_{n=1}^{6} S_n\right)\varphi_0(i,j,k) - \sum_{n=1}^{6} S_n\varphi_n(i,j,k) + j\omega q \tag{4}$$

この残差と真値との相対誤差が十分小さくなるまで更新を繰り返すことで、人体内部に誘導される電界が求められる。しかし、SOR法を実装したSPFD法に並列処理を施すと、SPFD法の計算上、並列分割された他の解析領域の近似解の引用が必要となり、近似解の更新順序の観点から安定して解が収束せず、並列処理が実現できない。そこで、Multi-Color SOR法[14]を導入することにより安定して解が収束することで並列処理が可能となる。

脳電気・磁気刺激への適用事例

1. 電気刺激

覚醒下手術とは、医師が言語能力や運動能力を確認しつつ脳腫瘍付近に電気刺激を与え、脳の機能を一時的に遮断することで、その場所にある脳組織が患者の日常生活動作に異常をきたす部位か否かを判断しながら行う手術である。このように腫瘍と近接する脳の機能を捉えることで、後遺症のリスクを最小限に抑えることが可能となる[15]。脳への直接電気刺激の方法には、単極電極を用いる単極刺激と双極電極を用いる双極刺激の二つがある。

単極刺激は、二つの電極をそれぞれ脳の刺激したい部位と、肩や後頭部などの外部の皮膚上に配置し、外部の皮膚においた電極から刺激したい部位に向かって電流を流す方法である。また、双極刺激は、二つの電極を脳の刺激したい部位をまたぐように配置し、その間の部位に電流を流す方法である。この方法は前者の方法とは異なり、刺激対象とした部位以外の脳組織を刺激してしまうリスクが少ない。一方、脳に正負両方の電極を置くため、これらが脳組織より導電率の高い脳脊髄液に浸ってしまう恐れがあり、その場合、電流が脳脊髄液に流れてしまい、脳への電気刺激が妨げられてしまう[16]。脳の機能を正確に捉えるには、電気刺激がより局在的である方が望ましく、どちらの方法がより局在的に刺激できるかを物理的見地から評価した事例を紹介する。

本事例解析では、単極刺激および双極刺激による刺激範囲の比較を行った。まず、単極刺激および双極刺激による脳内誘導電位分布および電界分布を、式（1）を用いて算出し、更には神経モデルの解析[17]から、刺激電極直下に位置する神経が活動電位を示す最小の電流値を求めた。（図3.10.2）に示すように、2mA通電時には単極刺激の刺激範囲は61mm³となることに対して、双極刺激では39mm³とおよそ2/3の大きさであり、双極刺激の方がより局在的な刺激が可能だと考えられる。これは、単極刺激では脳表以外の電極の位置により、電流分布が大きく変化することが主な理由である。

2. 磁気刺激

外科手術を実施する前の検査の一つとして、経頭蓋磁気刺激法があり、刺激装置の位置を変化させ、磁気パルス（二相波単発刺激）を印加、これを複数回行う。その際、体表面に電極を貼付し、対象となる部位（例えば手、足など）にMEP（Motor Evoked Potential：運動誘発電位）が観測された場合には、脳内電流の高い位置と当該部位の筋肉の神経が繋がっていると推定する。このときの、MEPが観測された場合の測定装置の位置、角度の情報を記録し、計算機上で同様の刺激を模擬する。なお、MR画像を用いた磁気刺激位置決定のためのナビゲーションシステムは複数商品化され、電気生理に関する研究などで頻用されている。

（図3.10.3）は、左手親指においてMEPが観測できた脳刺激サンプルのうち[18]、反応の振幅が大きくなった3サンプルについて電磁界解析を行ったものである。結果は、脳内に誘導された電界の最大値でそれぞれ規格化されている。（図3.10.3）より、測定装置の位置および角度を変化させた場合、脳内に誘導される電流分布が異なることがわかる。また、ここでは示さないが、異なる被験者の脳を対象とした場合、同様に脳内に誘導される電流分布が異なり、これらは脳の解剖学的な構造によるものだと考えられる。したがって、外部装置からの磁気刺激では、パーソナル医療の必要性があることが確認される。また、手の運動野は、手でMEPが観測される刺激位置すべてにおいて、共通して電界分布が大きな値を示している部分であると考えられるため、上述の3サンプルでの解析結果をすべて掛け合わせ、最大値を1として正規化したものが（図3.10.3.iv）である。この操作により、電界分布が大きな値を示した部位のみを残すことができ、手における運動野の位置を1cm²程度に推定することが可能となる。

本手法を、脳腫瘍患者へ適用した事例を（図3.10.4）に示す。なお、腫瘍の導電率は、通常の脳組織よりも高いことが報告されており、ここではCSFと灰白質の中間値として仮定した上で試算する。また、本解析事例では、脳腫瘍患者を対象とした医用画像を用いて人体モデルを構築し、さらには（図3.10.3）

第3章　多元計算解剖学の基礎研究への応用

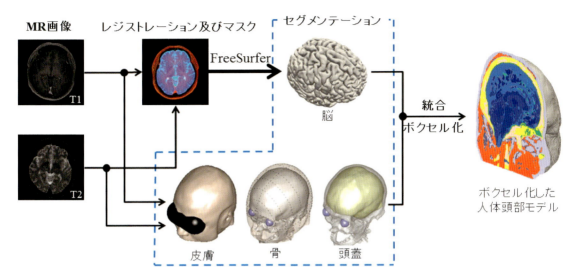

図3.10.1
MRシステムで取得されたT1強調画像、T2強調画像に基づき、人体頭部モデルを構築する手順。脳組織のセグメンテーションとそれ以外の組織を別のソフトウェアにより実施し、両者の位置合わせを行った上で合成することにより、計算機上で人体頭部モデルを構築。各組織に異なる電気定数を与えることにより、電気的に人体を再現した。

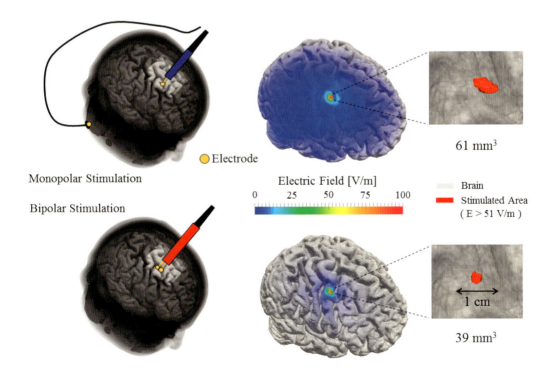

図3.10.2
脳への単極刺激（上）および双極刺激（下）により、運動野を刺激した場合に誘導される電界および刺激領域の推定例。刺激の際に用いた電流は、2mAとした。

163

で示した手続きにより磁気刺激による標的部位を推定
している。さらに、4.1節で示す脳直接電気刺激で得
られた結果を比較のために示している。（図3.10.4）
より、脳腫瘍が存在する場合においても、磁気刺激で
刺激した手の運動野は、直接電気刺激で推定した場
合と一致していることが確認でき、手法の有効性を示
すものである。

今後の展望

　本稿では、電磁界を用いたパーソナル医療応用に
おけるシミュレーションの実施例として、特に個体差の
大きい脳への電気刺激に焦点を当て、実測値との比
較からその有用性を紹介した。この進展は、医用画
像処理技術と電磁界シミュレーション技術の協調なくし
てはなし得なかった。一方、脳組織のセグメンテーショ
ンなど、いまだに時間を要する部分もあり、故に臨床
応用を見据えた異なるアプローチも必要となる。この
膨大な計算については、高速な電磁界解析技術が必
要であるが、スーパーコンピュータの利用やハードウェ
アの更なる発展で解決されるであろう。

［平田晃正］

参考文献

[1] P. J. Dimbylow, "FDTD calculations of the whole-body averaged SAR in an anatomically realistic voxel model of the human body from 1 MHz to 1 GHz," Phys. Med. Biol., vol.42, no.3, pp.479-490, 1997.

[2] T. Nagaoka et al, "Development of realistic high-resolution whole-body voxel models of Japanese adult males and females of average height and weight, and application of models to radio-frequency electromagnetic-field dosimetry," Phys. Med. Biol., vol.49, no.1, pp.1-15, 2004.

[3] T. W. Dawson and M. A. Stuchly, "Analytic validation of a three-dimensional scalar-potential finite-difference code for low-frequency magnetic induction," Appl. Computational. Soc. J., vol.11, no.3, pp.71-81, 1996.

[4] I. Laakso and A. Hirata, "Fast multigrid based computation of induced electric field for transcranial magnetic stimulation," Phys. Med. Biol., vol.57, pp7753-7765, 2012.

[5] I. Laakso et al., "Inter-subject variability in electric fields of motor cortical tDCS," Brain Stimulation, vol.8, no.5, pp.906-913, 2015.

[6] E. Lee, et al., "Investigational effect of brain-scalp distance on the efficacy of transcranial magnetic stimulation treatment in depression", IEEE Trans. Magnet, vol.52, no.7, article no.5000803.

[7] A. Hirata, T. Ito, and I. Laakso, "Confirmation of quasi-static approximation in SAR evaluation for wireless power transfer system," Phys. Med. Biol., vol.58, no.17, pp.N241-249, 2013.

[8] A. Christ et al, "The Virtual Family—development of surface-based anatomical models of two adults and two children for dosimetric simulations," Phys. Med. Biol., vol.55, no.2, pp.N23-N38, 2010.

[9] B. Fischl, M. I. Sereno, and A. M. Dale, "Cortical surface-based analysis: II: inflation, flattening, and a surface-based coordinate system," NeuroImage, vol.9, no.2, pp.195-207, 1999.

[10] S. M. Smith, "Fast robust automated brain extraction," Human Brain Mapping , vol.17, no.3, pp.143-155, 2002.

[11] N. Orcutt and O. P. Gandhi, "A 3-D impedance method to calculate power deposition in biological bodies subjected to time varying magnetic fields," IEEE Trans. Biomed. Eng., vol.35, no.8, pp.577-583, 1998.

[12] A. Hirata et al., "Dosimetry in models of child and adult for low-frequency electric field," IEEE Trans. Biomed. Eng., vol.48, no.9, pp.1007-1012, 2001.

[13] S. Gabriel, R. W. Lau, and C. Gabriel, "The dielectric properties of biological tissues: III. Parametric models for the dielectric spectrum of tissues," Phys. Med. Biol., vol.41, no.11, pp. 2271-2293, 1996.

[14] D. Xie and L. Adams, "New Parallel SOR Method by Domain Partitioning," SIAM J. Sci. Comput. , Vol.20, pp. 2261-2281, 2006.

[15] E. F. Chang et al, "Functional mapping guided resection of low-grade gliomas in eloquent areas of the brain: improvement of long-term survival," Clinical article. J. Neurosurg., vol. 114, no.3, pp.566-573, 2011.

[16] P. Jayaker, "Physiological principles of electrical stimulation," Adv. Neurol., vol. 63, pp.17-27, 1993.

[17] J. Gomez-Tames, J. Gonzalez, Y. Wenwei. "A simulation study on the dominance of the Tissues' conductivity in the muscle recruitment," Journal of Medical Imaging and Health Informatics. vol.3, no.1, pp.72-78, 2013.

[18] T. Takakura et al., "Navigated transcranial magnetic stimulation for glioma removal: prognostic value in motor function recovery from postsurgical neurological deficits," J. Neurosurg.: 1-15, vol.127, vo.4, pp.877-891, 2017.

第3章 多元計算解剖学の基礎研究への応用

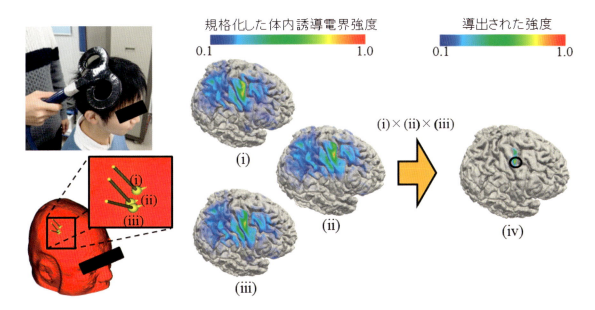

図3.10.3
経頭蓋磁気刺激法による刺激を計算機上でシミュレーションし、再現した例。複数回の刺激を実施し、親指の筋肉に刺激が伝わった場合のサンプル3点を抽出。その際の脳内電流をシミュレーションすることで再現し、さらに重ね合わせにより分解能の向上を実現、診断への応用可能性を示唆。

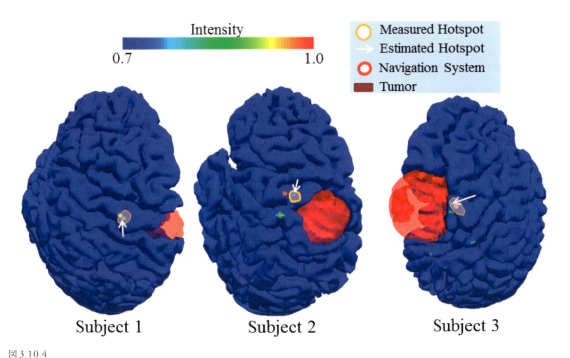

図3.10.4
脳腫瘍患者を対象とし、計算機上で磁気刺激による運動野を推定した例。比較のために、手術時に得られた脳直接刺激による推定点を示す。両者はいずれの事例においても極めてよく一致している（医用画像および磁気・電気刺激の実験データは、東京女子医大・村垣善浩博士、田村学博士、髙倉朋和博士の提供による）。

165

3.11. 光コヒーレンストモグラフィー・OCT

光コヒーレンストモグラフィー・OCTとは

光コヒーレンストモグラフィー（Optical Coherence Tomography）、通称OCTは、広帯域光と光干渉計を用いて、生体等の被測定対象の内部構造を非接触・非破壊で、μmの分解能で測定する技術である。特に眼科領域では、眼底検査（網膜検査）に不可欠な技術であり、臨床でも活用されている。

（図3.11.1）は、各種の非破壊内部計測技術の比較を表している。代表的な非破壊内部計測技術には、超音波診断装置がある。超音波診断装置では、体の表面にセンサを接触させる必要があるが、mmの分解能で体内の数cmの深さまで観察が可能であり、健康診断や胎児の検査等に用いられている。X線CTやMRIは、より深い侵達度が得られるものの、大がかりな装置が必要で、安全性にも問題があり、また分解能は一般に更に劣化してしまう。分解能がμm以下と高いイメージング技術として顕微鏡がある。顕微鏡では、分解能が高いものの、深部の計測やin vivo計測は一般に難しい。

これに対し、広帯域光と光干渉計を用いた光断層計測技術、OCTは、生体の内部構造を非接触・非破壊でin vivo計測する技術である。一般に計測深度は数mmで、深さ方向分解能は十数〜数μmと高分解能である。また、最近、計測速度の向上が著しく、断層であればリアルタイム（ライブ）計測が可能で、3Dイメージングも数秒でできるようになってきた。

（図3.11.2.a）にOCTの原理図を示す。光源から出力される広帯域光を2つに分け、一方をサンプルに照射する。サンプルに入射した光は生体中を進み、内部から微弱な後方散乱光が戻ってくる。戻ってきた後方散乱光は、他方の光路から来る参照光と重ね合わされ、検出器に入射される。

検出器において、参照光と信号光による干渉信号が検出される。（図3.11.2.b）は干渉信号の例を表し

ている。広帯域光を用いていると、波長が異なる多くの波の干渉によって、光路長がほぼ一致したときのみ干渉信号が現れる。干渉波形の半値幅をD_zとしたとき、

$$\Delta z = \frac{2\ln 2}{\pi} \frac{\lambda^2}{\Delta \lambda} \quad (1)$$

と表される。λは中心波長、$\Delta \lambda$はスペクトル幅を表している。Δzは光源のスペクトル幅によって決まるコヒーレンス長（可干渉距離）に対応しており、中心波長の2乗に比例し、スペクトル幅に反比例する。そして、光源に広帯域光を用いることで、数μmの高い分解能を得ることができる。また、信号光は非常に微弱であるが、干渉信号は信号光と参照光の積になるため、参照光によって増幅されることになり、高い感度を得ることができる。一般に、100dB程度の高い感度を得ることができている。これは、1mWの光を照射したときに、pwレベルの微弱な光を検出することを意味している。

（図3.11.3）にOCTによる断層イメージの原理を示す。深さ方向の信号強度分布を濃淡やカラーで表示し、照射光を横方向に走査しながら連続的に取得することで、深さ方向の断層イメージを得ることができる。

OCTの種類

OCTには（図3.11.4）に示すようにいくつかの手法があり、大きく、時間的に干渉信号を見る時間領域OCTとスペクトル領域で干渉信号を見るフーリエ領域OCTに大別される。

（図3.11.5）は時間領域OCTの構成例を表している。干渉計は広い波長帯域で動作する光ファイバ分岐器で構成されている。ファイバカプラにおいて、広帯域光は信号光と参照光に分けられる。信号光はXYの2軸のガルバノミラーを介してサンプルに照射される。サンプルから戻ってくる後方散乱光は、光ファイ

第 3 章　多元計算解剖学の基礎研究への応用

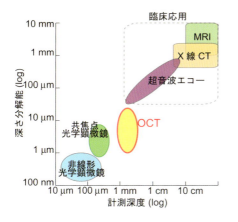

図 3.11.1
各種生体内部イメージング技術の特性比較。

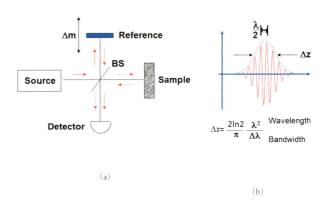

図 3.11.2
(a) OCT の原理図、(b) 干渉波形の例。光源の帯域が広いほど高い分解能が得られる。

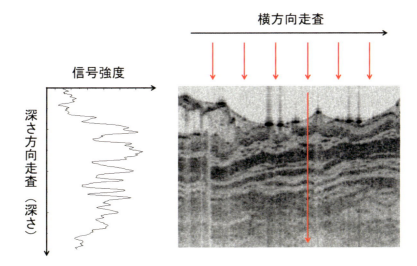

図 3.11.3
OCT による断層イメージング。信号強度を濃淡で表し、照射光を横方向に走査して断層イメージを構築する。

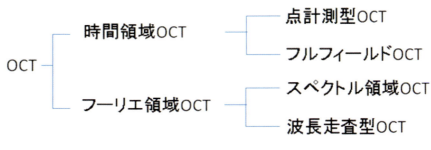

図 3.11.4
OCT の種類。

バに結合し、光ファイバ分岐器において参照光と重ね合わせられる。重ね合わされた光はバランス型検出器に入射され、干渉信号のみを抽出することができる。参照光の光路長を可動ミラー等を用いて機械的に変化させると、信号光と参照光の光路長が一致したときのみ、干渉信号が現れる。良好な干渉波形を得るために、2つの光路で、光路長の波長依存性が等しくなるよう、適切な素材と厚さのガラスを用いて調整する。干渉信号はPCに取り込まれ、プログラムで信号が処理され、断層イメージが構築される。この手法で、100dB以上の感度が得られる。

　時間領域OCTでは、光路長を機械的に走査する必要があり、イメージング速度を制限する要因になっていた。これに対し、分光器等を用いてスペクトルから干渉信号を得るフーリエ領域OCTと呼ばれる手法が開発された。フーリエ領域OCTには、広帯域光と分光器を用いるスペクトル領域OCTと、高速な波長可変光源を用いる波長走査型OCTの2種類がある。

　（図3.11.6）に、スペクトル領域OCTの構成を示す。検出器に回折格子を用いて分光器を構成し、CCDやラインセンサカメラを用いて分解したスペクトルを検出する。スペクトル領域OCTでは、スペクトル上の干渉信号を検出するため、参照光の光路長を変化させる必要がない。光センサからのPCへの信号の取り込みは非常に高速なため、時間領域OCTと比較して、大幅な高速化が可能になる。

　検出した信号は、プログラムを用いて処理し、フーリエ変換によって時間領域の信号波形が生成される。1回のスペクトル計測によって、1ラインの深さ方向の情報が得られる。高速なCCDカメラを用いると1秒間に40,000回程度のスペクトル計測が可能になる。1枚のXZ断層イメージは512本程度のラインで構成させるため、信号処理の時間が十分に速いとすると、1秒間に約80枚の断層像を得ることができる。3Dのイメージも、数秒で得ることができる。また、高速なイメージング速度を活用し、平均化によるSN比の向上も図ることができる。

　もう一つの手法である波長走査型OCTでは、分光器を用いる代わりに波長を高速に走査できる狭線幅光源を用いる。そして、干渉信号は、バランス型検出

器を用いて検出し、スペクトル上の干渉信号を時間波形として検出する。この手法では、短時間的に見ると特定の波長にエネルギーを集中できるため、他の手法と比較して、最も高い感度を得ることができる。しかし、帯域の広い光源がまだなく、分解能はそれほど優れない。

0.8μm 超高分解能OCTと眼底イメージング

　OCTを用いたイメージングでは、波長依存性が現れる。（図3.11.7）は、各波長におけるスペクトル帯域幅と深さ方向分解能の関係を表している。式（1）より、光源が同じ帯域幅を有する場合、中心波長が短い方がより高い分解能を得ることができる。

　波長800nm帯は、高い分解能が得られ、また眼底検査にも中心的に用いられる波長帯である（図3.11.10）。OCTの分解能は、スペクトルの帯域幅が広いほどより高い分解能を得ることができる。（図3.11.8）は、筆者らが生成した波長800nm帯の高出力広帯域光源、スーパーコンティニューム（SC）光源のスペクトルを表している。SC光は、非線形効果によってスペクトルを広帯域に広げた光である。約100fsの超短パルス光を光ファイバに入射すると、非線形効果によってスペクトルが広がり、図の様に単峰で滑らかなSC光を生成することができる。スペクトル幅は140nmであり、対応するOCTの理論分解能は空気中で3μmである。

　（図3.11.9）は、生成したSC光を（図3.11.5）のファイバ型干渉計に用いたときに観測した干渉波形を表している。半値幅2.9μmの綺麗な干渉波形が明瞭に得られている。生体中での分解能は2.0μmに対応する。

　（図3.11.10）、および（図3.11.11）は、SC光を用いた超高分解能OCTによる人眼眼底（網膜）とラットの気管の断層イメージを表している。視神経細胞の層構造や気管軟骨の断層構造を高い分解能で高精細に観察することができている。

　（図3.11.12）は、試験管の水の中を泳いでいるメダカを上部から観測したリアルタイムOCTイメージである。ここでは、分光器とCCDカメラを用いた高速な

第3章 多元計算解剖学の基礎研究への応用

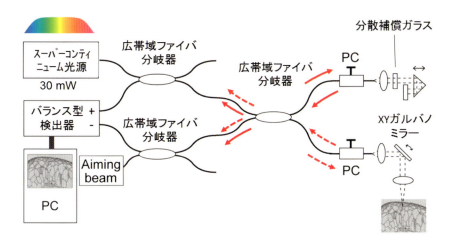

図 3.11.5
時間領域OCTの構成。干渉計は主に光ファイバデバイスで構成される。参照光の光路長を変化させて干渉波形を取得する。

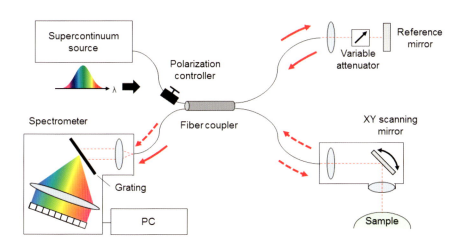

図 3.11.6
スペクトル領域OCTの構成。分光器と高速なカメラでスペクトル上の干渉信号を取得し、高速なイメージングを行うことができる。

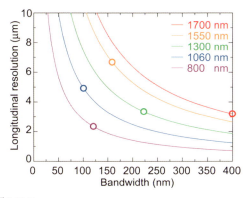

図 3.11.7
スペクトル幅と深さ方向分解能の関係。シンボルは、筆者らが開発したSC光源の帯域を表している。

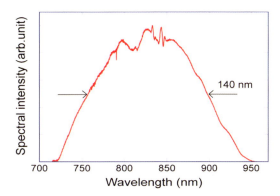

図 3.11.8
波長0.8um帯SC光のスペクトル。超短パルス光を光ファイバに入射し、非線形光学効果を誘起してスペクトルを広げる。

169

超高分解能スペクトル領域OCTを開発して、高速な
イメージングを行った。泳いでいるメダカの脳や内耳
がin vivo、リアルタイムでも明瞭に観測できており、イ
メージングの高速性が分かる。

（図3.11.13）は、正常と疾患のあるラット肺の
OCTイメージを表している。肺の中の微細構造が観
測され、COPD-likeなモデルでは肺胞の拡張がよく
分かる。3D表示・解析ソフトNewVESを用いると、
観測した肺の内部の任意の箇所の3D表示や、肺胞
の体積を算出することができる。

OCTの波長依存性と1.7μm帯OCT

（図3.11.14）は、生体における吸収と散乱の大き
さの波長依存性を表している。短波長側にはヘモグ
ロビンの強い吸収があり、長波長側には水の強い吸
収がある。そのため、バイオイメージングには、主に波
長800 1300nm帯が用いられている。一般に、水の
吸収の多い眼底観察のOCTでは、波長800-1060
nm帯が用いられている。また、皮下組織やその他の
体内組織では、波長1300nm帯がよく用いられる。

現在、更なる高侵達化が重要な課題となってい
る。ここで、散乱が小さく、水の吸収の極小がある波
長1.7μm帯が、更なる高侵達化を実現する新しい
「生体の第3の窓」として注目を集めている。我々は、
波長1.7μm帯に高出力な広帯域光源を開発し、こ
の波長帯で初めて超高分解能OCTを実現した。

（図3.11.15）は、開発した1.7μm帯SD-OCT
を用いたマウスの脳の断層イメージを表している。脳
のイメージングでは、散乱と吸収を考慮すると、波長
1.7μm帯が最も深いイメージングを実現できることが
理論的にも示されている。図に示すように、約1.7mm
の深さにある海馬深部までイメージングができているこ
とが分かる。この結果は、これまでで最も深部のマウ
ス脳のイメージングになる。

（図3.11.16）は、マウス脳のOCTイメージの水平
断面を表している。SD化によって、数秒で3Dイメー
ジを撮像することができるようになった。海馬深部のイ
メージがはっきりと撮像できているのが分かる。

最近、筆者のグループは、サンプル前のレンズに

NAの大きな対物レンズを用いて、光コヒーレンス顕微
鏡（Optical coherence microscopy; 通称OCM）を
開発した。OCTでは、焦点距離が長めのレンズを用
いて焦点深度を長く取り、横分解能を犠牲にして深さ
方向の情報を一度に取得する。これに対しOCMで
は、焦点深度を短くし、横分解能を上げて、ある特定
の深さにおける断層構造を高分解能計測する。また、
OCTと同様のコヒーレンス長による効果に加えて、光
学系による共焦点効果も表れ、更に分解能を向上す
ることができる。

（図3.11.17）は、開発した波長1.7μm帯の
OCMの特性を表している。深さ方向分解能は空気
中で3.8μm、生体中で2.8μmが得られた。また、
横方向分解能は1.3μmとなり、高い分解能を得るこ
とができた。

（図3.11.18）は、開発したOCMで測定したマウ
ス脳のOCMイメージを表している。脳の中の神経組
織が深部まで観測されているのが分かる。

OCTの今後の展開

非破壊内部計測技術であるOCTの応用範囲は広
く、さまざまな試みがなされている。特に、体内のさま
ざまな部位への応用が試みられており、そのために体
内に挿入することができるファイバプローブの開発が進
められている。

（図3.11.19）は、筆者らと医学部、企業が協力し
て開発した、眼内の術中検査用のファイバプローブの
写真である。直径は0.6mmと非常に細くなっており、
プローブの内部にあるレンズ付きファイバが回転し、周
囲の内部構造を観察する仕組みになっている。このよ
うなファイバプローブの進展によって、OCTのさまざま
な部位への応用が進んでいくことが期待される。

［西澤典彦］

参考文献
[1] W. Drexler and J.G. Fujimoto, Optical Coherence Tomography,
Technology and Applications, 2nd ed. vol.1-3, (Springer, 2015)

第3章 多元計算解剖学の基礎研究への応用

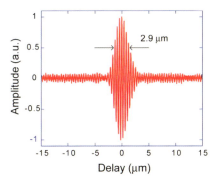

図3.11.9
波長0.8μm帯のSC光を用いたOCTにおける干渉波形。単峰なスペクトルを用いているため、台座成分の少ない綺麗な干渉波形が得られている。

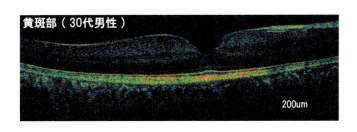

図3.11.10
人眼眼底（網膜）の超高分解能OCTイメージ。

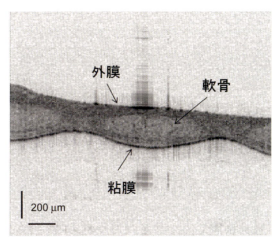
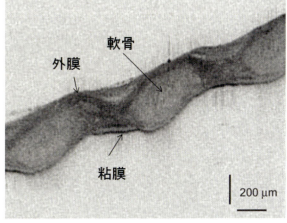

図3.11.11
ラット気管の超高分解能OCTイメージ。微細構造を明瞭に観察できている。

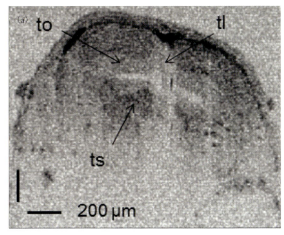
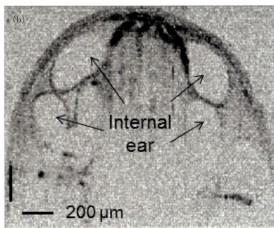

図3.11.12
泳いでいるメダカのOCT像、(a)脳、(b)内耳。

171

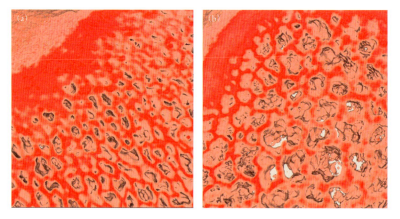

図3.11.13
NewVESを用いて表示したラット肺の3D-OCTイメージ、(a) 正常、(b) COPD-like サンプル。

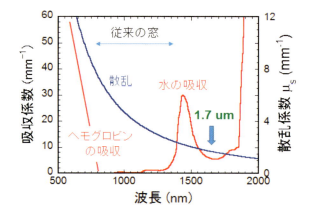

図3.11.14
生体中の散乱と吸収の波長依存性。吸収と散乱が侵達長を制限する主要因になる。

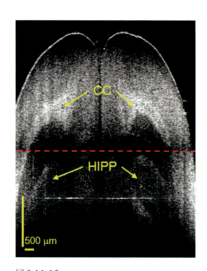

図3.11.15
マウス脳のOCTイメージ（垂直断面像）。

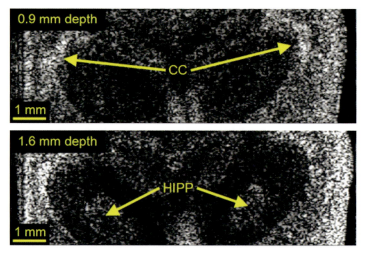

図3.11.16
マウス脳のOCTイメージ（水平断面像）。海馬付近を観測できている。

第3章　多元計算解剖学の基礎研究への応用

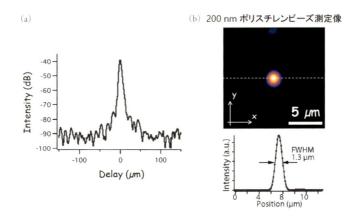

図3.11.17
OCMの諸特性、(a) 干渉波形、(b) ポリスチレンビーズのイメージ（水平断面像）。深さ方向、横方向共に高い分解能が得られる。

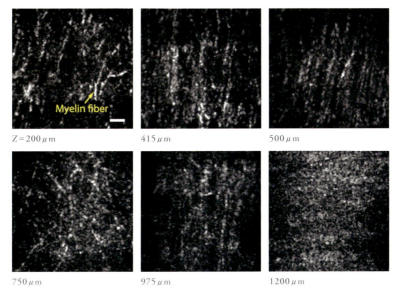

図3.11.18
マウス脳のOCMイメージ（水平断面像）。神経細胞などが深部でも観察できる。

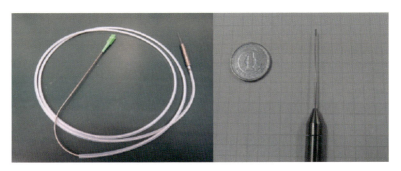

図3.11.19
眼内を観測するために開発したファイバプローブ。術中に網膜や毛様体等の眼内の断層構造を観測できる。

173

3.12. 脳MRI解析技術

脳MRI

　脳の解析および診断では、Computed Tomography（CT）やMagnetic Resonance Imaging（MRI）などの画像が用いられている。特に、MRIは、磁場によって生じる水素原子の共鳴現象で発生した電波を画像化するため、水分が多い脳の解析および診断に適している。また、MRIは、その撮像条件により様々な画像を得ることができる。例えば、脳の形態に着目する場合は、各組織の差が鮮明に現れるT1強調画像を用い、脳の機能に着目する場合は、脳の血流動態反応を視覚化する機能的MRI（fMRI）で計測された画像が用いられる。本節では、T1強調画像を用いた脳の形態解析に着目して脳MRI解析技術について説明する。

Voxel-Based Morphometry（VBM）

　現在までに脳の形態解析に関する研究が多数行われている。古くは、特定の部位に関心領域（Region of Interests: ROI）を設定し、ROIに含まれるボクセル値の平均や分散などの統計量によって大雑把に解析を行っていた。これに対して、現在では、ROIではなくボクセル単位で解析を行うVoxel-Based Morphometry（VBM）が主流となっている[1]。VBMとは、ボリュームデータとして表現されたMR画像やPET画像に対する脳画像解析のアプローチの一つであり、空間的な標準化、脳組織の抽出、グループ間の統計解析などで構成される。

　VBMが主流となっている理由として、VBMのための画像処理・解析ツールが公開されていることがあげられる。例えば、Statistical Parametric Mapping（SPM）[16]、FMRIB Software Library（FSL）[17]、FreeSurfer[18]がよく使われている。SPMはMATLABのツールボックスであり、FSLとFreeSurferは

Linuxおよび Mac OSのスタンドアロンツールである。以下では、SPMを取り上げてVBMによるT1強調画像の解析について説明する。

SPM

　SPMは、University College of LondonのWellcome Trust Centre for Neuroimagingのグループによって開発された国際標準の脳画像解析ツールである。様々なバージョンが公開されているが、現在は、SPM99、SPM2、SPM5、SPM8、SPM12が利用できる。最新バージョンであるSPM12を使用すべきではあるが、MRI装置の静磁場強度によっては、古いバージョンを使用した方がよいこともある。著者らの経験によるところではあるが、例えば、0.5TのMRIで撮像されたT1強調画像の場合はSPM2がよく、1.5Tや3.0Tの場合はSPM8やSPM12がよい。

　SPMは、MATLABのツールボックスとして開発されているため、数多くの拡張がなされている。T1強調画像の解析を行う際には、その中でも、VBMツールボックス[19]という拡張が重宝される。VBMツールボックスは、T1強調画像から脳組織を抽出する処理に特化している。SPMでも同様な処理を行うことができるが、VBMツールボックスを使用した方が高精度である。VBMツールボックスは、SPMのバージョンに応じて開発されており、VBM2 for SPM2、VBM5 for SPM5、VBM8 for SPM8が公開されている。SPM12用のVBMツールボックスは、Computational Anatomy Toolbox（CAT）12 for SPM12と名称が変更されるとともに、VBMだけではなく、皮質厚などを利用した解析であるSurface-Based Morphometry（SBM）や変形場などを利用した解析であるDeformation-Based Morphometry（DBM）も行うことができる。

VBMによる脳MRI解析

脳画像データベースに対して形態解析を行う場合は、撮像時の頭の位置や頭蓋の形状などが画像間で異なるため、これらを合わせる（正規化する）必要がある。VBMは、ボクセル単位で解析を行うため、脳画像を正規化する前処理が重要である。T1強調画像に対するSPMの処理は、(i) 標準化（normalization）、(ii) 分画（segmentation）、(iii) 調節（modulation）、(iv) 分割（parcellation）の4ステップで構成される[2]。詳細な処理手順を（図3.12.1）に、処理の過程で得られる画像を（図3.12.2）に示す。以下では、各ステップの詳細について説明する。

(i) 標準化（normalization）

標準化（正確には解剖学的標準化）は、個人の脳形態を標準的な脳形態に合わせる処理である。具体的には、MNI（Montreal Neurological Institute）空間と呼ばれる標準脳座標系で定義された標準テンプレートに位置合わせを行う変形場を求める。各画像から標準テンプレートに位置合わせをするための変形場をボリュームレジストレーションなどで推定することもできるが、骨や皮膚などのように個人差が大きい部位の影響を受けるため、標準化の精度が低下する可能性がある。そのため、（図3.12.1）の点線で囲われた処理手順のように、灰白質（Gray Matter: GM）を基準として変形場を推定する手法が用いられる。

まず、アフィン変換を用いて各T1強調画像をT1テンプレートに合うように変形させる。T1テンプレートは、MNI空間に合うように作られているため、各T1強調画像をMNI空間に合わせる処理でもある。なお、SPMでは、T1テンプレートとしてICBM152テンプレートが用意されている。次に、GMの存在確率分布に基づく混合分布モデルクラスタ解析によって、T1強調画像からGMを抽出する。そして、SPMで用意されているGMテンプレートに合うような非線形変換を求める。このときに得られる変形場を用いてT1強調画像を標準化する。

(ii) 分画（segmentation）

分画は、T1強調画像から脳組織を抽出する処理である。SPMでは、灰白質、白質（White Matter: WM）、脳脊髄液（Cerebrospinal Fluid: CSF）の3つの脳組織を抽出することができる。各脳組織の事前分布が与えられているので、それらを利用して、混合分布モデルクラスタ解析によってGM、WM、CSFを抽出する。以上の処理で得られる各脳組織は、バイナリのボクセル値を持つ。

(iii) 調節（modulation）

分画によって求められた脳組織は、標準化のために変形されたT1強調画像から求めているため、本来の体積と異なっている。そこで、標準化での変形の大きさに従って各ボクセル値を調整する。以上の処理により、各脳組織のボクセル値が連続的な値となる。

(iv) 分割（parcellation）

これまでの処理で得られた脳組織を用いて統計解析などを行うこともできるが、一般的には、何らかの単位に区分した方がよい。分割では、解剖学的脳アトラスを用いて各脳組織を局所領域に分ける。脳アトラスとしては、Automated Anatomical Labeling（AAL）アトラス[3]がよく用いられている。AALアトラスは、90領域（小脳を含めると116領域）で定義された脳アトラスであり、各領域が解剖学的な部位と一致している。そのため、解析結果と医学的な知見との比較が容易である。最近では、詳細な解析のために、局所領域の体積が均一になるように定義された1,024領域の脳アトラス[4]も使われている。統計解析や機械学習などを行う際にはAALアトラスよりも都合がよいが、各局所領域に解剖学的な意味がないため、解析結果の考察が困難となる場合もある。分割により得られた各脳組織の体積は、Regional GM Volume（RGMV）、Regional WM Volume（RWMV）、Regional CSF Volume（RCSFV）と呼ばれる。

以上の手順で得られたRGMV、RWMV、

RCSFVを用いて形態解析が行われる。なお、SPM5以降では、高精度な標準化を行うために、Diffeomorphic Anatomical Registration using Exponentiated Lie algebra (DARTEL)[5]を利用することができる。DARTELは、メッシュグリッドの繰り返し最適化により位置合わせに必要となる高精度な非線形変形場を推定する手法である。高精度な標準化を行うことができるが、一方で、局所的に無理な変形を行ってしまう場合があるため、注意が必要である。

GM、WM、CSFの3つの脳組織を求める手順について説明したが、最近は、皮質厚を用いた解析も行われている。例えば、CAT12 for SPM12 やFreeSurferを用いることで皮質圧を推定することができる。

VBMの応用例

VBMを用いたT1強調画像の解析の例として、T1強調画像からの年齢推定について説明する。

ヒトの脳には、正常加齢に伴った形態変化が見られる[6]。年齢に対する脳組織の体積変化を（図3.12.3）に示す。このグラフは、青葉脳画像リサーチセンター[7]および仙台市鶴ヶ谷プロジェクトで収集された13〜82歳の日本人健常者1,191名のT1強調画像から算出した脳組織体積の頭蓋内体積に対する割合である。GMは加齢に伴って体積が単調に減少し、WMは加齢に伴う体積変化が微小であり、CSFはGMと逆に加齢に伴って体積が単調に増加する傾向にある。これらの傾向を利用することで、正常加齢における形態変化のモデルを構築することができる。また、アルツハイマー病（Alzheimer's Disease: AD）などの脳疾患がある場合、正常加齢よりも老化に伴った脳組織の萎縮の進行が早まることが推察されている。アルツハイマー病は、世界共通の大きな社会問題になっている認知症の原因の大部分を占めている。そのため、アルツハイマー病の予防や早期発見は各国共通の重要な課題である。アルツハイマー病では、臨床症状の出現以前から神経細胞の脱落などにより脳の萎縮が進行する。そのため、脳の形態から推定される年齢と実年齢との差を調べることで、このような病

気の早期発見や診断支援につながると考えられる。

現在までに、T1強調画像から年齢を推定する手法がいくつか提案されている[5][8][9][10][11][12][13]。Laoらは、GM、WM、CSFを合わせたBrain Morphological Signature (BMS)という高次の特徴ベクトルにより、サポートベクトルマシン（Support Vector Machine: SVM）を用いて年齢を推定した[8]。Neebらは、Brain Water Maps (BWM)と呼ばれる特徴量を定義し、線形判別分析（Linear Discriminant Analysis: LDA）を用いて年齢を推定した[9]。Ashburnerは、DARTELで得られた脳の変形場を特徴量とし、関連ベクトルマシン（Relevance Vector Machine: RVM）を用いて年齢を推定した[5]。Frankeらは、GMの全ボクセルから主成分分析（Principal Component Analysis: PCA）を用いて特徴を抽出し、RVMを用いて年齢を推定した[10]。B. Wangらは、GM、WM、CSFからウェーブレット特徴量を求め、隠れマルコフモデルにより年齢を推定した[11]。J. Wangらは、GM、WMの表面情報から求めた特徴量により、RVMを用いて年齢を推定した[12]。Kondoらは、各脳組織の体積値に基づいた局所特徴量を求め、RVMにより年齢を推定した[13]。以下では、Kondoらの手法について説明する。

RGMV、RWMV、RCSFVを局所特徴量として用いているが、これらの体積値には、年齢以外に性別や頭蓋内体積などの個人差が含まれている。年齢推定に有効な特徴量とするためには、年齢以外の影響を除去する必要がある。各要因が独立に作用していると仮定すると、線形回帰分析により年齢に関係する特徴量とそれ以外の特徴量に分離することができる。3つの組織のそれぞれに対して90個の特徴量が得られるので、それらを1つにまとめて270次元の特徴ベクトルとする。この特徴ベクトルとRVMを用いて年齢を推定する。年齢推定は、機械学習の回帰問題であるため、実際には、回帰問題用のRVMであるRelevance Vector Regression（RVR）を用いる。

脳全体が加齢によって形態変化をしているわけではないので、270次元の特徴ベクトルのすべてが年齢推定に有効ではない。Kondoらは、実年齢と推定年齢との間の平均絶対誤差（Mean Absolute Error:

第3章 多元計算解剖学の基礎研究への応用

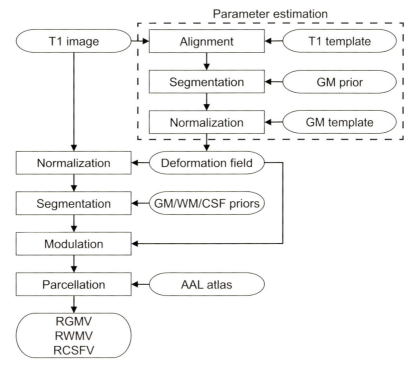

図3.12.1
SPMを用いたT1強調画像の処理フロー。

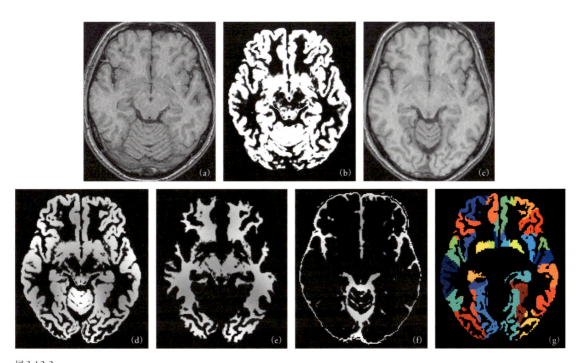

図3.12.2
画像処理の結果：(a)T1強調画像。(b)抽出されたGM。(c)標準化されたT1強調画像。(d)標準化されたGM。(e)標準化されたWM。(f)標準化されたCSF。(g)AALアトラスによる領域分割後のGM。

177

MAE）を基準として有効な局所領域を探索している。局所領域を1つずつ追加しながら、あるいは、削除しながら年齢推定を行ってMAEを評価する。MAEが最小となった組みあわせが年齢推定に有効な領域群として求まる。

　精度評価実験では、青葉脳画像リサーチセンターおよび仙台市鶴ヶ谷プロジェクトで収集された脳MRI画像からなるデータベースを用いている。これらの画像データは、同一の0.5T MRIスキャナ（Signa contour, GE-Yokogawa Medical Systems, Tokyo）で撮像された。データベースに格納されている画像のうち、年齢に対するデータ数に偏りが生じないように、20 ～ 75 歳（47.5 ± 16.1歳）の健常な男性552名および女性594名のT1強調画像（256×256×124 [voxel]）を使用する。データに依存した実験結果とならないように、学習データおよびテストデータを550名ずつランダムに選択し、提案手法により年齢を推定する。これを100回行い、実年齢と推定年齢との間のMAE、二乗平均平方根誤差（Root Mean Square Error: RMSE）、推定年齢と実年齢の相関係数（Correlation Coefficient: Corr.）で評価する。

　（表3.12.1）に実験結果を示す。Frankeらの手法と比較して、90領域すべてを用いたKondoらの手法は、同程度の精度を有している。年齢推定に有効な48領域の特徴量に限定することで、すべての指標が改善される。（図3.12.4）に年齢推定に有効な48領域を示す。年齢推定において有効性が高い領域は、前頭連合野、ウェルニッケ野、角回、一次運動野付近に集中している。前頭連合野は、行動の決定や作業記憶などを担う。ウェルニッケ野は、一次聴覚野から届けられた音声情報を意味的に処理する。角回は、一次視覚野で処理された文字情報を意味的に処理する。これらの領域は、脳の中でも高次機能を担っており、加齢によって衰えやすいことが知られている。一次運動野は、低次機能を担う領域であり加齢によって衰えにくいが、年齢推定への貢献度が高い。これは、一次運動野が中心溝と接しているため、前頭葉の萎縮によって中心溝が広がり、一次運動野も萎縮しているように見えてしまっているためと考えられる。一方で、有効性が低い領域は、頭頂葉と後頭葉の付近に集中

している。これらは、低次機能を担う領域であり、加齢によって衰えにくいため、年齢推定に対する有効性が低くなったと考えられる。今回使用したデータベースを解析した結果[14]からも同様のことが言えるため、医学的な観点からも妥当な結果である。

　T1強調画像を用いた脳の形態解析に着目して脳MRI解析技術について説明した。これは、多元計算解剖学において、若年層から高齢層までの幅広い年齢層を対象とする時間軸、T1強調画像から得られる各種脳組織を融合して解析する機能軸、健常から疾患までを対象とする病理軸に基づいている。

　その他にも、fMRI画像を用いた機能解析、機械学習を用いたADの鑑別などが研究されているが、その中でも、脳ネットワーク解析は、近年、多くの研究報告がある[15]。脳は、構造的にも機能的にも複雑なネットワークを形成しているため、脳のメカニズムを解明するためには脳のネットワーク機能を明らかにすることが不可欠と考えられている。グラフ理論に基づいたネットワーク解析により、connectomeと呼ばれるヒト脳の包括的ネットワーク解析が行われている。（図3.12.5）は、T1強調画像から構築した脳ネットワークの例である。以上のように、様々な技術の発展に伴って少しずつ脳の機能が解明されているが、未知の部分も多いため、脳MRI解析技術は、今後も継続的な発展が期待されている。

［伊藤康一］

参考文献

[1] J. Ashburner and K.J. Friston, "Voxel-based morphometry ---The methods," NeuroImage, vol. 11, pp. 805-821, 2000.

[2] C. D. Good, I. S. Johnsrude, J. Ashburner et al., "A voxel-based morphometric study of ageing in 465 normal adult human brains," NeuroImage, vol. 14, pp. 21-36, 2001.

[3] N. Tzourio-Mazoyer, B. Landeau, D. Papathanassiou et al., "Automated anatomical labeling of activations in SPM using a macroscopic anatomical parcellation of the MNI singlesubject brain," NeuroImage, vol. 15, pp. 273-289, 2002.

[4] A. Zalesky, A. Fornitoa, I.H. Hardinga et al., "Whole-brain anatomical networks: Does the choice of nodes matter?," NeuroImage, vol. 50, pp. 970-983, 2010.

[5] J. Ashburner, "A fast diffeomorphic image registration algorithm," NeuroImage, vol. 38, pp. 95-113, 2007.

[6] Y. Taki, R. Goto, A. Evans et al., "Voxel-based morphometry of human brain with age and cerebrovascular risk factors," Neurobiol Aging, vol. 25, pp. 455-463, 2004.

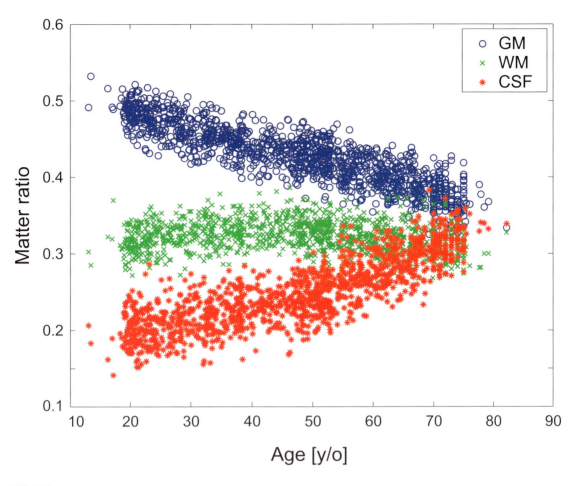

図3.12.3
13～82歳の日本人健常者1,191名のT1強調画像から算出した脳組織体積の頭蓋内体積に対する割合。

手法	MAE [y/o]	RMSE [y/o]	Corr.
Franke[10]	4.53	5.80	0.940
Kondo[13]（90領域使用）	4.63	5.81	0.936
Kondo[13]（48領域使用）	4.50	5.65	0.939

表3.12.1
T1強調画像からの年齢推定の精度評価。

[7] K. Sato, Y. Taki, H. Fukuda et al., "Neuroanatomical database of normal Japanese brains," Neural Networks, vol. 16, pp. 1301-1310, 2003.

[8] Z. Lao, D. Shen, Z. Xue et al., "Morphological classification of brains via high-dimensional shape transformations and machine learning methods," NeuroImage, vol. 21, pp. 46-57, 2004.

[9] H. Neeb, K. Zilles, and N. J. Shah, "Fully-automated detection of cerebral water content changes: Study of age- and gender-related H2O patterns with quantitative MRI," NeuroImage, vol. 29, pp. 910-922, 2006.

[10] K. Franke, G. Ziegler, S. Kloppel et al., "Estimating the age of healthy subjects from T1-weighted MRI scans using kernel methods: Exploring the influence of various parameters," NeuroImage, vol. 50, pp. 883-892, 2010.

[11] B. Wang and T. D. Pham, "MRI-based age prediction using hidden Markov models," Journal of Neuroscience Methods, vol. 199, pp. 140-145, 2011.

[12] J. Wang, W. Li, W. Miao et al., "Age estimation using cortical surface pattern combining thickness with curvatures," Medical & Biological Engineering & Computing, vol. 52, pp. 331-341, 2014.

[13] C. Kondo, K. Ito, K. Wu et al., "Age estimation method using brain local features for T1-weighted images," Proc. 37th Annual International Conference of the IEEE Engineering in Medicine and Biology Society, pp. 666-669, 2015.

[14] Y. Taki, B. Thyreau, S. Kinomura et al., "Correlations among brain gray matter volumes, age, gender, and hemisphere in healthy individuals," PLoS One, vol. 6, pp. e22734-1-e22734-13, 2011.

[15] E. Bullmore and O. Sporns, "Complex brain networks: Graph theoretical analysis of structural and functional systems," Nature Reviews Neuroscience, vol. 10, pp. 186-198, 2009.

[16] http://www.fil.ion.ucl.ac.uk/spm/

[17] https://fsl.fmrib.ox.ac.uk/fsl/fslwiki

[18] https://surfer.nmr.mgh.harvard.edu/

[19] http://www.neuro.uni-jena.de/vbm/

（ホームページはすべて参照 2018-01-31）

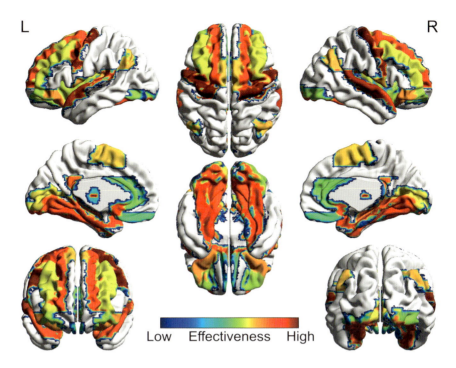

図 3.12.4
年齢推定に有効な 48 領域。

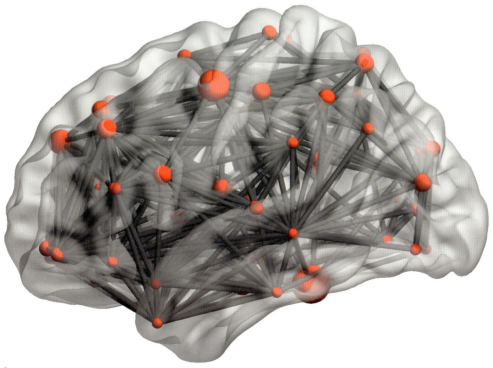

図 3.12.5
T1 強調画像から構築した脳ネットワーク。

3.13. 機能画像と認知症

認知症診断とアルツハイマー病診断

認知機能とは、記憶、言語、判断、計算、事物の遂行に係る能力を指し、これが低下した状態を認知症と称する。

認知機能は、日常生活或いは社会生活を営むために必要とされる能力であることから、重要な診断及び治療の対象である。また、厚生労働省による「日本における認知症の高齢者人口の将来推計に関する研究」（厚生労働科学研究費補助金、H26-特別-指定-036）によれば、認知症の患者数は2025年に675万人に達し、更に増加傾向が続くと予想されている。将来、認知症を発症する危険性を持つ予備軍を含めると、その患者数は非常に多い点からも、認知症の診断・治療は重要である。

さて、認知症の約半数は、アルツハイマー病が原因疾患である。また、神経毒性を有するペプチドであるアミロイドβ凝集体の中枢神経系への蓄積が、アルツハイマー病の疾患原因として有力であることから、アミロイドβと特異的に結合し得る分子の一部に、11Cや18Fといった放射性同位体を使用した放射性薬剤の体内分布を、PETを用いて画像化することによる診断技術が確立されつつある。また、アミロイドβの蓄積の抑制を目標とする疾患修飾薬の開発も進んでいることから（Servingny2016）、アルツハイマー病が、認知症診断のターゲットとなる。

しかし、アルツハイマー病の診断では、認知症が出現する以前での「早期診断」が求められる。

アルツハイマー病及びこれに起因する認知症の発症に関するアミロイド仮説によると、アミロイドβの蓄積が始まった段階では神経細胞の破壊は未だ小規模に留まっていることから、神経細胞の脱落による脳の萎縮や、認知機能の低下は発生していない。しかし、アミロイドβが蓄積した状態が継続すると、萎縮が進行し、認知症の発症に至るが、これには10ないし20年

を要する（Clifford2010）。従って、例えば認知機能に係る心理テストによって認知症の発症が検出できても、既に神経細胞の不可逆な破壊が進行していることから、治療効果は期待できない。従って、発症前での早期診断が求められ、この実現には、アルツハイマー病の進行のモデル化と、これに基づいた診断アルゴリズムの開発が必要である。

或いは、認知症の初期段階である軽度認知障害（MCI）の段階にある患者が、今後アルツハイマー病に進行するか、あるいは軽度認知障害に留まるかの鑑別も、臨床的な有効性が高い。認知症の病因にはアルツハイマー病以外のものがあり、進行が遅いものや、アルツハイマー病のように徐々に進行するものとがあることから、軽度認知障害からの進行の予測が求められている。

アルツハイマー病と機能画像

認知機能の主座は脳にあることから、認知機能を発動した際に賦活される脳内領域の位置、及びその場所の賦活の程度を示した「機能画像」は、認知症の診断に対して重要な情報を提供するものであり、アルツハイマー病の診断にとって重要である。

機能画像としては、何種類かのPET画像の利用が考えられる。

アミロイドβの脳内での分布を示すアミロイドイメージが先ず挙げられる。アミロイドβと特異的に結合する放射性薬剤（アミロイドトレーサー）を投与し、脳内での分布をPETを用いて撮像することで、アルツハイマー病の病因物質であるアミロイドβの蓄積をin vivoで定量画像化できることから、アルツハイマー病の診断に係る情報量は多い。アミロイドイメージングには、[11]C-PiB (Price2005)、[18]F-Flutemetamol (Nelissen2009)、[18]F-Florbetapir (Wong2013)、[18]F-Florbetaben (Sabri2015)が使用されるが、この

うち[18]Fで標識されたflorbetapir及びflutemetamol
に対しては、国民健康保険の適用が検討されており、
加えて[18]F故の比較的長い半減期を活用した薬剤の
販売も検討されていることから、サイクロトロンを持たな
いPET施設でも撮像が可能となり、今後の普及が期
待できる。

　[18]F–FDGは、グルコースと同様に、グルコーストラ
ンスポーターによって脳に取り込まれ、hexokinaseに
よってリン酸化されることから、[18]F–FDGを投与して
撮像したPET画像から、グルコースの代謝を表す機
能画像が得られる（Sokoloff1977）。臨床撮像で
は、単位時間単位組織当たりにグルコースがリン酸
化され、エネルギーの産生に投入される量である脳
局所糖代謝量（CMRGlc）と相関する半定量値で
ある、Standardized Uptake Value (SUV)を使用す
る（Sadato1998, Thie1995）。SUVの画像は、[18]F–
FDGの投与後60分程度経過後に1回だけPET撮
像を実施することで得られることから、その取得は容
易である。脳局所糖代謝率は神経活動の多寡に応じ
て増減することから、FDGのSUVを使用することで、
アルツハイマー病発症による神経機能の低下を知るこ
とができる。

　[18]F–FDGは既に販売され、主に体部がんの診断に
使用されている。また、国民健康保険における[18]F–
FDGの認知症診断への適用拡大は、「FDG–PETに
よるアルツハイマー病の診断に関する多施設共同研究
― SDAF–PET (Study on Diagnosis of Alzheimer's
disease with FDG-PET)」として検討が始まっている
ことから、早晩、PET施設で実施されると考えられる。
従って、FDGから得られた脳局所の糖代謝機能に係
る情報から、認知症に関する診断情報を得ることがで
きれば、その臨床的な可用性は高まる。

　細胞の骨格構造の維持に関わるタウタンパク質のリ
ン酸化に係る異常がアルツハイマー病の進行に関わっ
ていると考えられているが（Clifford2010）、タウタン
パク質を描出するための放射性薬剤が開発されてい
る（Harada2016）。その臨床的な評価はこれからと
なるが、細胞からのタウタンパク質の遊離はアルツハイ
マー病の進行に伴う神経細胞の破壊を反映すると考
えられることから、アルツハイマー病に係る生体機能の

特徴量として、アルツハイマー病発症の開始を意味す
るアミロイドβとの相補的な利用が期待される。

アルツハイマー病に係るその他の特徴量

　PET以外のモダリティーや、心理検査の結果など、
様々な特徴量がアルツハイマー病の診断に使用されて
いる。

　MRI画像は、脳の形態を1 [mm] 程度の空間分解
能で画像化するが、ここから得られる脳局所での灰白
質の体積、厚み、或いは脳全体での総体積や厚みの
平均値は、認知症に伴って発生する脳の萎縮を反映
し、更にその局所的な特徴から、アルツハイマー病の
診断に対する情報が得られる。

　また、年齢、性別、教育歴といった患者の諸
元、Mini-Mental State Examination (MMSE)、
Hasegawa's Dementia Scale-Revised (HDS-R)等の
心理検査から得られた数値、髄液中のタンパク質群の
濃度、遺伝子情報も、アルツハイマー病固有の症状を
捉え得ることから、アルツハイマー病診断に対する特
徴量となる。

　以上のように、PETによる機能画像と、MRI画像か
らの脳の形態情報、その他の数値情報を、特徴量と
してどのように組み合わせるかは、臨床的な可用性を
考慮して検討しなければならない。

機能画像からの特徴量の抽出

　大別して、機能画像を構成する画素値をそのまま
特徴量とする方法と、予めROIを敷き詰めた上でこの
ROI内での画素値の平均を特徴量とする方法がある。

　Vandenberghe (2013)は、アミロイドβの集積量の
画像に対して、画素値を特徴量としてSVMで識別を
行ったところ、アルツハイマー病と健常との鑑別におい
て、88%の性能を得たことを報告している。

　ROIから特徴量を得る場合には、Automated
Anatomical Labelling atlas (AAL; Mazoyer2002)
や、Laboratory of Neuroimaging atlas (LONI;
Shattuck2009)がよく使用される。この場合、ROI群
が定義されている脳画像に対して、患者・被験者の脳

画像の形状を合わせ込むことで、ROIが適用可能となる。脳画像の合わせ込みには、例えばspm(www.fil.ion.ucl.ac.uk/spm)上に実装されているアルゴリズムであるDARTEL (Ashburner2007)が使用される。

画素値を特徴量とする場合には、画素数は数十万に達することから、特徴的な画素の選択を通した画素数の削減が必要となるが、ROI内の平均値を特徴量とした場合と比較すると、軽度認知障害から認知症への進行性の有無の鑑別においては、画素を用いた手法の方が、鑑別性能が上回ることが報告されている（Tbl. 6, Rathore2017）。また、灰白質の局所体積、糖代謝、アミロイドβをROIに基づいた特徴量として使用し、スパース表現分類アルゴリズムを適用したところ、軽度認知障害から認知症への進行を78%の精度で予測している（Xu2015）。

機能画像からの特徴量の改善

特にPETを用いたアミロイドβの蓄積量は、アミロイドβの濃度に比例しているbinding potential (BP_{ND}; Innis2007)として定量値として表現される。しかし、BP_{ND}を得るためには、アミロイドトレーサーが投与された後、90分程度までの放射能濃度の経時変化のデータ（動態データ）が必要である。その結果、PETカメラを占有するために撮像の効率が低下することから、代わって、脳内各所の放射能濃度を、小脳灰白質での放射能濃度で正規化したSUVRが使用される。SUVRであれば、アミロイドトレーサーの投与後、例えば60分経過してからPET撮像を1回だけ実施することで入手できる。しかし、SUVRはBP_{ND}の近似値にしかすぎず、制御が困難である局所血流量の影響を受けることから、変動、ばらつきが多いことが知られており、アルツハイマー病の早期診断に対してはBP_{ND}の方が適していることが報告されている（Hosokawa2015）。従って、アルツハイマー病自動診断の検討に当たっては、アミロイドβの蓄積に係る特徴量としてBP_{ND}の利用が勧められる。

ここで、BP_{ND}を推定するためのアルゴリズムの精度が問題となる。BP_{ND}の推定には非線形回帰が伴う（Lammertsma1996）ことから、PETから得られた動態データに含まれる雑音のために、推定が一般に不安定となるという問題がある。これを線形化したLogan Graphical Plot法が提案されているが、PETデータに含まれる雑音によるBP_{ND}の過小評価が問題となる（Slifstein2000, Kimura2007）。PETの撮像では、PETカメラのダイナミックレンジや被曝の低減のために、投与する放射能の量は制限されることから、動態データの雑音低減は、アルゴリズム的に実現する必要がある。これに対しては、アミロイドトレーサーの体内での動態に基づいた雑音低減アルゴリズム（CAKS）を提案しており（Kimura1999, 2017）、アミロイドβの蓄積に係る特徴量としての質の向上が期待できる。

（図3.13.1）にアルゴリズムの結果の典型例を示す。アミロイドβの集積が陰性であった症例である。（A）は従来法によるBP_{ND}、（B）はCAKSによるノイズ除去を行った後のBP_{ND}の画像である。連続する4スライスを提示した。アミロイドトレーサーは脂質と非特異的に結合する傾向があることから、白質においてはアミロイドβの集積の有無にかかわらず画像は高値を示す。一方で、灰白質についてはアミロイドβの集積がない場合は低値を示すことから、BP_{ND}画像における白質の描出性の維持が求められる。（B）では（A）と比較して白質の形状が保たれていることが分かる。この結果は、アルツハイマー病の自動診断に使用する特徴量として、CAKSを用いたBP_{ND}画像の有効性を示唆するものである。

認知症・アルツハイマー病の早期診断の実現に向けて

Rathore (2017)によれば、画像を用いた認知症の自動診断について1985年1月から2016年6月までの間に出版された査読付き論文は409件であり、最近は増加の傾向にある。

これは、高齢化社会、及び発展途上国の医療環境の改善に伴って認知症あるいはアルツハイマー病の患者数は急速に増加しており、アルツハイマー病に対する認知症状発症前での早期診断が求められていることを反映している。

幸い、PETからの各種の機能情報、MRI画像からの脳形態を介した脳機能の撮像が、日常的な臨床環境の下でも取得が可能となってきていることから、機械学習アルゴリズムの研究開発の進展及び成熟と組み合わせることでのアルツハイマー病の早期診断の実現には、十分な可能性があると考えられる。臨床データであるが故に多数の症例数の確保が難しいことを考慮しつつ、識別アルゴリズムの開発検討が今後求められよう。

［木村裕一］

参考文献

[1] John Ashburner, "A Fast Diffeomorphic Image Registration Algorithm", *NeuroImage*, 38, 95–113, 2007.
[2] Ryuichi Harada, Nobuyuki Okamura, Shozo Furumoto, *et al*, "^{18}F-THK5351: A Novel PET Radiotracer for Imaging Neurofibrillary Pathology in Alzheimer Disease", *J Nucl Med*, 57, 208–214, 2016.
[3] Chisa Hosokawa, Kazunari Ishii, Yuichi Kimura, *et al.*, "Performance of ^{11}C–Pittsburgh Compound B PET Bindings Potential Images in the Detection of Amyloid Deposits on Equivocal Static Images", *J Nucl Med*, 56, 1910–1915, 2015.
[4] Robert B. Innis, Vincent J. Cunningham, Jacques Delforge, *et al.*, "Consensus Nomenclature for In Vivo Imaging of Reversibly-binding Radioligands", *J Cereb Blood Flow Metab*, 27, 1533–1539, 2007.
[5] Clifford R. Jack, David S. Knopman, William J. Jagust, *et al.*, "Hypothetical Model of Dynamic Biomarkers of the Alzheimer's Pathological Cascade", *Lancet Neurol*, 9, 119–128, 2010.
[6] Yuichi Kimura, Hongbing Hsu, Hinako Toyama, *et al.*, "Improved Signal-To-Noise Ratio in Parametric Images by Cluster Analysis", *NeuroImage*, 9, 554–561, 1999.
[7] Yuichi Kimura, Mika Naganawa, Miho Shidahara, *et al.*, "PET Kinetic Analysis —Pitfalls and a Solution for the Logan Plot", *Ann Nucl Med*, 21, 1–8, 2007.
[8] Yuichi Kimura, Kosuke Fujii, Takahiro Yamada, *et al.*, "Noise Reduction Algorithm for Amyloid Imaging without Loss of Image Resolution", *11th Human Amyloid Imaging*, Miami, Florida, USA, 54, 2017.
[9] Adriaan A. Lammertsma, Susan P. Hume, "Simplified Reference Tissue Model for PET Receptor Studies", *NeuroImage*, 4, 153–158, 1996.
[10] Natalie Nelissen, Koen Van Laere, Lennart Thurfjell, *et al.*, "Pahse 1 Study of the Pittsburgh Compound B Derivative ^{18}F–Flutemetamol in Healthy Volunteers and Patients with Probable Alzheimer Disease", *J Nucl Med*, 50, 1251–1259, 2009.
[11] Julie C. Price, Willian E. Klunk, Brian J. Lopresti, *et al.*, "Kinetic Modeling of Amyloid Binding in Humans Using PET Imaging and Pittsburgh Compound–B", *J Cereb Blood Flow Metab*, 25, 1528–1547, 2005.
[12] Saima Rathore, Mohamad Habes, Muhammad Aksam Iftikhar, *et al.*, "A Review on Newuroimaging-Based Classification Studies and Associated Feature Extraction Methods for Alzheimer's Disease and its Prodromal Stages", *NeuroImage*, 155, 530–548, 2017.
[13] Osama Sabri, John Seibyl, Chrisopher Rowe, *et al.*, "Beta-amyloid Imaging with Florbetaben", *Clin Transl Imaging*, 3, 13–26, 2015.
[14] Norihiko Sadato, Tatsuro Tsuchida, Satoshi Nakamura, *et al.*, "Non-Invasive Estimation of The Net Influx Constant Using The Standardized Uptale Value for Quantification of FDG Uptake of Tumours", *Eur J Nucl Med*, 25, 559–564, 1998.
[15] Jeff Servigny, Ping Chiao, Thierry Bussière, *et al.*, "The Antibody Aducanumab reduces Aβ Plaques in Alzheimer's Disease", *Nature*, 537, 50–56, 2016.
[16] David W. Shattuck, Gautam Prasad, Mubeena Mirza, *et al.*, "Online Resource for Validation of Brain Segmentation Methods", *NeuroImage*, 45, 431–439, 2009.
[17] Mark Slifstein, Marc Laruell, "Effects of Statistical Noise on Graphic Analysis of PET Neuroreceptor Studies", *J Nucl Med*, 41, 2083–2088, 2000.
[18] L. Sokoloff, M. Reivichl, C. Kennedy, *et al.*, "The [^{14}C]Deoxyglucose Method for the Measurement of Local Cerebral Glucose Utilization: Theory, Procedures, and Normal Values in The Conscious and Anesthetized Albino Rat", *J Neurochem*, 28, 897–916, 1977.
[19] Joseph A. Thie, "Clarification of a Fractional Uptake Concept", *J Nucl med*, 36, 711–712, 1995.
[20] N. Tzourio-Mazoyer, B. Landeau, D. Papathanassiou, *et al.*, "Automated Anatomical Labelling of Activations in SPM Using a Macroscopic Anatomical Parcellation of the MNI MRI Single-Subject Brain", *NeuroImage*, 15, 273–289, 2002.
[21] Rik Vandenberghe, Natalie Nelissen, Eric Salmon, *et al.*, "Binary Classification of ^{18}F–Flutametamol PET Using Machine Learning: Comparison with Visual Reads and Structual MRI", *NeuroImage*, 64, 517–525, 2013.
[22] Dean F. Wong, Paul B. Rosenberg, Yun Zhou, *et al.*, "In Vivo Imaging of Amyloid Deposition in Alzheimer Disease Using the Radioligand ^{18}F–AV-45 (flobetapir F18)", *J Nucl Med*, 54, 1570–1576, 2013.
[23] L. Xu, X. Wu, K. Chen, *et al.*, "Multi-modality sparse representation-based classification for Alzheimer's disease and mild cognitive impairment", *Comput Methods Prog*, 122, 182–190, 2015.

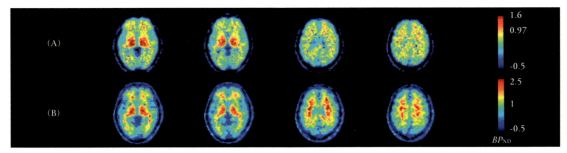

図3.13.1
アミロイドイメージングのための画質改善アルゴリズム。

3.14. 5-ALA脳腫瘍イメージングと手術

5-ALA脳腫瘍手術における課題とわれわれの取り組み

　術中に行う治療支援技術として蛍光物質を用いた光線力学的診断がある。体内に投与された蛍光物質が病変部に集積し、特定波長の光を照射することで蛍光物質が発光する現象を利用し、病変部の術中確認を行うことができる。このうちわれわれは、5－アミノレブリン酸（5-ALA）を用いた悪性神経膠腫の術中蛍光診断を対象として研究を行っている。術前に5-ALAを経口投与すると、その代謝物であるプロトポルフィリンIX（PpIX）が腫瘍に特異的に蓄積する。PpIXに対して405nm付近の励起光を照射すると、PpIXは635nmに発光ピークをもつ蛍光を発する。これは可視光であり肉眼で腫瘍位置を確認することができる。（図3.14.1）は、典型的な励起光と蛍光のスペクトル強度分布であり、（図3.14.2）は脳腫瘍手術中に同一部位を白色光および励起光で観察した際の様子である。（図3.14.2）右側に示すとおり青い励起光で観察したとき、腫瘍部分が明るいピンク色に蛍光発光しているのが見える。Stummerらは、多施設ランダム化実験を実施し5-ALAの利用で腫瘍摘出率が36%から65%へ向上したと報告している[1]。

　上記の手術は通常の白色光照明と、蛍光を発生させるための励起光照明を切り替えながら進められる。このとき術者は、励起光下で把握した蛍光領域を記憶しあるいは画像撮影し、その結果に基づいて腫瘍を摘出する必要がある。また摘出範囲の決定は蛍光発光に対する術者の主観評価によって行われるが、発光の程度は発光部位と照明との位置関係によって変化する。このような手術手順を考えた場合、2つの改善点が考えられる。1つは照明の切り替えがもたらす煩雑さや蛍光発光領域・強度に対する認識のあいまいさを改善する工夫であり、もう1つは蛍光発光強度と直接腫瘍の程度を関連付ける定量化である。

　われわれは各課題に取り組んできた[2][3][4]。前者については、蛍光像と通常像の2つをリアルタイムに提示する実験システムを試作した。一方、後者は難易度の高い研究課題である。たとえば腫瘍病理組織の蛍光発光強度と病理診断結果を比較して蛍光診断の精度向上を目指した研究[5]や、マルチスペクトルカメラを用いて蛍光強度からPpIX濃度の推定を行うなどの先行研究[6]がある。しかしながら、実利用に際しては未だ解決すべき課題が残っている。それら課題のうちわれわれは、試作システムにおいて照明位置に依存しない蛍光領域抽出法を構築した。さらに、定量化に影響を与える退色の補正についても初期的な検討を行った。

試作した実験システム

　構想するシステムの概念図を（図3.14.3）に示す。現在の脳外科手術では執刀医が顕微鏡をのぞきながら直接手術を行う。これに対し、想定するシステムでは、顕微鏡に2つの光源を組み込み、高速に切り替えながら点灯させる。顕微鏡を通して得られた被写体の映像は直接顕微鏡で観察する代わりに、モニタで観察する。この際、白色光下での画像と励起光下での画像とを並置して表示することも、任意に選択して表示することもできる。さらに、定量的解析によって励起光下での画像から蛍光発光領域を検出し、白色光下画像に重畳表示するなどの工夫も考えられる。

　まず、基礎実験のための撮影・表示システムを構築した。（図3.14.4）は実験装置の外観を示している。白色光源には3色のLEDから成る光源IHRGB-120（イマック）を用い、励起用光源には405nmにピークをもつ青色LED光源LEDH60-405（浜松ホトニクス）を用いた。撮影にはカラーCCDカメラCLB-B1310C-SC（IMPERX）を用いた。また切替回路を自作してパーソナルコンピュータによって制

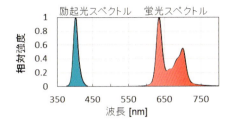

図 3.14.1
5-ALA 脳腫瘍イメージングに用いられる励起光のスペクトル（左）および蛍光スペクトル（右）の典型例。

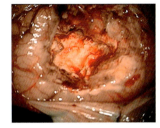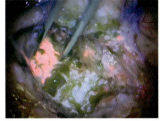

図 3.14.2
術中の脳腫瘍および周辺。（左）白色光下，（右）励起光下。励起下ではプロトポルフィリンIXの蛍光が腫瘍部でピンク色に観察される。

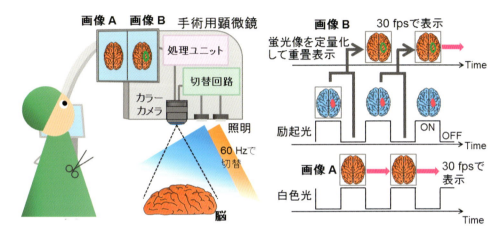

図 3.14.3
5ALA 脳腫瘍手術を支援する画像撮影・表示システムのイメージ図。

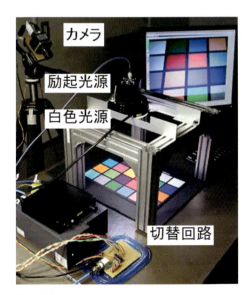

図 3.14.4
試作した実験装置の外観。

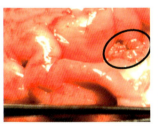
（a）白色光下画像。

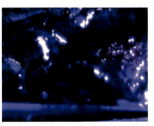
（b）励起光下画像。

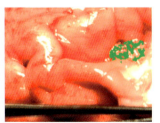
（c）蛍光発光部分を抽出して緑色で白光下画像に重畳した画像。

図 3.14.5
提案システムで表示する各種画像。

御した。照明の切り替えはカメラからのストロボ信号によって制御した。

ブタの死後脳を用いて原理を確認する実験を行った。まずPpIX粉末とジメチルスルホキシドに溶解してPpIX溶液を調製した。溶液の濃度は25mg/Lとした。脳から小片を取り出し、これをPpIX溶液に浸した後、脳に戻した。この小片を脳腫瘍に見立てて、操作者がこれを脳からピンセットで取り出す作業を行い、この間を装置で撮影・表示した。（図3.14.5）はこのときの被写体の、白色光下および励起光下での画像である。この画像において、PpIX小片は右端に位置している。今回の励起光画像ではR成分のカメラ感度が低く画像からは蛍光が明瞭には観察されないが、やや赤みを持った画素値になっている。

画像処理では、励起光下での画像に対して、蛍光発光量の計算を行う。具体的には後述する定式における$v(\boldsymbol{p})$を計算する。暗部処理および閾値処理を行って蛍光領域を抽出した。抽出された蛍光領域を白色光下画像に緑色で重畳した。この結果を（図3.14.5）に示している。作成した画像表示用ソフトウェアは40 fpsの撮影で20 fpsの融合像表示を実現しており、リアルタイムの抽出・重畳処理が可能であることを確認した。

5-ALAによる蛍光診断定量化への取り組み

5-ALAを用いた蛍光診断においてより重要なことは定量化である。上記のような表示システムによって操作上の利便性は向上するが、定量性に関しては異なる視点からの研究が必要である。PpIX蛍光診断は、術者の肉眼で蛍光強度を、強蛍光、蛍光なしの2段階か、強蛍光、弱蛍光、蛍光なしの3段階に分類されている[7]。しかし肉眼での評価では、個人の光の感じ方によって評価が変わるおそれがある。

また、術者の主観的色知覚のあいまいさ以外にも、蛍光発光強度自体が種々の要因によって変化する。具体的には主に3つの変動要因が挙げられる。

第1に、術野表面や組織内部にある血液の存在である。血中に存在するヘモグロビンは、PpIXの励起波長である405nm周辺の光を強く吸光する。そのた

め術野表面に血液が存在するとPpIX分子に到達する励起光強度が大きく低下し、結果としてPpIX蛍光強度は小さくなる。

第2に、蛍光強度は励起光強度によって大きく変化する[8]。これは術野と顕微鏡との距離によって蛍光強度が変化することを意味する。また励起光の術野に対する光軸の角度によっても変化するが、これら距離や角度は、術者が所望の状態に任意に設定するため、手術ごとに一定の環境を構築することは不可能である。

第3に、蛍光は励起光を照射し続けることによって時間とともに強度が低下する[8][9]。この現象を退色と呼ぶ。実際には、退色は蛍光観察の時間によって蛍光強度が変化するだけでなく、通常の白色照明における観察によっても退色が生じる恐れがある。現在普及している手術顕微鏡は主にキセノン光源を使用している。キセノン光源は300nmから700nmまで広い分光発光特性を持ち、PpIXの光吸収ピーク波長である405nmを含む。そのため通常の観察においても、PpIXが退色してしまう可能性がある。

第1の課題に対しては、組織の光吸収特性に依存しない定量化手法が報告[10]されている。しかしながら、第2、第3の課題に対してアプローチした報告は少ない。われわれは第2の課題に対して、照明・カメラ位置に依存しない定量化手法を検討してきた。

まず、蛍光像のイメージングを以下のように定式化する。想定するジオメトリを（図3.14.6）に示す。カメラの画素位置$\boldsymbol{p}$が物体上の位置$\boldsymbol{p_o}$に1対1に対応している。組織内のPpIX濃度、励起光出力が一定とすると、照明位置によって蛍光強度は変化する。このとき、カラーカメラのRGB応答は、

$$g_i(\boldsymbol{p}) = \int [G(\boldsymbol{p_o})e(\lambda)R(\boldsymbol{p_o}, \lambda) \\ + G(\boldsymbol{p_o})h(\boldsymbol{p_o})f(\lambda)]S_i(\lambda)d\lambda \qquad (1)$$

とモデル化する。ただし$i = r, g, b$とした。ここで第1項は励起光の被写体表面からの反射光を表し、第2項は蛍光を表す。このモデルでは反射光はランバート反射（拡散反射）を仮定している。$G(\boldsymbol{p_o})$は照明からの距離や被写体表面の角度による光強度依存性を表す係数である。$h(\boldsymbol{p_o})$はPpIX濃度や吸収率、量子収率を含む係数であり、診断上もっとも重要となる量である。その他、$e(\lambda)$は励起光のスペクトル、$f(\lambda)$は

蛍光のスペクトル、$R(\boldsymbol{p_0}, \lambda)$は反射率、$S_i(\lambda)$はセンサ感度である。励起照明のスペクトルが（図3.14.1）に示すように狭帯域であれば、その帯域幅では対象の反射率が一定と仮定でき、式（1）において狭帯域のピーク波長を$\lambda = \lambda_0$とおき、式（2）のように書ける。

$$g_i(\boldsymbol{p}) = G(\boldsymbol{p_0})R(\boldsymbol{p_0}, \lambda_0) \int e(\lambda)S_i(\lambda)d\lambda + G(\boldsymbol{p_0})h(\boldsymbol{p_0}) \int f(\lambda)S_i(\lambda)d\lambda \quad (2)$$

これを行列で表すと式（3）のようになる。

$$\begin{bmatrix} g_r \\ g_g \\ g_b \end{bmatrix} = \begin{bmatrix} a_{er} & a_{fr} \\ a_{eg} & a_{fg} \\ a_{eb} & a_{fb} \end{bmatrix} \begin{bmatrix} G(\boldsymbol{p_0})R(\boldsymbol{p_0}, \lambda_0) \\ G(\boldsymbol{p_0})h(\boldsymbol{p_0}) \end{bmatrix}$$
$$= \begin{bmatrix} a_e & a_f \end{bmatrix} \begin{bmatrix} G(\boldsymbol{p_0})R(\boldsymbol{p_0}, \lambda_0) \\ G(\boldsymbol{p_0})h(\boldsymbol{p_0}) \end{bmatrix} \quad (3)$$

ただし以下のようにおいた。

$$a_{ei} = \int e(\lambda)S_i(\lambda)d\lambda, a_{fi} = \int f(\lambda)S_i(\lambda)d\lambda$$

ここで励起光と蛍光に対する応答のベクトル$\boldsymbol{a_e}$, $\boldsymbol{a_f}$が不変と仮定できる場合、これを事前に得ることができる。左辺は画素値であり、（3）の$G(\boldsymbol{p_o})R(\boldsymbol{p_0}, \lambda_0)$、$G(\boldsymbol{p_o})h(\boldsymbol{p_0})$を、最小二乗法によって求めることができる。

さらに比をとることで照明位置による係数$G(\boldsymbol{p_o})$が打ち消し合い、パラメータ$v(\boldsymbol{p})$を得る。

$$v(\boldsymbol{p}) = \frac{G(\boldsymbol{p_o})h(\boldsymbol{p_o})}{G(\boldsymbol{p_o})R(\boldsymbol{p_o}, \lambda_0)} = \frac{h(\boldsymbol{p_o})}{R(\boldsymbol{p_o}, \lambda_0)} \quad (4)$$

ここで、前述のとおりもっとも重要な情報はPpIXの濃度に関連する係数$h(\boldsymbol{p_o})$であり、これを画素ごとに求めたい。このためには点$\boldsymbol{p_o}$での波長λ_0についての反射率$R(\boldsymbol{p}, \lambda_0)$も得る必要がある。$R(\boldsymbol{p}, \lambda_0)$は励起光波長での反射率であり、RGB画像のうちBの成分から推定できる可能性がある。これが得られれば、式（4）から$h(\boldsymbol{p})$が算出できる。

ファントムを用いた検証

上述のとおり$h(\boldsymbol{p})$はPpIX濃度や吸収率、量子収率を含む係数であり、PpIX濃度との関係性を簡単なモデルで示すことは難しい。しかし、PpIX濃度が既知のファントムを用いてPpIX濃度と$h(\boldsymbol{p})$の回帰式を得ることができれば、照明光強度やカメラ位置に非依存なPpIX濃度推定が可能となる。

上述のモデルをファントム実験によって検証した。実験では、PpIX溶液を生理食塩水で希釈し、濃度の異なるPpIX溶液を調製した。この溶液に脂肪乳剤を1%加えゼラチンを基質としたファントムを作製した。濃度はC=3.0μmol/Lを基準とし、C、2C、3C、4C、5Cの5種類とした。（図3.14.7）は作製したファントムの写真である。事前にファントムの反射率$R(\lambda)$を分光放射輝度計SR-2（トプコン）により計測した。ある固定した励起光出力のもとで各ファントムを撮影し、事前に取得した反射率からPpIX濃度に関連する係数hを算出した。ファントムのPpIX濃度とhの関係から濃度推定モデル式を作成した。この後、励起光強度や照明角度を変化させた場合に、モデル式に適用して、照明光強度や角度への依存性が除去できるかどうかを調べた。

（図3.14.8）は励起光出力315mAのもとで得た、PpIX濃度とhの関係を示している。この関係を指数関数で近似することとした。ついで、作成したモデル式を225-360mAの範囲で13パターンの強度の異なる照明条件に適用した結果を（図3.14.9）に示す。照明光強度の変化は、照明−被写体間の距離の変化におおよそ対応し、遠方であればその分暗くなる。図ではほとんどのPpIX濃度において、照明光が異なる場合でも正解値に近い濃度推定ができているのがわかる。

またPpIX濃度3Cのファントムについて照明角度を15°、30°、45°、60°と変化させたところ、推定値はそれぞれ3.20C、3.15C、3.17C、2.40Cとなり（平均値2.98C）、この場合もおおよそ適当な濃度推定ができている。

退色補正の試み

（図3.14.9）を詳しく見ると、濃度5Cのファントムにおいて、推定値が実際の濃度よりも小さくなっている。また、照明角度を変化させたとき、60°の照明角で推定値が際立って小さくなった。これらの原因としてPpIX蛍光の退色が考えられる。実際、濃度3Cのファントムに対し、励起光出力225mAで10分間の照射を行い退色させたところ、退色前後でh値が半減し

た。この結果からPpIXの退色がPpIX濃度推定に与える影響は非常に大きいといえる。

われわれは最近、スペクトルの形状に着目して退色したPpIX蛍光スペクトルから退色が起こる前のスペクトルを推定する手法を検討している[11]。実際に退色のスペクトルを観察すると、単に蛍光発光量が少なくなるだけでなく、その相対的なスペクトル形状が変化していることに気付く。（図3.14.10）はその例である。これはPpIXが分解し、かわりにフォトプロトポルフィリン（PPp）が生成するためと考えられる。PpIXとPPpのそれぞれのスペクトルは既知であり、また退色の反応が逐次変化の反応速度式によって表現されるとすれば、ある計測した時点でのスペクトル形状から、初期状態のPpIX濃度を推定できるのではないかと考える。これまでファントムを作製して基礎実験を行い、ある程度の原理確認はできている。

今後の展望

われわれが取り組んでいる5-ALA脳腫瘍イメージングの技術を紹介した。いずれのアプローチも実利用まで道は遠いが、提案する要素技術が今後の蛍光イメージングの研究開発に多少なりとも貢献できることを期待している。

［羽石秀昭］

参考文献

[1] Walter Stummer, et al.: Fluorescence-guided surgery with 5-aminolevulinic acid for resection of malignant glioma: a randomised controlled multicentre phase III trial, Lancet Oncology, Vol.7 (5), pp.392-401, 2006.

[2] H. Taniguchi, et al.: Improving Convenience and Reliability of 5-ALA Induced Fluorescent Imaging for Brain Tumor Surgery, MICCAI 2015, LNCS 9351, pp. 209-217, (2015.)

[3] 「5-ALAを用いた脳腫瘍摘出手術のための支援システム」（谷口央樹、他、第34回日本医用画像工学会大会、PP26、(2015.)）

[4] 「5-ALAを用いた脳腫瘍手術のための術中蛍光診断支援システム」（谷口央樹、他、日本光学会年次学術講演会、30pA7、(2015.)）

[5] T. Ando et al.: Precise comparison of protophyrin IX fluorescence spectra with pathological results for brain tumor tissue identification. Brain Tumor Pathology, 28-1: pp.43-51, 2011.

[6] P. A. Valdes, et al: Quantitative, spectrally-resolved intraoperative fluorescence imaging. Scientific Reports, 2: Article number 798, 2012.

[7] 「5-ALA光線力学診断の問題点：蛍光輝度定量化は可能か、ポルフィリン蓄積機序は解明されたのか」（梶本宜永、黒岩敏彦、日レ医誌、Vol.32 (2)、pp.143-148、2011.）

[8] Jörg-Christian Tonn and Walter Stummer: Fluorescence-guided Resection of Malignant Gliomas Using 5-aminolevulinic Acid: Practical Use, Risks, and Pitfalls, Clinical Neurosurgery, 55, pp.20-26, 2008.

[9] J. F. Cornelius, et al.: Impact of 5-aminolevulinic acid fluorescence-guided surgery on the extent of resection of meningiomas - With special regard to high-grade tumors, Photodiagnosis and Photodynamic Therapy, 11, pp.481-490, 2014.

[10] A. Kim, et al.: Quantification of in vivo fluorescence decoupled from the effects of tissue optical properties using fiber-optic spectroscopy measurements, J. Biomedical Optics, Vol. 15, Issue 6, 067006, 2010.

[11] 「退色を考慮した5-ALA誘導PpIX蛍光の定量評価法の開発」（谷口央樹、千葉大学修士論文、2016.）

第 3 章　多元計算解剖学の基礎研究への応用

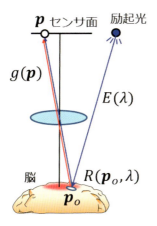

図 3.14.6
5-ALA 脳腫瘍イメージングのジオメトリ。

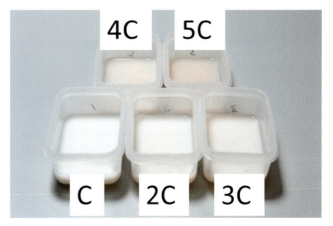

図 3.14.7
作製した 5 つの PpIX 濃度の異なるファントム。

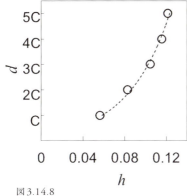

図 3.14.8
あらかじめ求めた PpIX 濃度 d と h との関係。

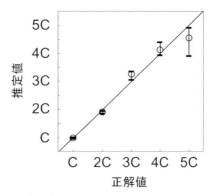

図 3.14.9
各種の強度の励起光下画像から推定した
PpIX 濃度と真の濃度の関係。

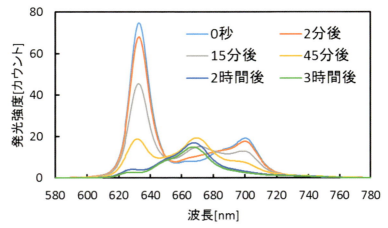

図 3.14.10
PpIX 溶液の蛍光スペクトルを長時間にわたって観察した結果。当初 635nm 付近にピークをもっていたスペクトルが 666nm 付近にピークをもつスペクトルに徐々に変わっていく。

3.15. 粘弾性画像化システム

エラストグラフィ

生体組織は、線維化や浮腫、がん細胞の異常増殖などの病変により、正常組織と比べて粘弾性が変化する。非侵襲的に生体組織の粘弾性を画像化する手法はエラストグラフィと呼ばれ、肝線維症の病期判定などに利用されている。エラストグラフィには、超音波診断装置を用いるultrasound elastography（USE）と磁気共鳴画像装置を用いるmagnetic resonance elastography（MRE）がある。

粘弾性の基礎

物質の変形と流動を研究する物理学の分野にレオロジーがある。物質の変形は応力と歪みの関係、流動性は応力と歪み速度の関係から得られる。エラストグラフィでは、撮像対象に応力を加えることによって内部に生じる変位や弾性波の伝播を超音波診断装置やMRIを用いて捉え、歪みや弾性波速度、弾性率などに変換して画像化する[1][2][3]。

物体に外力を加えると変形し、外力を取り除けば完全に元の状態に直ちに戻るような性質を弾性（elasticity）という。外力が小さく、外力と変形の大きさに比例の関係が成り立つとき、フックの法則に従って応力を歪みで割った値として弾性率を求めることができる。弾性率には、応力の方向と変形の仕方によってずり弾性率（剛性率、G）、ヤング率（E）、体積弾性率（K）、ポアソン比（σ）の4種類がある。

（1）ずり弾性率

弾性体として底面を固定した高さがH [m]、上面の面積がS [m^2]の直方体（図3.15.1）を想定する。上面と平行な方向にF [N]の力を加えると変形が生じる。これをずり変形（shear）という。変形による上面の移動量をd [m]、それに対応する傾きの角度をθ [rad]と

する。上面の単位面積に働く力P [Pa]

$$P = F / S \tag{1}$$

をずり応力という。また、単位立方体に換算した上面の移動量ε_g

$$\varepsilon_g = d / H = \tan \theta \tag{2}$$

をずり歪みという。θが小さいときには$\tan \theta \fallingdotseq \theta$となり、ずり歪みは傾き角度$\theta$と同じになる。したがって、ずり歪みをずりの角ともいう。フックの法則により、

$$G = P / \varepsilon_g = P / \theta \tag{3}$$

によって表される比例係数G [Pa]をずり弾性率（shear modulus）という。

（2）ヤング率

弾性体として断面積がS [m^2]、長さがL [m]である直方体（図3.15.2）を想定する。断面と垂直な方向にF [N]の力で引っ張ることでd [m]だけ伸びたとする。単位断面積あたりの力P [Pa]

$$P = F / S \tag{4}$$

を伸び応力という。また、単位長さあたりの伸びε_e

$$\varepsilon_e = d / L \tag{5}$$

を伸び歪みという。微少変形の範囲では、応力と歪みの間にフックの法則が成り立つ。

$$E = P / \varepsilon_e \tag{6}$$

によって表される比例係数E [Pa]をヤング率（Young's modulus）という。

（3）体積弾性率

物体が表面に一様な圧力P [Pa]をうけて体積V [m^3]がV'になったとする（図3.15.3）。このとき、体積歪みε_kは、

$$\varepsilon_k = (V - V') / V \tag{7}$$

圧力Pと体積歪みε_kとの間にフックの法則を用いれば、

$$K = P / \varepsilon_k \tag{8}$$

と表され、比例係数K [Pa]を体積弾性率（volume elasticity, bulk modulus）という。

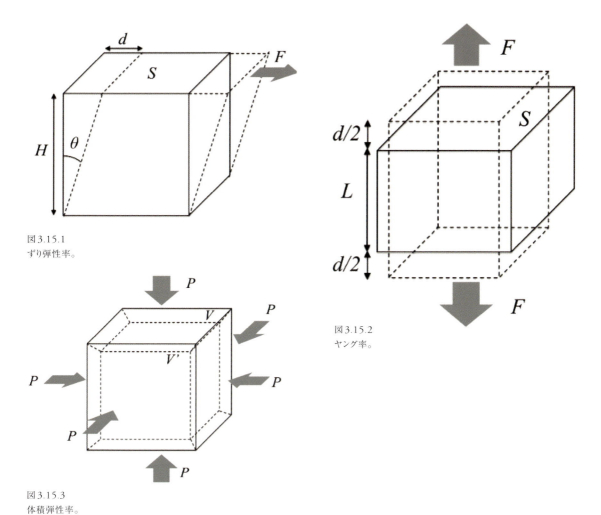

図 3.15.1
ずり弾性率。

図 3.15.2
ヤング率。

図 3.15.3
体積弾性率。

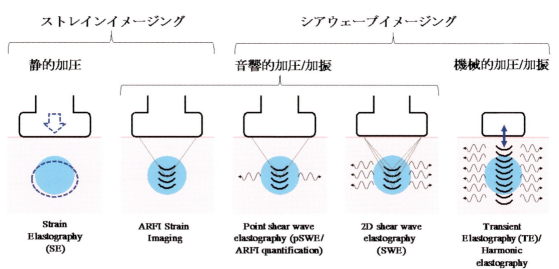

図 3.15.4
エラストグラフィの分類。

（4）ポアソン比

対象を引っ張ったとき、伸び歪みε_eのほかに、ε_eと比例した横方向への収縮歪みε_gを生じる。

$$\varepsilon_g = -\sigma \varepsilon_e$$

と表される比例定数σ［相対値］はポアソン比（Poisson's ratio）と呼ばれる。非圧縮性の生体組織やゴムのポアソン比はおおよそ0.5である。

実用弾性率は物理的性質が方向に依存しない等方性物体を対象としている。等方性物体の弾性的性質は、2つの独立な弾性係数によって記述できる。特に重要な関係式を以下に示す。

$$E = 3K(1-2\sigma) = 2G(1+\sigma) \qquad (9)$$
$$1/G = 3/E - 1/(3K) \qquad (10)$$

したがって、生体組織やゴムでは、

$$E \fallingdotseq 3G \qquad (11)$$

となる。また、弾性力学で現れるラメ定数λ、μはG、Kと以下の関係にある。

$$G = \mu \qquad (12)$$
$$K = \lambda + 2\mu/3 \qquad (13)$$

（5）粘性

流速や変形速度が場所によって異なる場合に、その速度差をなくそうとする性質を粘性（viscosity）という。ニュートンの粘性法則により、粘性係数η [Pa·s]は接線応力Pを歪み速度$d\varepsilon_g/dt$で割った値

$$\eta = P/(d\varepsilon_g/dt) \qquad (14)$$

として求められる。

（6）ずり粘弾性

ずり粘弾性の測定には、対象に強制的に正弦振動を加えて測定する動的粘弾性測定が一般的に利用される。弾性は与えた運動エネルギーが運動エネルギーとなることから貯蔵弾性率（storage modulus, G'）と呼ばれ、粘性は与えた運動エネルギーを熱エネルギーに変換することから損失弾性率（loss modulus, G''）と呼ばれる。

対象へ強制的に加えた正弦振動の周波数f [Hz]の正弦振動による歪みは、振幅をε_0とすると

$$\varepsilon = \varepsilon_0 \cos 2\pi f t = \varepsilon_0 \cos \omega t \qquad (15)$$

となる。ここにω [rad/s]は角周波数であり、$\omega = 2\pi$

fの関係がある。フックの法則により、純弾性体の応力は、

$$P'(t) = G' \varepsilon_0 \cos \omega t \qquad (16)$$

となる。一方、ニュートンの法則と$d\varepsilon/dt = -\omega \varepsilon_0 \sin \omega t$より、純粘性体の応力は、

$$P''(t) = -\eta \omega \varepsilon_0 \sin \omega t = \eta \omega \varepsilon_0 \cos(\omega t + \pi/2) = G'' \varepsilon_0 \cos(\omega t + \pi/2) \qquad (17)$$

となる。

ここで、粘弾性体の応力は純弾性体の応力と純粘性体の応力の和として次のように表される。

$$P(t) = G' \varepsilon_0 \cos \omega t + G'' \varepsilon_0 \cos(\omega t + \pi/2) \qquad (18)$$
$$G' = P_0/\varepsilon_0 \cos \delta \qquad (19)$$
$$G'' = P_0/\varepsilon_0 \sin \delta \qquad (20)$$
$$P(t) = P_0 \cos(\omega t + \delta) \qquad (21)$$

である。また、複素剛性率G^*は、虚数単位iを用いて、

$$G^* = G' + iG'' \qquad (22)$$

と表される。損失正接は

$$\tan \delta = G''/G' \qquad (23)$$

となり、この値が大きいほど粘性的性質が大きいことを表す。

（7）ずり弾性波

弾性物体が均質な等方線形弾性体と仮定すると、ずり弾性波の伝播速度や波長とずり弾性率の間には次式に示す関係がある。

$$G = \rho v^2 = \rho(\lambda f)^2 \qquad (24)$$

ここに、vはずり弾性波速度 [m/s]、λはずり弾性波の波長 [m]、fはずり弾性波の振動周波数 [Hz]、ρは弾性物体の密度 [kg/m^3]を表す。生体軟組織を伝播する縦波速度が約1,540 m/sであるのに対して、ずり弾性波速度は1〜10 m/s程度と遅く、病変による速度変化があるため、組織間の差を観察しやすい。ただし、式（24）は粘性の影響を考慮しておらず、生体組織に対しては不正確であるため、この式で求まる特定周波数での実効ずり弾性率は硬度（shear stiffnessもしくはstiffuess）と表される場合がある。

エラストグラフィの原理

弾性率が高い組織は低い組織と比較して、同じ応

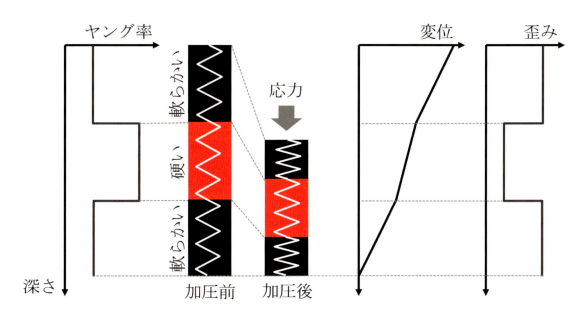

図 3.15.5
ストレインイメージングにおけるヤング率と変位、歪みの関係。

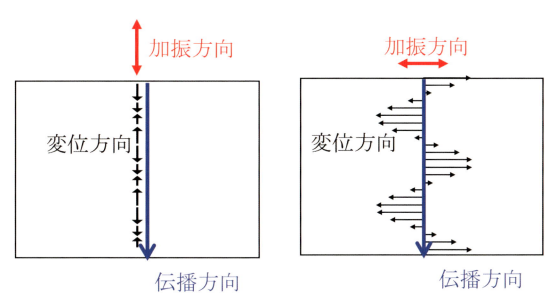

図 3.15.6
疎密波とずり弾性波の変位方向と伝播方向。

力であれば歪みが小さく、密度が同じであればずり弾性波速度が速くなる。（図3.15.4）に示すとおり、エラストグラフィは測定量が、「歪み」か「ずり弾性波速度」によってストレインイメージング（strain imaging）とシアウェーブイメージング（shear wave imaging）の2つに大きく分類できる。また、外的作用の励起法が、「静的加圧」か「音響的加圧／加振」、「機械的加圧／加振」によって、3つに分類できる。

（1）ストレインイメージング

ストレインイメージングは、応力を加えて対象を変形させる前後の画像を超音波診断装置やMRIを用いて撮像することで内部の変位を捉え、歪み分布を求める[4]。（図3.15.5）には、物質の上から応力を加えることで生じる変位と、変位を空間微分することで求められる歪みを示している。ヤング率と歪みとは式(6)に示したとおり逆数の関係があり、硬い組織では小さな歪み、軟らかい組織では大きな歪みが生じることになる。各場所での応力を正確に求めることは困難なため、ストレインイメージングでは、ヤング率分布を類推できる歪み分布を画像化している。

静的加圧の例としては、超音波プローブによる手での圧迫やMRIの強磁場環境で利用できる超音波モータを用いた加圧装置、心拍動による圧迫などがあり、音響的加圧の例として音響放射圧パルス（acoustic radiation force impulse: ARFI）による圧迫がある。超音波診断装置を用いたストレインイメージングは、簡便で実時間性が高く、高い空間分解能を得やすい。一方、歪みは応力の大きさに依存するため、対象に一定の応力を繰り返し加えることや応力分布を正確に知ることができない場合、経時的な変化を捉えたり組織間を定量的に比較することは難しい。

超音波を用いた変位の測定法には、相関法と位相差検出法、両手法の利点を継承した複合法がある[5]。MRIを用いたストレインイメージングは、MREの黎明期には多くの検討例が見られたが、MRIは撮像の実時間性が低く、撮像中に圧迫を加えることも超音波診断装置と比べて難しいなど、シアウェーブイメージングと比較した利点が少ないことから、現状では利用例はほとんどない。

（2）シアウェーブイメージング

弾性体内を伝播する弾性波には、疎密波（縦波）とずり弾性波（横波、せん断波）がある（図3.15.6）。疎密波は媒質の振動が波の進行方向と平行であり、空気や水であっても伝播できるが、100 Hz前後の周波数帯における生体組織内での波長は数メートルと長い。一方、ずり弾性波の生体組織内での波長は数センチメートルと測定に適しているが、媒質の振動が波の進行方向に対して垂直であるため、空気や水では伝播できず、粘性の高い物体で大きく減衰する。シアウェーブイメージングは、外的作用により対象内部に歪みや疎密波を発生させ、それと同時に対象内に伝播するずり弾性波を捉える。

超音波診断装置では、ずり弾性波の空間的変位パターンの時間による移動距離から伝播速度を求める。外的作用の励起法は、音響的加振の例として（図3.15.7）のように音響放射圧パルスによる圧迫に伴い発生するずり弾性波を利用する方法と[6]、機械的なインパルス状の加圧を体表に加えることに伴い対象内部に発生する過渡的なずり弾性波を利用する方法[7]、機械的な正弦波状の振動を体表に加えることに伴い対象内部に発生するずり弾性波を利用する方法[8]がある。

MREでは、初期には電気機械式の加振装置を[9]、現在は（図3.15.8）に示した空気圧を利用した加振装置を用いて正弦波状の振動を体表に加えて生体内部に定常波を発生させ、（図3.15.9）に示したMRI制御プログラム（パルスシーケンス）を用いて2次元もしくは3次元空間でのずり弾性波の変位分布を画像化する。撮像にあたり振動が生体に悪影響を及ぼさないように、振動の周波数と振幅、加える時間と範囲を考慮する必要がある[10]。肝臓を対象とする場合の加振装置の一般的な設定では、周波数は60Hz、振幅は数百マイクロメートルから数ミリメートルである。ずり弾性波の変位分布から粘弾性分布への変換には、局所波長を抽出し、波長と弾性率の関係式を用いて弾性率分布を求めるモデル非依存型と、撮像対象を粘弾性体としてモデル化し、そのモデルを用いて粘弾性分布を求めるモデル依存型の2種類に分類することができる[11]。モデル非依存型弾性算出法では、弾性

第 3 章　多元計算解剖学の基礎研究への応用

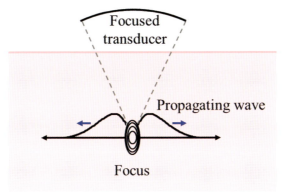

（a）音響放射圧パルスの焦点領域から伝播するずり弾性波。

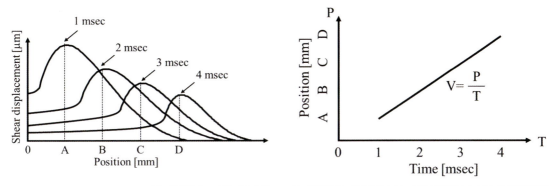

（b）ずり弾性波の時間に伴う伝播。　（c）ずり弾性波の単位時間あたりに伝播する距離から求まるずり弾性波速度。

図 3.15.7
音響放射圧パルスを用いるシアウェーブイメージング。

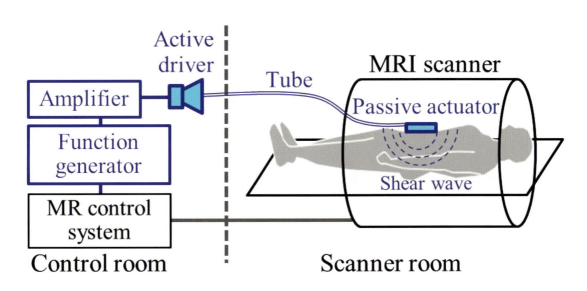

図 3.15.8
空気圧式加振装置を用いた MRE におけるシアウェーブイメージング。

物体が等方線形弾性体で、弾性波に反射・屈折がなく、弾性波の進行方向に一致した波長もしくは速度を求め、式(24)に代入することにより弾性率が求まる。粘弾性が異なる物体の境界領域に発生する反射波や屈折波は推定精度を下げるため、弾性波画像から反射波や屈折波を除く前処理として時空間方位フィルタを適用する。一方、モデル依存型弾性算出法では、弾性波の伝播を表す波動方程式に基づいて、弾性率と粘性率を推定することができる。ノイズに対する耐性を高くする手法として multimodel direct inversion[12] が開発されている。近年では、複数周波数の弾性波画像から周波数特性の測定、空間分解能の向上、非等方性粘弾性の測定を可能にする手法が開発されており、正常組織と疾患組織の判別に有効とする報告がある。

シアウェーブイメージングでは、速度や弾性率という定量的な値が求められるのが最大の利点である。ただ、測定データから速度や弾性率に変換するアルゴリズムが弾性波の伝播方向を仮定している場合、弾性波の反射や屈折などが原因となり測定エラーが生じる場合がある。また、肝臓を含む多くの生体組織は、周波数を変えると粘弾性（貯蔵弾性率と損失弾性率）は変化する。このような粘弾性の周波数特性を利用することが正常組織と疾患組織の判別に有効とする報告が多くある。逆にいえば、周波数が異なると粘弾性が異なることを意味している。したがって、撮像条件として周波数を一致させなければ、得られた粘弾性を単純に比較することはできない点に注意する必要がある。

エラストグラフィの定量性評価

エラストグラフィによる粘弾性測定の定量性や再現性の評価、施設間や機種間の比較などをするには、粘弾性が既知で長期安定性のあるファントムの利用が有効である[13]。（図3.15.10）は、2種類の粘弾性が既知なゲルファントムを利用したMREによる測定結果を示している。北米放射線学会により設立された Quantitative imaging biomarkers alliance（QIBA）では、産業関係者と医療関係者が連携して、エラス

トグラフィにおいても客観的で定量的な評価値を取得し、biomarkerとして利用できるような指針の作成に取り組んでいる[14]。

［菅 幹生］

参考文献

[1] Parker KJ, Doyley MM, Rubens DJ: Imaging the elastic properties of tissue: the 20 year perspective, Phys Med Biol, 57(16), 5359-5360, 2012.

[2] Shiina T: JSUM ultrasound elastography practice guidelines: basics and terminology, J Med Ultrason, 40(4), 309-323, 2013.

[3] 「磁気共鳴エラストグラフィ：技術と応用」（菅幹生、MEDICAL IMAGING TECHNOLOGY、34(4)、pp.217-225、2016.）

[4] Ophir J, Céspedes I, Ponnekanti H, et al.: Elastography: a quantitative method for imaging the elasticity of biological tissues, Ultrason Imaging, 13(2):111-134, 1991.

[5] 「複合自己相関法による実時間 Tissue Elasticity Imaging」（椎名毅、新田尚隆、植野映、超音波医学、26、57-66、1998.）

[6] Sarvazyan AP, Rudenko OV, Swanson SD et al.: Shear wave elasticity imaging: a new ultrasonic technology of medical diagnostics, Ultrasound Med Biol, 24(9), 1419-1435, 1998.

[7] Sandrin L, Fourquet B, Hasquenoph JM et al.: Transient elastography: a new noninvasive method for assessment of hepatic fibrosis, Ultrasound Med Biol, 29(12):1705-1713, 2003.

[8] Yamakoshi Y, Sato J, Sato T: Ultrasonic imaging of the internal vibration of soft tissue under forced vibration. IEEE Trans Ultrason Ferroelectr Freq Contr, 37, 45-53, 1990.

[9] Muthupillai R, Lomas DJ, Rossman PJ, et al.: Magnetic resonance elastography by direct visualization of propagating acoustic strain waves. Science 269: 1854-1857, 1995.

[10] Ehman EC, Rossman PJ, Kruse SA, et al.: Vibration safety limits for magnetic resonance elastography. Phys Med Biol 53: 925-935, 2008.

[11] Manduca A, Oliphant TE, Dresner MA, et al.: Magnetic resonance elastography: non-invasive mapping of tissue elasticity. Med Image Anal 5(4): 237-254, 2001.

[12] Silva AM, Grimm RC, Glaser KJ, et al.: Magnetic resonance elastography: evaluation of new inversion algorithm and quantitative analysis method. Abdom Imaging 40(4): 810-817, 2015.

[13] Suga M, Mori T, Kishimoto R, et al.: Development of a tissue-simulating viscoelastic gel phantom for MR elastography, European Congress of Radiology 2015, DOI: 10.1594/ecr2015/C-0757, 2015.

[14] QIBA Wiki. https://qibawiki.rsna.org/（参照 2018-01-31）

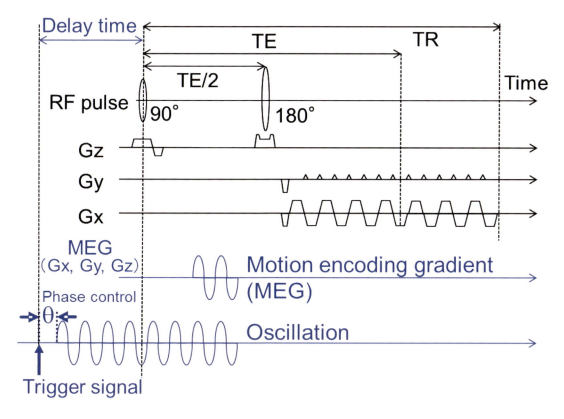

図 3.15.9
MREにおけるシアウェーブイメージング用のパルスシーケンスの例。

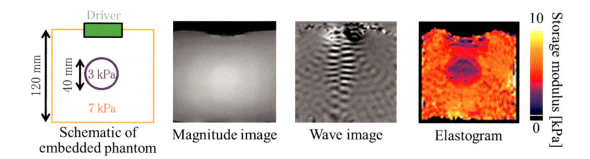

図 3.15.10
内包型ゲルファントムを対象としたMRE（加振周波数250 Hz）。

3.16. リアルタイム病理診断と物性モデルの構築

超音波による組織性状診断の現状

超音波を用いた画像診断の有用性は広く知られているが、近年では生体組織の性質を定量的に評価する手法としての可能性も大いに評価されている。その代表的な例として、集束超音波や専用の加振器などを用いて観察対象となる生体に特定の振動を与え、その結果から生じる横波の伝搬特性を指標として各種生体組織の粘弾性を評価するエラストグラフィ技術があり、一部の診断法が保険適用されるなど臨床応用が進んでいる。なお、その基本原理や実例は本書の別節で紹介されているため、本節では解説を省略する。他にも、生体中において超音波の散乱源となる微小組織の散乱特性を指標として、組織の構造や種別を判定する技術が従前から広く研究されており、超音波診断装置へ実装されての応用や、専用装置を用いての診断支援が可能な段階となっている。

しかし一方で、これらの新技術において評価される生体組織の性状と病理学的な組織組成や物理的性質の関係性は十分に結び付けられていない状況にある。これは、一般的な超音波診断に用いられる周波数帯が10MHz程度までであるために、照射超音波の波長が観察対象となる組織の大きさに比して長く、計測精度を決める主要因のひとつである空間分解能が十分でないことに起因している。また、各疾患における系統的な組織構造変化については情報が蓄積されているものの、機能を含めた状態の変化については十分な検討が進んでいない状況にある。

我々は、各種生体組織における細胞以下のミクロサイズから各種臓器単位のマクロサイズでの物理的性質について、超音波を主とした生体計測と信号解析技術を用いて評価することで、上記の問題を解決するとともに、最終的にリアルタイムで現状の病理診断に匹敵する能力を有した新規診断法を確立することを目標とした研究開発を推進している。本節では、関連技術の基本原理および実生体に適用しての成果例を紹介する。

後方散乱係数を指標とした散乱体構造解析

生体内において観察対象となる組織には、照射される超音波の波長よりも小さな反射体が無数に存在し、超音波診断では主にこれらの反射体における散乱現象を可視化することで生体組織の評価を行っている。反射体に超音波が入射すると散乱波が生じるが、入射する超音波と反対の方向へのベクトル成分を持つ散乱を後方散乱と呼ぶ。照射音波の波長に対して十分に小さい散乱体（ここでは反射体と同意）が、それぞれ波長の2倍以上の距離だけ離れて存在している場合、各散乱体からの散乱信号は独立した信号成分として検出可能である。また、波長以下の距離に複数の散乱体が存在する場合には、それらがひとつの大きな散乱体であると考えることもできる。

後方散乱係数は、このような後方散乱の結果として受信されるエコー信号の強度を表す指標であり、その周波数依存性を指標とすることで式(1)の関係性から生体中の散乱体サイズを推定することができる。

$$\frac{Q(ka)}{\pi a^2} = 4 \sum_{n=0}^{\infty} \frac{(2n+1)}{(ka)^2} \sin^2[\delta_n'(ka)] \tag{1}$$

ここで、$Q(ka)$は散乱断面積、kは入射音波の波数、aは散乱体の半径、nは点音源の数、δ_n'は入射波と反射波の位相差の微分を示している。一般に、観察対象組織における散乱体の半径と入射音波の波長の関係が$a \ll \lambda$であれば散乱体はレイリー散乱となりエコー信号の強度は周波数依存性を有してfの4乗に比例し、$a \geq \lambda$では周波数依存はなくfの0乗に比例することが知られている[1]。

我々は、この理論を応用し、生体中または摘出した各種組織に対して任意の周波数の超音波を照射してエコー信号を収集し、その後方散乱係数を指標として

解析することで、一般的な超音波診断に比して高精度に、病理診断に比して高速かつ広範囲で組織性状を評価することを試みている。ここでは、術中における超迅速な性状評価技術の一例として、リンパ節のがん転移判定について紹介する。

ヒトのリンパ節は豆様の形状で大きさは様々であるが、がん診断の対象となるものの多くは長径がおおよそ5〜15mm程度であり、その構造を解析するためには高分解能でのエコーデータの収集が必至となる。そこで、一般の超音波診断で用いられる周波数帯域より高い周波数を用いてのデータ収集と解析を行った。外科手術により摘出された複数のヒトリンパ節を濃度0.9%の生理食塩水で満たされた水槽内に固定し、中心周波数25.6MHzの単一凹面超音波振動子を自作のスキャンシステムに取り付け、サンプリング周波数400MHzで3次元エコーデータを取得した。収集された各エコーデータについて、式(1)をベースとした散乱体サイズ推定法を適用し、リンパ節全体についての解析を行った。また、解析結果の検証のために、計測・解析したリンパ節についてホルマリン固定後にパラフィンブロックを作成し、上面から50μmの間隔で厚さ3μmに薄切し、HE染色により3次元の病理標本を作製した。

大腸がん患者から摘出したヒトリンパ節の解析結果が（図3.16.1）であり、上はがん転移の認められない良性のリンパ節、下ががん転移の認められるリンパ節の例である。両者を比較すると、がん転移による組織構造変化を反映して散乱体サイズが大きく異なることが確認できる。

振幅包絡特性を指標とした散乱体構造解析

後方散乱係数は特定部位からのエコー信号をターゲットとして解析されることが多いが、実際の生体組織では微小な散乱体がランダムかつ密に広範囲にわたって媒質中に存在することが多いため、ターゲットが周辺組織からの散乱信号に埋もれてしまうことがある。例えば、2次元の音場として考えると、ある領域における分解能内に10個程度以上の散乱体が存在するような状況においては、各々の微小散乱体におい

て極めて弱い散乱信号が発生し、探触子で受波される信号にはそれらの干渉結果であるノイズ信号が含まれる。その結果、最終的に描画される超音波断層像にはスペックルパタンと呼ばれる斑紋状の干渉パタンが観測される。このとき、散乱体の密度が一定以上であれば、その密度に応じてエコー信号の強度が変化するためにスペックルパタンの輝度値にも変化が見られるが、斑紋パタンの大きさは照射音波の音場特性によって決定されるため、画像のテクスチャには変化が生じない。これは、生体中の散乱体構造とスペックルパタンの間には相関性がなく、エコー信号は個々の散乱体からの反射信号が有する独立性を失っているということを意味している。よって、スペックルパタンの性質は統計的・確率論的に判定せざるを得ないこととなる。

スペックルパタンを呈するエコー信号が多数の散乱体からの散乱信号の干渉結果であることを考えると、各散乱体からの反射信号の強度および位相はそれぞれランダムな大きさを持つことになる。ここで、強度に関する確率変数をx_1、位相に関する確率変数をx_2と定義し、各々の平均値と標準偏差をmおよびσとすると、強度および位相に関する確率密度関数は、中心極限定理に従ってそれぞれ式(2)のように表される。

$$p(x_1) = \frac{1}{\sqrt{2\pi}\sigma}\exp\left[-\frac{(x_1-m)^2}{2\sigma^2}\right]$$

$$p(x_2) = \frac{1}{\sqrt{2\pi}\sigma}\exp\left[-\frac{(x_2-m)^2}{2\sigma^2}\right] \quad (2)$$

このとき、エコー信号の包絡振幅xの統計的性質は

$$x = |x_1 - jx_2| = \sqrt{x_1^2 - x_2^2} \quad (3)$$

で与えられ、2つの独立な正規分布の変数x_1とx_2がそれぞれ微小区間内に同時に存在する際の確率密度関数は最終的に式(4)のようになる。

$$p(x) = 2\pi r f(x_1, x_2) = \frac{x}{\sigma^2}\exp\left[-\frac{x^2}{2\sigma^2}\right] \quad (4)$$

式(2)はレイリー分布と呼ばれ、スペックルパタンを呈するエコー信号の統計的性質を示す最も基本的な分布関数として知られている[2]。音波断層像がスペックルを呈するのに十分な密度の散乱体が存在する均質媒質においては、エコー信号の振幅確率密度分布は散乱体密度が高いほどに分散が大きいレイリー分布と

なる。よって、受信したエコー信号の振幅包絡を統計解析した結果がレイリー分布で近似可能であれば、観察対象の生体組織は特定の散乱体密度を有した均質な組織構造であると評価することが可能である。また、レイリー分布とならない場合においては、その解離性を基準として組織構造の不均質性を評価することができる。

また、より高次の確率密度分布であるk-分布、仲上分布およびそれらを一般化したhomodyned k-分布、generalized Nakagami分布などを用いてエコー信号の振幅包絡特性を解析し、それらの推定パラメータと生体組織構造を結びつける方法が検討されている。

例えばリンパ節においては、正常な状態にあってもスペックルを発生させるに十分な散乱体密度を有するかどうかは確定的でなく、その場合にはエコー信号の振幅確率密度分布はレイリー分布とはならないことが想定される。また、がん転移の判定のためには大局的な不均質性のみでなく、局所的な組織構造とがん転移との関係性について検討し、指標化する必要がある。よって、均質な組織構造を有する場合においても散乱体密度が低い場合、スペックルを発生させるに十分な散乱体密度を有する場合、不均質な組織構造を有する場合についての検討が必要となる。これらを評価するために用いる統計モデルは複数提案されているが[3][4][5]、ここではhomodyned k-分布を用いた成果を紹介する。

均質および不均質な媒質におけるエコー信号の統計的特性を評価する分布関数の代表例のひとつが式(5)で定義されるk-分布である。

$$p(x) = \left(\frac{bx}{2}\right)^{\alpha} \frac{2b}{\Gamma(\alpha)} k_{\alpha-1}(bx) \tag{5}$$

ここで$k_{\alpha-1}$は変形ベッセル関数で、bは尺度パラメータ、aは形状パラメータである。k-分布の特徴として、散乱体密度がスペックルパタンを呈するに十分であるか否かにかかわらず使用することが可能である点が挙げられる。

超音波分野においては、媒質中の散乱体分布の制限を排除することでk-分布を一般化した表現であるhomodyned k-分布が用いられることが多い。

homodyned k-分布は式(6)で定義される。

$$p(x) = \frac{1}{\Gamma(\alpha)} \sqrt{\frac{2x\alpha}{\pi s \sigma^2}} \sum_{m=0}^{\infty} \left\{ (-1)^m \frac{\Gamma\left(\frac{1}{2}+m\right)}{m! \, \Gamma\left(\frac{1}{2}-m\right)} \left(\frac{\sigma^2}{sx\alpha}\right)^m \right.$$

$$\left. \left(\frac{\alpha}{2\sigma^2}\right)^{\frac{\alpha+m-\frac{1}{2}}{2}} |x-s|^{\alpha+m-\frac{1}{2}} K_{\alpha+m-\frac{1}{2}} \left(|x-s|\sqrt{\frac{2v}{\sigma^2}}\right) \right\} \tag{6}$$

式(6)において、xが各々の散乱体からの反射信号の包絡振幅であるとき、媒質中の散乱体の平均個数がa、干渉信号の包絡振幅（コヒーレント成分）がsで与えられる。よって、解析領域中の散乱体個数を推定することが可能であり、そこから散乱体の平均サイズを算出することができる。

（図3.16.2）は、homodyned k-分布を用いて推定した散乱体の平均サイズと後方散乱係数から算出した散乱体サイズを総合評価し、局所的ながん転移の有無を判定した結果であり、エコーデータを3次元の各断で提示するとともに、右下にエコー断面に対応する位置のHE染色標本を示している。各断面のエコー像中の赤色部はがん転移が認められると判定された領域、緑色部はがん転移が認められないと判定された領域であり、モノクロ部は判定を行っていない。左下のエコー像に相当する断面の病理像において、緑線で囲まれた領域はがん転移部であるが、エコー像上の判定結果と一致していることが確認できる。

また、上記のように解析対象部位のエコー信号をひとつの確率密度関数で表現するのではなく、種別の異なる生体組織からの独立信号の集合であると仮定して、複数の確率密度関数の組み合わせで表現することも可能である。例えば肝炎の生じた肝臓では、細胞の配置や構造の均質性が高い正常な肝臓部位、炎症と壊死の結果として形成される線維組織などの散乱体密度が高い部位、その過程で生じる散乱体密度の低い部位に大別されると仮定し、各々の散乱体群からのエコー信号を分散の異なるレイリー分布と考えると、系全体の振幅分布特性は3つのレイリー分布の

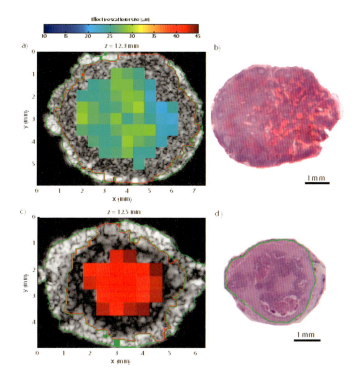

図 3.16.1
後方散乱係数を指標としたリンパ節の散乱体サイズ推定の例。(a) 良性リンパ節の散乱体サイズ。(b) 良性リンパ節のHE染色病理像。(c) 悪性リンパ節の散乱体サイズ。(d) 悪性リンパ節のHE染色病理像。

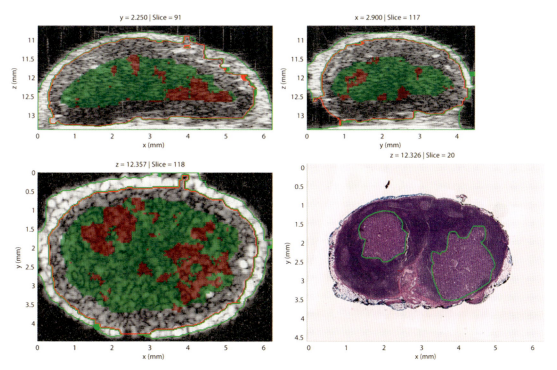

図 3.16.2
振幅包絡特性と後方散乱係数の両者を指標としたリンパ節のがん転移判定の例。(赤色) がん転移あり、(緑色) がん転移無し。

合成で表現される[6]。

ヒト生体内の肝臓について、臨床用超音波診断装置を用いて、中心周波数5.0MHz、サンプリング周波数20MHzでエコー信号を収集し、3つのレイリー分布の合成関数を用いて振幅特性解析を行った結果が（図3.16.3）であり、暖色は散乱体密度が高いと推定された部位、寒色は低いと推定された部位を示している。肝炎の進行に伴って散乱体密度が高い部位、すなわち硬い組織がびまん的に増加しており、肝臓の組織構造変性を評価できていることが確認できる。また、本技術はエラストグラフィ技術と異なり、性状の異なる複数種の組織を一度の超音波スキャンで評価することが可能である。

超高周波超音波での音響特性評価

超音波診断において、診断能を病理診断に匹敵するレベルにするためには、通常の病理診断において光学顕微鏡で観察される細胞以下の組織についての音響特性を知る必要がある。超音波計測の距離分解能は基本的に周波数に依存するため、数百MHz帯の超音波を用いて生体組織を観察することでミクロレベルの生体計測が可能であり、現在の臨床現場では、100MHz程度の超音波を利用した超音波顕微鏡システムを用いての各種生体組織の音響特性評価が検討されている。しかし一方で、高周波であるほどに生体内での減衰が大きくなるため、計測可能な組織の厚さは数μmに制限されること、計測可能領域が光学顕微鏡に比して狭くなりがちなこと、音響特性の絶対的評価法などについての課題がある。

我々は、市販の超音波顕微鏡や自作のスキャンシステムと、周波数および空間分解能が異なる複数の超音波センサを用いて、各種の生体組織について2次元・3次元の音響特性解析を行っている。ここでは、びまん性肝疾患の音響特性解析の成果について紹介する。

正常、脂肪肝、非アルコール性脂肪肝炎（nonalcoholic steatohepatitis: NASH）、および重度肝炎のラット肝臓を摘出し、各々の一葉の割面がポリスチレンシャーレ上に密着するように固定したのち、

シャーレ下面から水を介して中心周波数80MHzの超音波を照射して2次元スキャンすることで、肝臓表面からのエコー信号をサンプリング周波数2GHzで取得し、超音波の入射しにくさの指標である音響インピーダンスを算出した結果が（図3.16.4）である。正常な肝臓に比して肝炎の肝臓の音響インピーダンスが高いことから、肝炎によって生じた線維組織では散乱が強く音波が入射しにくい、すなわち硬いことが確認できる。また、脂肪肝とNASHでは、両者ともに肝臓内に脂肪沈着を有する状態であるにもかかわらず、音響インピーダンスは異なる値を示している[7]。

これらの差異を別の尺度で検討するために、ガスクロマトグラフィにより各肝臓中の脂肪酸含有量を評価したところ、（図3.16.5）に示すように正常肝と脂肪肝ではパルミチン酸が、NASHと肝炎ではオレイン酸が優位に多量であることが確認された。そこで、生体で代表的な5種の脂肪酸であるパルミチン酸（PA）、オレイン酸（OA）、パルミトオレイン酸（PAOA）、リノール酸（LA）、aリノレン酸（a-LA）について、濃度500〜1,000mmol/Lの状態でポリスチレンシャーレ上に留置し、肝臓と同様の条件で計測し、音響インピーダンスを算出したところ、（図3.16.6）に示すようにオレイン酸の音響インピーダンスがもっとも低く、他の脂肪酸も含め有意差を有することが確認された（p＜0.01）。また、ヒト肝がん由来細胞であるHuh7 cellを500,000cells/wellで培養したのち、500 μMで9hの脂肪酸処理を施したものを対象として同検討を行った結果、同様の結果が得られた。これらの結果により、脂肪が蓄積された肝臓のエコー診断において、脂肪酸の音響インピーダンスを指標として脂肪種の違いを判定し、単純性脂肪肝とがん化傾向の強いNASHとを弁別しての定量診断が実現可能であることが示された。

より微細な組織についての物理的特性を評価するために、上記のラット肝臓をホルマリン固定後に8μmに薄切し、ガラスプレート上に留置することで未染色の生体組織標本を作製し、水を介して中心周波数250MHzの超音波を標本上面から照射し、サンプリング周波数2GHzで2次元スキャンすることでエコー

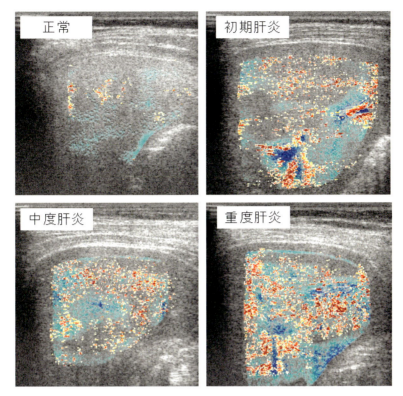

図 3.16.3
肝臓の散乱体密度推定結果の例。(暖色) 散乱体密度が高い、(寒色) 散乱体密度が低い。

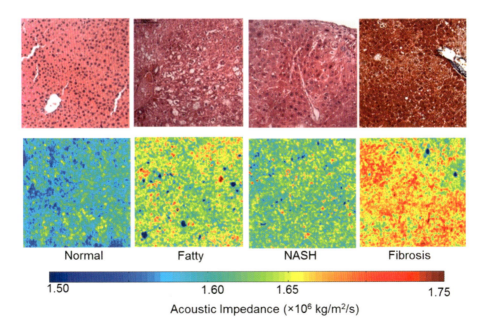

図 3.16.4
マウス肝臓の病理像 (上段) と音響インピーダンス (下段)。

信号を収集した。取得信号について、肝臓試料の表面および背面（ガラス面）からのエコー信号を用いて音速および減衰を算出することが可能である。

　（図3.16.7）は、マウスのNASH肝臓の音速像と同試料を計測後にM-T染色した病理像であり、病理像上の青色部は線維組織を示している。両者を比較すると、線維組織の音速が肝実質部に比して速く、脂肪部は遅いことが確認できる。また、計測時の空間分解能が7μmであるため、肝実質部においても細胞核を弁別して評価することが可能であり、光学像に匹敵する空間情報に加え、各組織の物理的性質を得ることができている[8]。

今後の展開

　上述のとおり、一般的な臨床用超音波診断装置および超音波スキャナを用いて、5～30MHz程度の周波数の超音波で*in vivo*または*ex vivo*で生体組織を観察し、散乱特性を基準としてリアルタイムまたは数十分程度の極めて短い時間で対象組織のマクロな組織性状を評価することが可能となっている。また、摘出組織に関しては、超音波顕微鏡と数百MHz帯の超音波を用いて観察し、音響特性を基準として評価することで、摘出直後または通常の術中迅速病理診断に比して短時間で、細胞小器官レベルのミクロな組織性状が評価可能である。

　これらの各技術について精度を向上させるとともに、ミクロからマクロなマルチスケールでの組織性状解析の成果や多種モダリティで評価される物性などを連携させて総合的な評価指標とすることで、任意サイズの組織に対する超迅速での病理診断が可能となる。現在は、多種の組織についてミクロな組織構造を反映した3次元の音響特性マップを構築するとともに、それらを用いた音波伝搬シミュレーションを行い、体表からの超音波組織性状診断技術と顕微レベルでの物性解析結果のシームレスな結び付けを行っている。また、*in vivo*および*in situ*での高精度超音波計測を可能にするスキャンシステムを構築中である。

[山口　匡]

参考文献

[1] P. M. Morse et al.; Methods of Theoretical Physics, McGraw-Hill, 1953.

[2] RF. Wargner, SW. Smith, JM. Sandrik, et al.: Statistics of speckle in ultrasound B-Scans, IEEE Trans. Sonic. Ultrason., 30, 156-163, 1983.

[3] PM. Shankar: A Compound Scattering pdf for the Ultrasonic Echo Envelope and Its Relationship to K and Nakagami Distributions, IEEE Trans. Ultrason. Ferroelect. Freq Contr., 50, 339-343, 2003.

[4] T. Yamaguchi, H. Hachiya: Proposal of a parametric imaging method for a quantitative diagnosis of liver fibrosis, J. Medical Ultrasonics, 37, 155-166, 2010.

[5] V. Dutt, JF. Greenleaf: Ultrasound echo envelope analysis using a homodyned K distribution signal model, Ultrason. Imaging, 16, 265-287, 1994.

[6] T. Higuchi, T.Yamaguchi, H. Hachiya, et al.: Liver tissue characterization for each pixel in ultrasound image using multi-Rayleigh model, Japan. J. Appl. Phys., 53, 07KF27, 2014.

[7] K. Ito, K. Yoshida, T. Yamaguchi, et al.: Acoustic impedance analysis with high-frequency ultrasound for identification of fatty -acid species in the liver, Ultrasound Med. Biol., 43, 700-711, 2016.

[8] S. Irie, K. Inoue, T. Yamaguchi, et al.: Speed of sound in diseased liver observed by scanning acoustic microscopy with 80 MHz and 250 MHz, J, Acoust, Soc, Am., 139, 512-519, 2016.

第 3 章　多元計算解剖学の基礎研究への応用

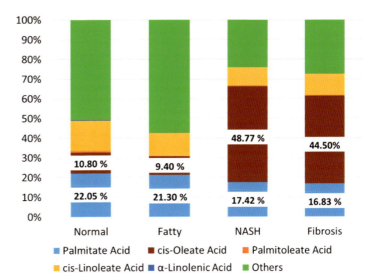

図 3.16.5
マウス肝臓内の脂肪酸含有量。

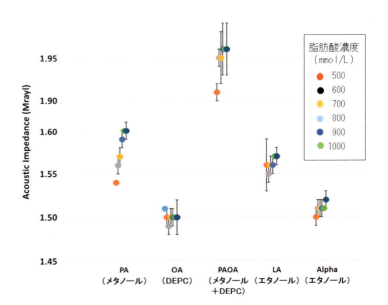

図 3.16.6
各脂肪酸の音響インピーダンス。

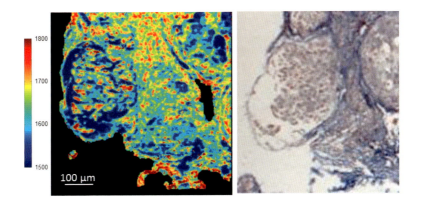

図 3.16.7
マウス NASH 肝臓の音速像（左）と
M-T 染色病理像（右）。

207

3.17. 超音波・光伝播モデルと組織性状・機能の評価

組織性状・機能の非侵襲イメージングと診断応用

　がんや肝硬変などの疾病の多くは、粘弾性などの組織性状や、酸素飽和度などの機能的変化を呈する。このため、これらを定量的に把握し可視化することで、形態的な異常が現れる前の早期診断や進行度の評価、良悪性の鑑別、さらに薬の効果判定などに、有効な診断情報を得ることが期待される。

　非侵襲性に優れる超音波による生体計測は、被曝を気にせず、実時間で簡便に施行できる利点から、スクリーニング、精密検査を問わず広く臨床に用いられている。従来は、組織の形態を診断するBモードと血流を可視化するドプラ法が主要な計測法であったが、2003年に第3のモードとして、超音波エラストグラフィが実用化し、組織弾性の画像化が可能になった。現在では、がん化により硬くなることを利用して乳がんをはじめ各種のがんの診断や、慢性肝炎ではがん化のリスクが高まる線維化の進行度を、肝組織の硬さから評価する手段として用いられている。

　また、超音波と同じく非侵襲性に優れる光計測を超音波技術と統合した光超音波イメージングは、がんの周囲の微細な血管の構造や血液の酸素飽和度の可視化により、がんの早期診断を可能とする技術である。これも2000年頃から新しい生体計測法として注目されはじめ、近年では、乳がん診断用の光超音波マンモグラフィの開発など、臨床応用が進みつつある。

　非侵襲的に診断に有用な組織性状・機能の情報を得るには、以下の条件が成り立つ必要がある。
（1）組織性状・機能の変化を表す特徴量が、病態を敏感に反映すること。
（2）その特徴量とプローブ信号とが適度な相互作用を持ち、その関係をモデル化できること。
（3）モデルに基づき、プローブ信号から、特徴量を高感度、高解像度かつ簡便に定量化できること。
　上記の超音波エラストグラフィや、光超音波イメージングは、それぞれ上記の3つの条件を満たすことで、実用化や臨床適用が可能になったと言える。以下ではこの観点から、これらの超音波や光を用いた組織性状・機能診断の原理と今後の展望について述べてみたい。

超音波伝搬のモデル化と組織粘弾性のイメージング
疾病と組織粘弾性の変化

　疾病による組織粘弾性の変化は、（表3.17.1）に示すように、例えば正常な乳腺に比べがん化した組織は、数倍以上、弾性（ヤング率）が増加することがわかっている。また、ウィルスによる慢性肝炎では肝線維化のステージが進行するごとに、弾性が大幅に増加する。さらに近年、食生活の欧米化で我が国でも罹患者が増加し、現在100万人弱で人口の1%に達しているNASH（非アルコール性脂肪肝炎）では、初期の段階で弾性の他に粘性も変化するとの報告がある。この他、冠動脈硬化症における脂質性プラークは軟らかく、破綻による急性心筋梗塞を生じる危険性があることがわかっている。

　このように組織粘弾性が病態を反映する特徴量となることは知られていたが、画像による客観的な診断は、超音波エラストグラフィが実用化されて初めて可能になった。粘弾性は力学的な特徴量であるので、外力に対する変形の様子で評価することになる。その変形には、緩やかで静的な場合と高速な変形や振動させる動的な方法があるが、超音波エラストグラフィの原理も以下に述べる2つの手法が用いられている[1]。

静的変形に対するモデル化と弾性分布計測

　静的な変形は、（図3.17.1）のような弾性体としてバネでモデル化でき、次式が成り立つ。

$$\sigma = E \cdot \varepsilon \tag{1}$$

ここで、σは応力、εはひずみ、Eはヤング率で弾性を表す特徴量である。最初に実用化した超音波エラストグラフィの原理は、体表から超音波プローブを軽く押し当てて静的変形を与え、ひずみ（strain）の分布を求めるstrain elastographyである。この際、プローブの幅に比べ浅い範囲では応力σは一定と近似できるので、式(1)からひずみεが小さい組織をEが増大し硬化した部分としてカラー表示する。

ひずみは、圧迫前後での超音波エコーから、各点の変位を計測し、2点間の変位差から求める。この変位に敏感なものとして、超音波エコー信号の位相変化を利用するが、変位が波長を超えるとエイリアシングによる誤差が生じる。そこで大変位でも高精度かつ高速に計測可能な手法が考案され実用化につながった[2]。

Strain elastographyは（図3.17.1）に示すように、リアルタイムでひずみのパターンを画像化でき、腫瘍など周囲に比べ硬い組織を描出するのに優れており、乳がん腫瘍の診断に用いられている。また、（図3.17.2）のようにC型肝炎などの慢性肝炎では、線維化の進行による結節の増加に伴い、エラストグラフィ上で硬化部位がまだらに描出されるのを利用し、そのテクスチャ・パターンによる線維化ステージの判定に用いられている[3]。

動的変形のモデル化と粘弾性の評価

組織への変形を局所的にパルス状あるいは振動として与えられる場合は、（図3.17.3）の粒子速度の時間変化$b(x,t)$が、変位方向と垂直なx方向へせん断波（shear wave）として伝搬する。等方的で一様な弾性体内を平面波状に伝搬する場合、せん断波の伝搬速度c_sとせん断弾性率（剛性率）Gとは以下の関係がある。

$$c_s = \frac{\omega}{Re[k]}, \quad k = \omega\sqrt{\frac{\rho}{G}} \tag{2}$$

ここで、kは波数、ρは密度を表すが、粘性がなく弾性のみの場合は、kとGはともに実数になるので、式(2)からc_sは以下の式で表せる。

$$c_s = \sqrt{\frac{G}{\rho}} = \sqrt{\frac{E}{2(1+\nu)\rho}} \tag{3}$$

ここで、νはポアソン比を示すが、生体組織の非圧縮性を仮定すれば、式(3)を用いて、次式のようにせん断波速度よりヤング率が得られる。

$$E \simeq 3G = 3\rho c_s^2 \tag{4}$$

この原理に基づき、通常より時間幅が2桁以上長い（$> 100\,\mu s$）超音波パルスを照射して、組織内に発生したせん断波（shear wave）を利用するのが、shear wave elastographyである[4]。

せん断波の伝搬速度の推定にはTOF（Time-of-Flight）法が用いられることが多い。まずx方向に距離dだけ離れた2点での粒子速度波形の相関から、2点間の伝搬時間δを求め、次式により伝搬速度（群速度）が得られる。

$$c_s(x) = \frac{d}{\delta} \tag{5}$$

上記では粘性がない純粋な弾性体の場合であるが、生体組織では、粘性を持つ粘弾性体であり、それを診断に有用な情報として利用できる可能性がある[5][6]。

弾性と異なり粘性がある場合は、変形の速度すなわち周波数に依存するため、波数kやせん断弾性係数Gが次式のように複素数になる。

$$G = G_1 + jG_2 \tag{6}$$
$$k = k_1 + jk_2 \tag{7}$$

その結果、伝搬速度c_sも周波数ωにより異なるいわゆる速度分散を示す。そこで、粒子速度分布$b(x,t)$のフーリエ変換$H(x,\omega) = |H|e^{j\theta(x,\omega)}$を求めれば、その位相分布$\theta(x,\omega)$から、次式より周波数$\omega$における伝搬速度（位相速度）$c_s(x,\omega)$が得られる。

$$c_s(x,\omega) = \frac{\omega}{k_1}, \quad k_1 = \frac{\partial\theta(x,\omega)}{\partial x} \tag{8}$$

ここから、粘弾性の係数を求めるには、2つの方法がある。1つは、単純化した組織の力学モデルを当てはめる方法である。これには、式(9)の弾性要素と、式(10)の粘性要素（ηは粘性係数）が並列につながったKelvin-Voigtモデルがよく用いられる。

$$\sigma = \mu \cdot \varepsilon \tag{9}$$
$$\sigma = \eta\frac{d\varepsilon}{dt} = j\omega\eta \cdot \varepsilon \tag{10}$$

この場合、複素せん断弾性係数は、$G = \mu + j\omega\eta$となり、式(2)を用いると、位相速度は次式で表される。

$$c_s(\omega) = \sqrt{\frac{2(\mu^2 + (\omega\eta)^2)}{\rho(\mu + \sqrt{\mu^2 + (\omega\eta)^2})}} \qquad (11)$$

式(8)で得られた位相速度c_sの周波数分布に、式(11)のモデルをフィッティングさせることで、弾性係数μと粘性係数ηを推定する。しかし、せん断波は高周波での減衰が大きく、通常のシステムでの計測可能な周波数範囲は、100〜500Hz程度になるため、十分な精度でμやηを得るのは難しい。式(11)のスペクトルは、$\eta > 0$の場合、勾配を持つことがわかるので、この周波数範囲で$c_s(\omega)$の周波数勾配（dispersion slope）を求めて、粘性の指標とする方法が試みられている。

もう1つの方法は、材料の粘弾性計測に用いられるもので、式(5)の複素せん断弾性率の要素G_1（貯蔵弾性係数）とG_2（損失弾性係数）を求める方法である。即ち、粒子速度の周波数ωの成分は次式で表される。

$$\xi(x, \omega, t) = \xi_0\, e^{j(\omega t - kx)} = \xi_0 e^{k_2 x} e^{j(\omega t - k_1 x)} \quad (12)$$

ここで、k_2は減衰係数になり、x方向の2点間で、式(12)の振幅$|\xi|$を比較することで求められる。

式(8)のk_1と合わせてkが求まるので、式(2)より、$G = G_1 + jG_2$が定まる。

Shear wave elastographyの利点は、（表3.17.3）に示すように弾性率として定量的に組織の硬さを評価可能な点である。このため、慢性肝炎のようなびまん性疾患では、肝組織の硬化度として数値化し、線維化の進行によるがん化のリスクの評価が試みられている。さらに、上述のように、速度分散から粘性の要素を評価できる可能性があり、脂肪沈着による粘性の増加をサインとしてNASHの早期診断への可能性も研究されている[5]。

一方で、せん断波の速度は、組織により1〜-10m/sと大きく異なり組織境界での反射や屈折の影響が大きく、平面波が単一方向に伝搬すると仮定したTOF法では、腫瘍の境界などで誤差やアーチファクトを生じやすい点が課題である。また、実際、（図3.17.4）のように肝線維化での結節による不均一性が大きくなると、波面が複雑になり粘性がない場合でも、

見かけ上の速度分散を生じることが示されている[7]。このため、せん断波の伝搬方向を仮定せずに、伝搬速度を推定する手法も研究されている[8]。

さらに、せん断弾性率は、血圧や炎症など内圧が高まった際にも上昇し、単に組織構造以外の要因でも変化することがわかっている。このように、実際にはstrain elastograpyでの静的な変化で得られる弾性と、shear wave elastographyで計測される粘弾性とは、異なる条件で捉えたものである。

光音響特性のモデル化と機能情報のイメージング 光超音波イメージングの診断応用

光超音波イメージングは、（図3.17.5）に示すように、ナノ秒幅の短パルスレーザ光を生体に照射すると、吸収による熱弾性波として超音波を発生する光音響現象を用いて体内組織の、光吸収体の分布を可視化する技術である。

光計測の利点である、高いコントラストでがんの成長に関わる微細な新生血管の分布や、腫瘍の悪性度を示す酸素飽和度、脂質性の不安定プラークの検出など様々な機能情報を、超音波の利点である深部でも高解像度で計測を可能にする、新規生体イメージング技術として注目されており、近年では乳がん診断のための光超音波マンモグラフィの実用化に向けた研究も進んでいる（図3.17.6）[9][10]。組織粘弾性のところでも述べたNASH（非アルコール性脂肪肝炎）の病理所見では、高度の脂肪肝に肝細胞壊死、炎症細胞湿潤、線維化が認められ、ウィルス性肝炎と同様に線維化の進行で発がんの危険性は高くなってくる。このため、線維化を呈する前の早期の段階での発見が重要であるが、従来の超音波画像では良性の脂肪肝との鑑別が難しい。光超音波イメージングで得られる組織鑑別や酸素飽和度などの機能情報を得ることで早期診断への利用が期待される。

光音響特性のモデル化

光音響効果で、吸収体で発生する超音波の音圧p_0は次式で表される。

表 3.17.1
乳腺腫瘍と組織弾性。

組織	正常脂肪	乳腺	線維腺腫	IDC
ヤング率平均値[ka]	3.25	3.24	6.41	10.4-42.5

表 3.17.2
線維化ステージと弾性率の変化。

線維化ステージ	F0	F1	F2	F3	F4
ヤング率平均値[kPa]	4.2	6.9	8.9	14.8	26.5

表 3.17.3
超音波エラストグラフィの手法の比較。

手法	Strain elastography（static法）	Shear wave elastography（dynamic法）
測定物理量	圧迫によるひずみ・変位（ひずみ小→硬い）	励振されたshear waveの速度（速い→硬い）
評価方法	・ひずみ分布のパターン ・ひずみ比	・Shear wave音速 ・弾性率
利点	・装置が簡便 ・高解像度化が容易 ・実時間性が高い	・速度、弾性率分布表示（定量的） ・粘性の評価等
課題	・ひずみ像は定性的 ・応力不均一によるアーチファクト	・励振法に依存 ・実時間性 ・せん断波の反射、屈折によるアーチファクト

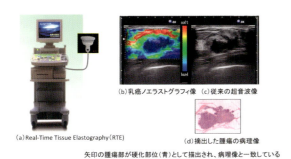

図 3.17.1
Strain elastographyでのひずみパターンによる腫瘤性病変。

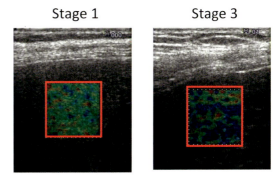

図 3.17.2
Strainパターンによる慢性肝炎の線維化ステージの判定。

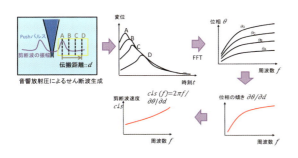

図 3.17.3
Shear wave elastographyの粘弾性の推定。

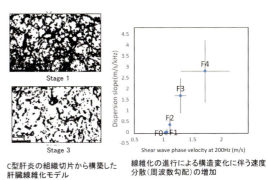

図 3.17.4
肝線維化モデルによる結節による構造変化に基づく速度分散の増加の検証。

$$p_0 = G\mu_a \psi, \qquad G = \frac{\beta c^2}{C_p} \tag{13}$$

ここで、β は熱膨張係数、c は音速、c_p は定圧比熱、μ_a は光吸収係数、ψ は光量を示す。光超音波イメージングは、光量の補正とプローブで受信した超音波から p_0 すなわち $G\mu_a$ の分布を再構成する。G は Grüneisen 係数と呼ばれ、軟組織の場合は、ほぼ水の値に近いので、組織による吸収係数 μ_a の分布を画像化している。吸収係数は（図3.17.7）のように組織に特有のスペクトルを持つことから、複数の波長の光の照射を用いることで、組織の鑑別や酸素飽和度が推定できる。即ち、還元および酸化ヘモグロビンの吸光スペクトルの $\mu_{Hb}(\lambda)$ および $\mu_{HbO2}(\lambda)$ が既知であるので、2つの波長 λ_1、λ_2 の照射光に対して、次式を満たすように、濃度 C_{Hb} および C_{HbO2} を求めることができ、

$$\begin{cases} \mu_a(\lambda_1) = \mu_{Hb}(\lambda_1)C_{Hb} + \mu_{HbO2}(\lambda_1)C_{HbO2} \\ \mu_a(\lambda_2) = \mu_{Hb}(\lambda_2)C_{Hb} + \mu_{HbO2}(\lambda_2)C_{HbO2} \end{cases} \tag{14}$$

それらの比として、次式で酸素飽和度 sO_2 が求められる。

$$sO_2 = \frac{C_{HbO2}}{C_{HbO2} + C_{Hb}} \tag{15}$$

酸素飽和度は、腫瘍の悪性度の指標や、リウマチなど炎症による病態を表す特徴量としての利用が期待されている[11]。

NASH の診断で重要となるものに粘弾性以外に、脂肪率の評価がある。筆者は脂肪に特徴的な吸光を示す波長を用いることで動脈硬化症における脂質性プラークの検出が可能なことを示したが、その肝組織への適用が考えられる[12]。また、G は温度依存性が、（図3.17.8）のように脂肪と血液では大きく異なることが知られている。したがって、異なる温度で計測した値を比較することで、G の温度依存性を計測し、脂肪率の計測を可能とする方法について検討が進められている。

超音波と光による組織性状機能診断の今後

超音波エラストグラフィが実用化して10年余り経過し、組織弾性の臨床応用が広まりつつあるが、組織の粘性の評価が検討され始めたのはごく最近であり、

本格的な臨床評価はこれからである。このため粘弾性特性と組織病理との関係づけを行い、そのデータベース化も、重要な課題である。今後、粘弾性特性と組織病理との関連が明確になれば、粘弾性に基づく早期診断や薬効評価手法の開発、また、超音波以外に MRI による粘弾性の評価など、各モダリティ間の精度比較等の多くの研究がなされる可能性がある。また、光超音波イメージング技術は、近年、臨床応用に向けた研究が盛んであるが、新生血管の描出によるがん検出が中心である。これに対して、脂肪沈着や炎症の評価など機能情報の臨床応用の可能性が示されれば、慢性肝炎の早期診断など光超音波イメージングの新たな臨床展開に繋がることが期待される。

［椎名　毅］

参考文献

[1] T.Shiina, et al.：WFUMB Guidelines and Recommendations for Clinical Use of Ultrasound Elastography: PART 1: Basic Principles and Terminology, Ultrasound in Med. & Biol. 41(5), 1126-1147, 2015.

[2] T. Shiina, et al.：Real Time Tissue Elasticity Imaging Using the Combined Autocorrelation Method, Journal of Medical Ultrasonics, 29, 119-128, 2002.

[3] T. Shiina et al. :Mechanical Model Analysis for Quantitative Evaluation of Liver Fibrosis Based on Ultrasound Tissue Elasticity Imaging Jpn. J. Appl. Physics. 7, 07GF11-1-8, 2012.

[4] T.Deffieux et al.: Shear wave spectroscopy for in vivo quantification of human soft tissues visco-elasticity, IEEE Trans Med Imaging 28, 313-322, 2009.

[5] KR. Nightingale, et al.: Derivation and Analysis of Viscoelastic Properties in Human Liver: Impact of Frequency on Fibrosis and Steatosis Staging, IEEE Trans on UFFC 62(1), 165-175, 2015.

[6] Shigao Chen, et al. "Assessment of Liver Viscoelasticity by Using Shear Waves Induced by Ultrasound Radiation Force," Radiology 266(3), 964-970, 2013.

[7] S.Fujii et al. : Evaluation of shear wave dispersion caused by fibrous structure and tissue viscosity using hepatic fibrosis progression and histological models, Proc. of IEEE Ultrasonic Symposium, 2017.

[8] T. Kitazaki et al.: Shear wavelength estimation based on inverse filtering and multiple-point shear wave generation, Jap. J. of Applied Physics, 55, 07KF10-1-6, 2016, 2016.

[9] M. Toi, et al. : Visualization of tumor-related blood vessels in human breast by photoacoustic imaging system with a hemispherical detector array, Scientific Report, 41970-1-11, 2017.

[10] L.V. Wang, J.Yao, "A practical guide to photoacoustic tomography in the life sciences," Nature Methods. 2016 Jul 28;13(8):627-638

[11] J. Janggun et al.: Evaluating the physiology of inflammatory arthritis with functional photoacoustic imaging, Proc. of IEEE International Ultrasonics Symposium, 2017.

[12] S. Hirano, et al. :Aortic atherosclerotic plaque detection using a multiwavelength handheld photoacoustic imaging system, Proc. of SPIE, 9708, 2016.

第 3 章　多元計算解剖学の基礎研究への応用

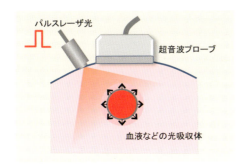

①パルス光の照射
②吸収体によるパルス光の吸収
③熱弾性変形による超音波の発生
④超音波の組織内伝搬
⑤超音波センサによる受信
⑥音源（光吸収体）の分布の再構成

図 3.17.5
光超音波イメージングの原理。

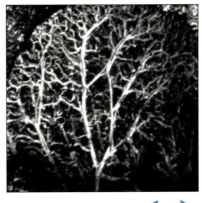

(a) マウスの耳の微細血管

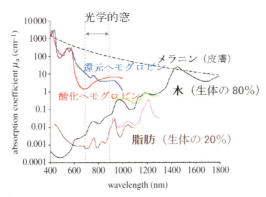

図 3.17.7
各種生体関連物質の吸光スペクトル。

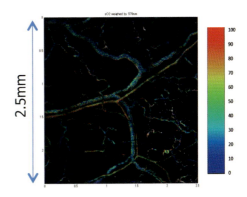

(b) 酸素飽和度分布像

図 3.17.6
光超音波イメージング。

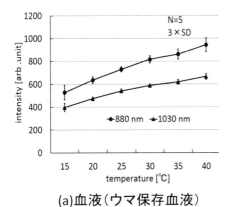

(a) 血液（ウマ保存血液）

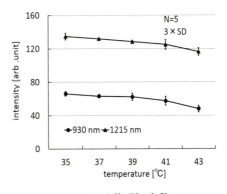

(b) 脂質（牛脂）

図 3.17.8
光音響信号強度の温度依存性。

213

第4章
多元計算解剖学の臨床研究への応用

1. 画像診断学への臨床応用
2. 脳科学への臨床応用：脳機能標準アトラスと未来予測手術
3. 胸部外科への臨床応用：Micro-CTと肺
4. 腹部外科学への臨床応用：肝臓
5. 整形外科学への臨床応用：筋骨格系
6. 小児外科学への臨床応用
7. 循環器内科学への臨床応用：心臓
8. 腫瘍内科・外科学への臨床応用：膵臓がん
9. 消化器内科への臨床応用1：共焦点内視鏡を用いた消化管神経叢の観察法
10. 消化器内科への臨床応用2：大腸内視鏡への診断支援システム
11. 分子遺伝学への応用：Radiomicsと脳腫瘍の分子遺伝学
12. ロボット工学への応用

4.1. 画像診断学への臨床応用

コンピュータ支援診断

　近年、CTの革新的な進歩により、がんの検診・診断・治療において3次元CT画像は中心的な役割を果たしている。米国において2011年に肺がんの低線量CT検診の有効性・安全性・経済性が示された[1]。米国保健福祉省は2015年に保険適用を開始した[2]。日本においてCT検診の受診者数は約20万人／年である。非喫煙者／軽喫煙者に対する胸部低線量CT検査の有効性を評価するためのランダム化比較試験が始まっており、対策型検診への導入が期待されている。CT検診の受診者数は益々増加し、臨床現場において大容量3次元CT画像を読影する専門医の負担増加が問題となっている。多元計算解剖モデルを活用したコンピュータ支援診断（Computer-aided diagnosis : CAD）の臨床応用によってCT検診を高度化・均質化し、早期発見と適切な治療管理による重症化予防の実現が期待される。本節は胸部臓器抽出法、肺がん・慢性閉塞性肺疾患（Chronic obstructive pulmonary disease : COPD）・骨粗鬆症・じん肺・大腸がんのCAD、これらの臨床システムについて述べる。

胸部臓器抽出法

　胸部臓器には個体差に加えて呼吸運動・心拍動等による変形・移動が起こるため、これらの変動に頑強な胸部臓器の自動抽出法が研究開発されている。この開発・評価には正常／異常例からなる大規模CT画像データベースが必要である。公開CT画像データベースとしてLIDCやANODE09等がある[3][4]。胸部臓器は(1)体、(2)骨格（背骨、肋骨、胸骨、鎖骨、肩甲骨）、(3)気管・気管支、(4)肺、(5)縦隔、(6)肺葉・肺区域、(7)胸部血管（大動脈・肺動脈・肺静脈）の順で抽出される。肺葉の抽出結果を（図4.1.1）に示し、気管・気管支・肺動静脈の抽出結果を（図4.1.2）に示し、骨格の抽出結果を（図4.1.3）に示し、胸椎の椎体分割結果を（図4.1.4）に示す。肺がんやCOPD等の発病により、臓器が著しく変動する場合がある。発病に起因する変動に対して頑強な骨格や葉間裂等の自動抽出法が研究開発されており、実用性が高まりつつある[5][6]。

肺がん

　日本人の3人に1人はがんで死亡している。部位別では肺がん（7.1万人／年）が1位である。肺がんのCADは多数例の正常形態・病態を数理統計解析し、これらを定量的に表現して論理的に検出・診断支援する。肺結節の検出結果を（図4.1.5）に示す。肺結節はsolid nodule、part-solid nodule、pure GGN（ground-glass nodule）に分類される。Early Lung Cancer Action Projectにてsubsolidが悪性である確率（34%）はsolidが悪性である確率（7%）より高いことが報告されている[7]。商用製品の肺結節検出機能の多くはsolidを対象としており、subsolid（pure GGNとpart-solid nodule）の検出能は低い[8]。subsolidの高精度な検出法が課題となっている。肺結節に加えて胸膜に接触する病変の検出法も研究開発されている[9]。肺がんCT検診で発見される小型肺結節の非侵襲的で検診者の精神的・身体的負担の少ない高精度な診断法が求められている。この有効な診断法として拡大CT画像を用いた良悪性の鑑別診断がある。肺がんの予後予測法として多数の肺がん症例を用いてCT値ヒストグラムの定量化から肺がんを5つのタイプ（a、β、γ、δ、ε）に分類する手法が研究開発されている[10]。マルチスケール・マルチモダリティ画像情報、臨床・病理・遺伝子情報との統合解析によるRadiogenomics研究への展開が期待される[11]。

第 4 章　多元計算解剖学の臨床研究への応用

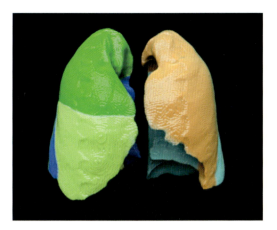

図 4.1.1
肺葉の抽出結果（緑色：右上葉、黄緑色：中葉、青色：右下葉、橙色：左上葉、水色：左下葉）。

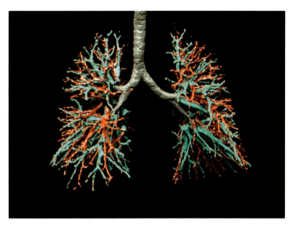

図 4.1.2
気管・気管支・肺動静脈の抽出結果（白色：気管・気管支、赤色：肺動脈、青色：肺静脈）。

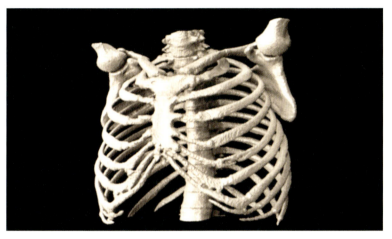

図 4.1.3
骨格の抽出結果（背骨、肋骨、胸骨、鎖骨、肩甲骨）。

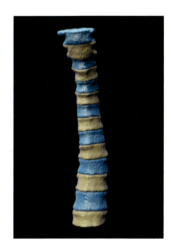

図 4.1.4
椎体の分割結果。

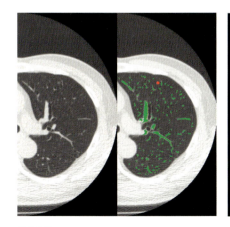
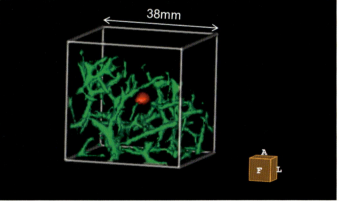

図 4.1.5
肺結節の検出結果（左：CT 画像と肺結節の検出結果、右：肺結節の拡大 3 次元表示、緑色：肺血管、赤色：肺結節（直径 4.7mm））。

217

慢性閉塞性肺疾患（COPD）

　COPDの特徴は慢性の気流閉塞であり、これは末梢気道病変と肺胞の破壊（肺気腫）が複合的に作用することで生じる。COPDは世界において300万人／年の死亡数であり、2030年に世界の死因第3位になると報告されている。COPDの診断法としてスパイロメトリーが普及している。COPDの進行は肺の合併症（肺がん、気胸）や全身併存症（栄養障害、心血管疾患、骨粗鬆症、抑うつ、糖尿病）を誘発し、QOLを著しく低下させるため、早期の発見・治療が必要である[12]。経年撮影された低線量CT画像・臨床情報からCOPD罹患・増悪の高リスク群を層別化する手法が研究開発されている。これは喫煙者・過去喫煙者・非喫煙者のCT画像から気腫性病変（Low attenuation volume：LAV）を抽出し、その経年増加量を評価する。喫煙者における気腫性病変の検出結果および生涯喫煙量（Pack-year）とLAV%（肺容積に対するLAVの百分率）の関係を（図4.1.6）に示す。呼吸運動にロバストな気腫性病変・末梢気道病変の評価法が求められる。

骨粗鬆症

　我が国の骨粗鬆症患者数（40歳以上）は1,280万人（男性300万人、女性980万人）と推計されている。骨粗鬆症による手関節・大腿骨・椎体骨折のライフタイムリスクは先進国において30%から40%であり、欧州における骨粗鬆症による骨折は65万例／年である。骨粗鬆症による骨折は身体機能低下、運動機能障害、内臓器障害を併発するため、寝たきりの原因となる。胸部3次元CT画像から胸椎を自動抽出し、その経年評価によって骨粗鬆症・椎体骨折リスクを推定するシステムの研究開発が進められている[6]。この要素技術である椎体分割法は417例の通常線量CT画像から皮質骨・海綿骨・椎間板の3次元形状・CT値を学習し、胸椎の多元計算解剖モデルを構築して利用する。この椎体分割法は1,000例の通常線量／低線量CT画像によって評価され、その分割精度は通常線量で99.45±1.07%、低線量で99.72±0.36%である。これを用いて胸椎の海綿骨CT値を経年解析した結果を（図4.1.7）に示す。低線量CT検診において肺がん・COPDと同時に骨粗鬆症を早期発見し、健康寿命の延伸に寄与することが期待される。

じん肺

　我が国において毎年24万人前後の粉じん労働者がじん肺健康診断を受診している。この診断法として胸部単純X線や肺機能検査が実施されている[13]。単純X線によって第0型、第1型、第2型、第3型、第4型に分類され、第1型以上の患者は労災認定となる。この中で第0型のPR0/1と第1型のPR1/0を高精度に判定することが喫緊の課題となっている。3次元CT画像はPR0/1とPR1/0を診断するための微小な粒状影（直径1.5-3mm）を描出でき、その大きさや分布を定量的に評価できる[14]。低線量3次元CT画像から珪肺・石綿肺・溶接工肺の微小な粒状影を高精度に検出してPR0/1とPR1/0を定量的に分類する手法の研究開発が進められている[15]。粒状影の検出結果を（図4.1.8）に示す。粒状影と肺血管構造に基づくじん肺の定量的診断法の確立が進められている。

大腸がん

　大腸がんは病期IVであっても肝臓や肺の転移巣が切除可能な段階で発見できれば治癒の可能性が非常に高くなる。しかし、転移巣の発見が困難なことにより、病期IVの大腸がんは5年生存率13.2%である。このために転移巣を治癒可能な段階で高精度に検出する高度な画像診断法の研究開発が求められている。術前画像診断の中心的情報源である造影CT画像の血管系・リンパ系に焦点を当てた定量解析法が研究開発されている[16]。これは動脈相・門脈相・平衡相の3次元CT画像から動脈・静脈・門脈・リンパ節を自動抽出し、3時相の情報を用いて血管・リンパ節における造影剤の循環動態を定量的に評価する。リンパ節における造影剤の循環動態解析結果を（図

第 4 章　多元計算解剖学の臨床研究への応用

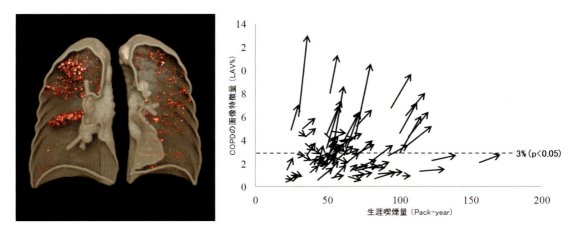

図 4.1.6
喫煙者の気腫性病変の定量解析結果（左：気腫性病変の検出結果、右：生涯喫煙量とLAV%の経年変化の関係）。

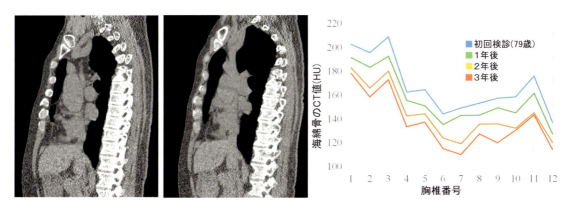

図 4.1.7
胸椎の経年解析結果（左：初回検診のCT画像、中：3年後のCT画像、右：胸椎の海綿骨CT値の経年変化）。

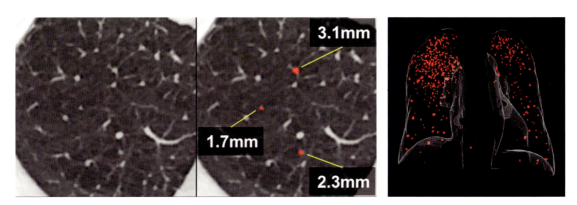

図 4.1.8
じん肺(1/0)の粒状影の検出結果（左：CT画像と粒状影の検出結果、右：粒状影の検出結果の3次元表示、赤色：粒状影、白色：肺輪郭）。

4.1.9）に示す。転移病巣の高精度な検出法の開発
が期待される。

臨床システム

　胸腹部3次元CT画像から多疾患の異常部位を検
出して専門医に提示し、読影を高効率化するシステム
が求められる。このために現在画像と過去画像の比
較読影支援機能、読影ワークフロー解析機能が研究
開発されている（図4.1.10）。専門医との連携によっ
て臨床現場で実用可能なシステムを研究開発し、多
量の画像・臨床情報を活用できる高度検診・診断環
境への展開が進められている。

［仁木 登］

参考文献

[1] National Lung Screening Trial Research Team, "Reduced lung-cancer mortality with low-dose computed tomographic screening," N. Engl. J. Med., vol.365, no. 5, pp. 395-409, 2011.

[2] Centers for Medicare and Medicaid Services, "Decision Memo for Screening for Lung Cancer with Low Dose Computed Tomography (LDCT)," Centers for Medicare and Medicaid Services, Baltimore, CAG-00439 N, 2015.

[3] Armato SG, McLennan G, McNitt-Gray MF, et al.: Lung image database consortium: developing a resource for the medical imaging research community. Radiology, 232:739-748, 2004.

[4] van Ginneken B, Armato SG, de Hoop B, et al.: Comparing and combining algorithms for computer-aided detection of pulmonary nodules in computed tomography scans: The ANODE09 study. Medical Image Analysis, 14:707-722, 2010.

[5] 「胸部マルチスライスCT画像における葉間裂抽出法」（松廣幹雄、鈴木秀宣、河田佳樹、他、電子情報通信学会論文誌、Vol.J.96-D、No.4、pp.834-843、2013.4.）

[6] Yoneda Y, Matsuhiro M, Suzuki H, et al.: Computer-aided diagnosis for osteoporosis using chest 3D CT images, Proc. SPIE Medical Imaging, vol.9785, pp. 97853A, 2016.

[7] Henschke CI, Yankelevitz DF, Mirtcheva R, et al.: CT screening for lung cancer: frequency and significance of part-solid and nonsolid nodules. AJR Am J Roentgenol, 178:1053-1057, 2002.

[8] Yanagawa M, Honda O, Yoshida S, et al.: Commercially available computer-aided detection system for pulmonary nodules on thin-section images using 64 detectors-row CT: preliminary study of 48 cases. Acad Radiol, 16: 924-933, 2009.

[9] Matsuhiro M, Suzuki H, Kawata Y, et al.: Peripleural lung disease detection based on multi-slice CT images, Proc. SPIE Medical Imaging, Vol.9414, pp.94142W-1-6, 2015.

[10] Kawata Y, Niki N, Ohmatsu H, et al.: Quantitative classification based on CT histogram analysis of non-small cell lung cancer : Correlation with histopathological characteristics and recurrence-free survival. Med Phys. 39:988-1000, 2012.

[11] Aerts HJ, Velazquez ER, Leijenaar RT, et al. : Decoding tumour phenotype by noninvasive imaging using a quantitative radiomics approach. Nat Commun. 5, Article number:4006, 2014.

[12] Mannino DM, Buist AS, Petty TL, et al.: Lung function and mortality in the United States: data from the First National Health and Nutrition Examination Survey follow up study, Thorax, 2003; 58: 388-393.

[13] International Labour Organization: Guidelines for the use of the ILO international classification of radiographs of pneumoconioses, revised edition 2011, 2011.

[14] Cox CW, Rose CS, Lynch DA: State of the Art: Imaging of Occupational Lung Disease, Radiology, vol.270, no.3, 681-696, 2014.

[15] Suzuki H, Matsuhiro M, Kawata Y, et al.: Computer aided diagnosis for severity assessment of pneumoconiosis using CT images, Proc. SPIE Medical Imaging, vol.9785, 978531-1-6, 2016.

[16] A.S.Maklad, M.Matsuhiro, H.Suzuki, et al.: A hybrid 3D region growing and 4D curvature analysis-based automatic abdominal blood vessel segmentation through contrast-enhanced CT, Proc. SPIE Medical Imaging , Vol.10134, 101344C-1-7, 2017.

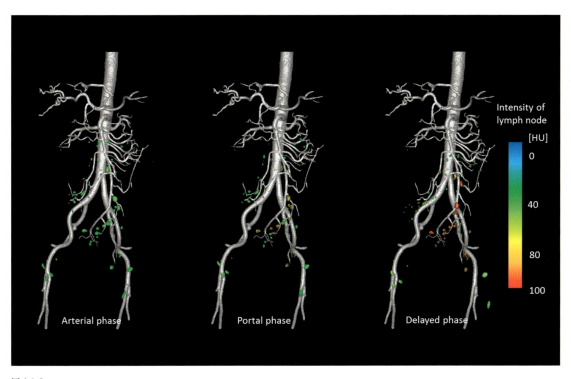

図 4.1.9
造影CT画像を用いた腹部リンパ節における造影剤の循環動態解析結果（左：動脈相、中：門脈相、右：平衡相）。

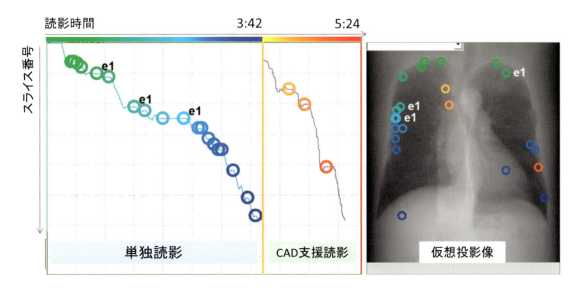

図 4.1.10
肺がんCT検診における読影ワークフロー解析結果（専門医の単独読影後にCAD支援読影を実施した場合の例。専門医の操作・マーキング履歴がスライス番号・読影時間軸で表現され、その座標は仮想投影像にマップされる）。

4.2. 脳科学への臨床応用；脳機能標準アトラスと未来予測手術

機能画像技術の進歩

　脳神経外科医の手術は近年様変わりしている。1つの理由として、神経機能画像技術の進歩が挙げられる。脳腫瘍摘出手術を例にとれば、MRI（Magnetic Resonance Imaging）は必要不可欠な神経画像といえる。MRI撮影の目的は、（1）解剖学的構造の予想（2）脳機能の予想に大きく分けられる。前者の例として、T1WI、T2WI、FLAIRと呼ばれる撮像法において正常脳解剖をはじめ、血管障害に伴う脳浮腫や脳腫瘍の構造解析として十分な情報を与える。さらに拡散強調画像（Diffusion Weighted Image）の活用で、術中手術操作時の脳局所への変化を、より迅速・確実に診断可能とした。また後者の例として、腫瘍質診断に有用とされるMRスペクトロスコピー（MRS）、神経線維方向をとらえる拡散テンソル画像（DTI）を解析したトラクトグラフィー（tractography）、脳代謝を中心に腫瘍悪性度を反映させるポジトロン断層法（PET）、さらにBOLD効果を利用した機能MRIは運動機能以外に記憶や文法にまで踏み込んだ言語機能が解析可能となった。

　上記の術前MRI解析を活用した脳腫瘍手術では、以前にも増して詳細な術前手術計画が可能となった。ただし、手術の進行中に手術状況を正確に評価し、的確で安全な手術の継続を行うことも次の課題となる。この課題解決に向けて、特記すべき2点の出来事があった。1つめは、2000年に導入された手術室MRIにより腫瘍摘出度が術中評価可能となったことである。術中MRI画像上に術具の位置を反映させたナビゲーションシステムも運用され、画期的な精密誘導手術として1,750症例以上に実施されている[1]。2つめは、ほぼ同時期に、腫瘍摘出中及び術後の運動・言語機能における合併症低減のため、覚醒下手術における脳機能マッピングを導入したことである。この際、全ての電気刺激、ナビゲーションによる位置情報及び患者の状況を同時記録しながら言語機能検査を行うシステム（IEMAS）の運用を2004年より開始し（図4.2.1）、380例の脳外科手術で運用されている[2][3]。

　こうしたMRIナビゲーション、IEMASの運用では、手術記録のみでなく、記録情報を抽出・可視化して工程解析を行い、熟練した術者による暗黙知の可視化という着想に発展した。可視化により、手術経験年数や"勘"にとらわれてきた術者が"科学的に評価"され、意思決定のプロセスがより明確となる。（図4.2.1）で示された可視化は、ビデオ記録された情報を目視したアナログ情報にとどまるため、脳表面を電気刺激したプローベの位置情報が術中MRIに反映されていない。

　この問題を発展的に解決すべく、電気刺激装置からの位置情報をログ情報として記録し、検査タスク情報、電気刺激条件、患者反応の情報とあわせ脳機能情報としてデジタル情報としてデータベース化し、広く脳神経外科領域に活用するシステムを開発した。

電気刺激反応点のデジタル化

　腫瘍の局在から覚醒下手術が予定された患者の術前MRIを高磁場（3T）で撮影し、thin slice（2mm）、3D-volume画像（T1、T2WI）を収集する。脳表ランドマークの1つである脳溝に注目し、BrainVISA（T1WI axial画像から白質表示、脳溝抽出、脳回脳溝解析・自動命名を行うソフトウェア[4]）を用いた解析を行う。脳回・脳溝の3D画像が同時描出され、中心溝の位置が正確に提示されるため術中脳機能検査の前準備として運動野及び言語野推定に活用している[5]。（図4.2.2）の例で示しているように、脳表面の肉眼像とMRI解析画像が類似しており、電気刺激反応点の位置把握に有用である。運動や言語機能を反映するこの電気刺激反応点の位置について、次に述べるようなデジタル化を行っている。

第4章　多元計算解剖学の臨床研究への応用

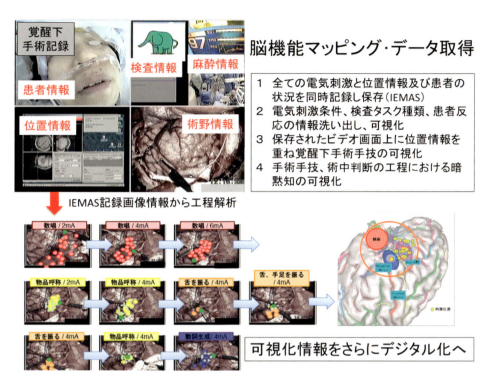

図4.2.1
脳機能マッピング・データ取得。脳機能マッピングで得たアナログ記録を可視化し、さらにデジタル情報化する。

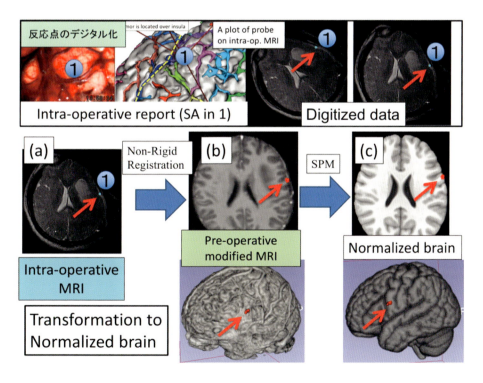

図4.2.2
電気刺激による反応点のデジタル化。電気刺激部位はナビゲーション上のMRI位置に記録され、デジタル化された位置情報 (a) は標準化した術前MRI (b) さらに標準脳 (c) 上に変換される。

223

具体的には、術中撮影MRI画像をアップデートしたナビゲーションシステム（BrainLAB社装置）に読み取り可能な、滅菌されたアンテナ装置を電気刺激プローベに装着する。画像及び位置情報の読み込みは画像解析ソフトウェアの3D-Slicer[6]を通して行い、電気刺激装置の位置情報のログを我々が開発した手法で取得し、デジタル情報となる。当然、このデジタル化された術中MRI上の反応点（a）は、標準化した術前画像（b）やSPM12を用いた標準脳[7]（c）上に変換可能である。反応点の座標変換はNon-rigid registration[8]（aからb）、SPM12[9]（bからc）を用い、脳溝における特徴点を抽出した上で脳Shiftや脳変形を伴う場合の誤差を評価しながら行った（図4.2.2）。

上記で得られた反応点は位置情報のみであり、反応点にどのような脳機能（運動・言語・高次脳機能等）が推定され、検査者からどのようなタスク提示（物品呼称、動詞生成、数字のカウンティング、漢字・ひらがな音読、計算）がどの範囲の電気刺激強度や閾値に及んだかへの情報は含まれていない。このため、個々の覚醒下手術で記録されたIEMASより脳機能マッピングの工程解析を行って可視化し、脳機能データベースとして位置情報に付加して完成させることが必要となる。

標準脳機能アトラスの作成

具体的な事例では、2015年5月以降に行われた覚醒下手術のうち、マッピング刺激電極装置の位置情報のログ取得（デジタル化）を行った連続19例（男性11名、女性8名、平均40.3±11.8歳）の例をあげる。脳皮質マッピングにより言語停止（Speech arrest, SA）反応を示した電気刺激位置は、全例でログ情報取得が可能であり、その位置に紐付けられた情報として検査タスク、電気刺激強度が記録された。前方言語野FLAでのSAは9例、後方言語野PLAでのSAは3例、運動及び感覚機能のみ同定された3例を含み、4例は明らかな反応を確認できなかった。また、脳白質マッピングにより術中SAを確認して手術を進めており、腫瘍摘出における脳機能モニタリング

の重要性が再認識される結果であった。

取得されたログ情報から、前述のSAを含む反応点の同定を15例で行い、電気刺激に応じた位置情報がナビゲーション上及びIEMASのビデオ記録で最終確認が行えた。残りの4例は腫瘍近傍に言語野及び運動野が同定出来ていない事例となるが、我々のこれまでのマッピングの経験から、SAが術中同定出来ない脳腫瘍症例は一定の割合で認めており、今回の結果はこれまでの結果を裏付けるものであった（2010年より5年間に行った言語皮質マッピング実施対象の初発左側神経膠腫85症例における後方視的評価では、54例の前方言語野FLAが調査されSAは47例（87%）で確認できたが残り7例（13%）ではSAを腫瘍上も含め同定できなかった）。腫瘍局在により言語停止部位が移動した可能性やマッピングの刺激閾値の上昇も考えられ、留意すべき点と考える[10]。さらに、言語検査におけるタスクの種類（Naming, Verb generation, Reading）により言語停止の位置や精度が異なる可能性にも考慮すべきである。脳皮質を直接電気刺激しSAを確認する方法は、この方法でのみ言語機能を確認できるGold standardの技術であるが[11]、偽陽性（false positive）にも留意した安全かつ均てん化した検査手技として精度を高める必要がある[12]。

特に言語反応に注目し、標準脳への変換に必要な術前画像の揃った症例は10例あり、術中の電気刺激位置情報（a）は、全症例で標準化された術前画像（b）や標準脳（c）への変換が行え（図4.2.2）、電気刺激プローベ近傍の2脳溝を参照点とした座標変換の精度は前者（aからb）で2.8±1.3 mm、後者（bからc）で5.5±3.6 mmと計算され許容範囲内であった。全ての反応点は位置情報としてデジタル化され、脳機能マッピング情報を加え、標準脳上に言語機能局在を異なる閾値分布で表示した独自の標準脳機能アトラスを作成した（図4.2.3）。

患者術前MRIに投影した機能予測

前述のように、脳機能データベースに基づいた標準脳（標準脳機能アトラスと呼ぶ）は主に運動・言語機

能局在を異なる閾値分布で表示しているが、症例の蓄積によりデータベースとして病理所見、術後機能障害、後療法、治療成績、再発率及び生存率などの情報が加えられる。次のステップとして、この完成した標準脳機能アトラスを、手術予定患者のMRI上に画像変換（前述と逆変換となる）を行い、患者個々の脳機能を術前予測する。同時に通常の正常脳から予想される機能部位との差分を測定し、検証を行う（図4.2.3）。患者の術前MRIに機能が投影されることにより、同時に術前脳溝情報としてBrainVISAソフトウェアで解析された情報とあわせ、術中への応用を目指す。具体的には、機能をもった脳溝情報を、術中MRI画像に重畳して脳溝ナビゲーションによる機能局在の推定が可能かどうか検証し、未来予測手術の一環として組み入れることを目指す。

医用画像（MRI）による空間構造と脳機能の局在、さらには脳腫瘍という病理軸を含めた多元軸に基づく計算解剖学の深化を図りつつ、臨床展開を目指す。データベースに基づく標準脳から個々の腫瘍摘出に伴う合併症を予測し、高度に知能化された術前診断を駆使し未来予測手術への応用展開を図る。開頭手術特有の問題である脳構造の変形、腫瘍再発時に問題となる機能部位の移動・可塑性、遺伝子情報の変化に伴う病理像の時間的変化など、臨床における多角的問題の解決にむけ、脳腫瘍に取り組む全ての研究者が利活用できるデータベースの共有も視野に入れることが可能である。

データベースを基にした未来予測手術

今回述べた実例では、覚醒下手術における言語皮質マッピング症例に照準を合わせているが、運動皮質マッピングに加え、白質マッピングについての応用も同様に可能である。脳腫瘍治療においては手術における腫瘍摘出率、運動・言語機能合併症の確率、社会復帰の程度に影響する高次脳機能等が患者のADLを左右する大きな問題である。作成された標準脳機能アトラスを患者の個々の脳に投影した術前画像を作成し、例えば摘出度に応じた生存曲線に反映させることが期待される（図4.2.4参照：患者個人の脳

構造3Dメッシュ画像には機能マップが想定され術後合併症確率が計算可能であり、データベースに基づいた未来予測手術として今後の新たな研究領域の構築を見据えている。また、85%か95%かという腫瘍摘出率、病理所見グレードに応じた生存率の推定がシミュレーション可能である）。

これまでの脳腫瘍治療成績から、腫瘍の悪性度に応じた生存率が算出され、提示される。覚醒下手術から作成された脳機能データベースから高次脳機能に関わる術後合併症が具体的に提示される。その結果、どの部分をどの程度摘出することでどの予定合併症が出現するかも判明する。我々が目標とする未来予測手術とは、前述のデータベースを基にしており、患者個人に次のような術前説明が可能となる。脳腫瘍を85%摘出で10年生存率○%程度、あと10%摘出率を上げる手術により、10年生存率は25%増えるが、術後運動麻痺と言語障害が△%程度起こり、社会復帰に障害となる高次脳機能障害が□%程度起こるなどの情報を術前から提示する。手術中に患者が覚醒していれば、手術の進行に応じて患者に現在の状況の術中説明、今後の治療の再確認などが普通に行われるのと同時に、術後再発を極力おさえて生命予後を延ばす術中先進治療、さらに術後社会復帰を円滑に進めるための高次脳機能回復維持プログラム、ADLを更に向上させるための運動言語機能回復維持プログラムなど患者各々、リアルタイムに提示されるのではと予想している。

［田村　学］

参考文献

[1] Muragaki Y, Iseki H, Maruyama T et al.: Information-guided surgical management of gliomas using low-field-strength intraoperative MRI. Acta Neurochir Suppl 109: 67-72, 2011

[2] Yoshimitsu K, Maruyama T, Muragaki Y et al.: Wireless modification of the intraoperative examination monitor for awake surgery. Neurol Med Chir (Tokyo) 51: 472-476, 2011

[3] Tamura M, Muragaki Y, Saito T et al.: Strategy of Surgical Resection for Glioma Based on Intraoperative Functional Mapping and Monitoring. Neurol Med Chir (Tokyo) 55: 383-398, 2015

[4] http://brainvisa.info/. "BrainVISA.".

[5] Tamura M, Maruyama T, Nitta M et al.: Preoperative MRI-based delineation of the sulcal and gyral anatomy and its usefulness for glioma resection in neurosurgery. International Journal of Computer Assisted Radiology and Surgery 10: S91-S92, 2015

[6] https://www.slicer.org. "3D Slicer."

[7] http://www.bic.mni.mcgill.ca/ServicesAtlases/ICBM152N-Lin2009. "The McConnell Brain Imaging Centre."

[8] Liu Y, Kot A, Drakopoulos F et al.: An ITK implementation of a physics-based non-rigid registration method for brain deformation in image-guided neurosurgery. Front Neuroinform 8: 33, 2014

[9] http://www.fil.ion.ucl.ac.uk/spm/. "Statistical Parametric Mapping (SPM)."

[10] Saito T, Muragaki Y, Maruyama T et al.: Difficulty in identification of the frontal language area in patients with dominant frontal gliomas that involve the pars triangularis. J Neurosurg 125: 803-811, 2016

[11] Kayama T: The guidelines for awake craniotomy guidelines committee of the Japan awake surgery conference. Neurol Med Chir (Tokyo) 52: 119-141, 2012

[12] Mandonnet E, Winkler PA, Duffau H: Direct electrical stimulation as an input gate into brain functional networks: principles, advantages and limitations. Acta Neurochir (Wien) 152: 185-193, 2010

（ホームページはすべて参照 2018-01-31）

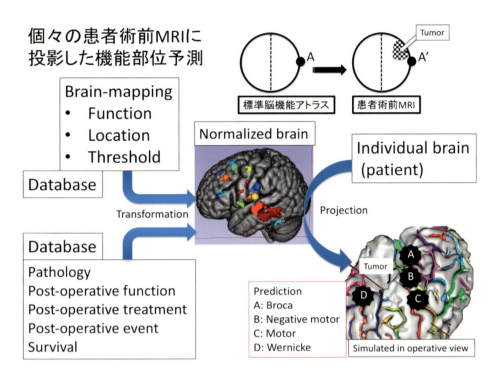

図 4.2.3
データベース化された標準脳機能アトラス。患者個々の術前MRI上に投影して術前に機能部位を予測する。

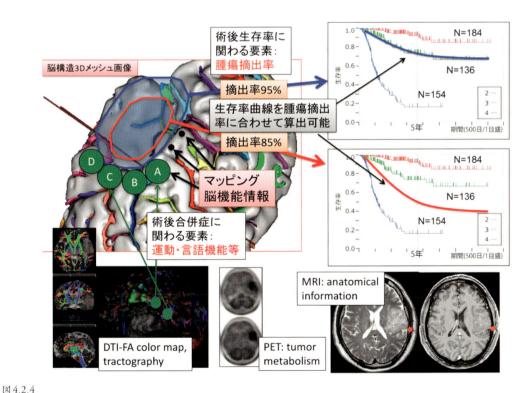

図 4.2.4
未来予測手術。術前に腫瘍摘出率から算出された生存率を推定したり、機能アトラスから予測される術後合併症を推定する。術後療法やリハビリテーションも含め、手術に関する具体的な情報を患者に提供することが可能である。

4.3. 胸部外科への臨床応用；Micro-CTと肺

Micro-CTと肺

近年Micro-CTという小さな試料の内部をμmオーダーで非破壊的に観察できるCT装置が開発され、顕微鏡的な断面画像や3次元画像を得ることが可能となった。従来、検査技師等による多くの時間と工程を経て組織診断のための検鏡に必要な標本が作製されているが、この高精度な画像撮像装置を利用し肺病変の組織学的の診断をより正確、迅速かつ立体的に行うことが可能ではないかと私たちは考えた。つまり、この組織診断技術を確立させることによって組織標本の作製工程を大幅に省略でき、またこれまで断片的にしか観察し得なかった胸膜浸潤や脈管侵襲の評価を腫瘍全体で可能とし、3次元での腫瘍の浸潤状態の把握や腫瘍径計測が可能かもしれない。さらに将来的にMicro-CTで生体の撮像が可能となれば、これまで肺病変に対する治療前の組織学的診断で行われてきた気管支鏡下生検や全身麻酔下での開胸肺生検という侵襲的な検査を省くことが可能と思われる。これらを目標に我々は切除肺のMicro-CT撮像とその画像解析に積極的に取り組んできた。本稿では、我々の研究結果を中心にMicro-CTと肺について概説する。

研究のきっかけと成果

我々は以前より肺がんにおけるCT画像と組織学的所見との関連に興味を持って研究に取り組んできた[1]。また、研究協力者である名古屋大学情報学部の森健策教授らのグループでは以前より多元計算解剖学に関する研究に取り組んでいて[2]、そのひとつにMicro-CTがある。そこで、我々が普段から診療で扱っている切除肺をMicro-CTで撮像し得られる画像から組織学的診断が可能となれば、これまで多くの時間と工程を要した病理組織標本作製について時間的縮小を可能とできると着想したことがきっかけで、「マイクロ

CT画像による組織学的診断技術の確立」という研究として取り組んできた。これまでに得られた成果は、切除肺における最も詳細なMicro-CT画像を得ることができ、そのための肺固定条件と撮像条件を発見したことである。また、組織学的に肺腺がんの亜分類であるlepidic growth patternを示す領域[3]をMicro-CT画像で同定可能とした。そして、臨床で使用されているHigh-resolution CT (HRCT)画像とMicro-CT画像および病理組織画像の位置を一致させることに成功した。これは、「HRCT画像上のある領域は組織学的画像のどこをみていたのか？」について、両画像間にMicro-CTを介在させることによって両者の関連をより深く理解でき、これによりMicro-CT画像が現行の臨床上重要な意義を持つことを証明したことになる。これらについて実際の画像を用いて説明する。

どこまで詳細な画像が得られるか

我々は手術により得られた肺切除検体をMicro-CTで撮像し詳細な画像を得るために検体の伸展固定方法とMicro-CT撮像条件の改良を重ね、これまで報告されている肺のMicro-CT画像のなかで最も詳細な画像を得るに至った。その検体採取方法・伸展固定方法・撮像条件を以下に示す。また、これら一連の研究内容（検体採取・伸展固定・Micro-CT撮像・それらの解析・発表）については、当施設での生命倫理審査委員会で承認され、患者に説明と同意を得たうえでこれらを施行している。

検体の採取：切除検体のうち、患者の診断・治療に必要な部位はすべてホルマリンによる伸展固定後に病理組織標本を作製し病理組織診断を行う。それ以外の病理組織診断に影響しない部位のうち、腫瘍辺縁と正常肺の境界を観察できる部位を中心とした2cm×2cm×1cm大を切除後すぐに採取する。

伸展固定方法：古典的な肺の伸展固定法である

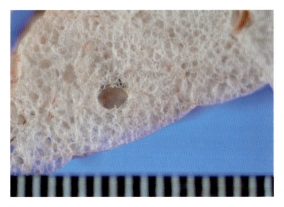

図 4.3.1
伸展固定後の肺切除標本。

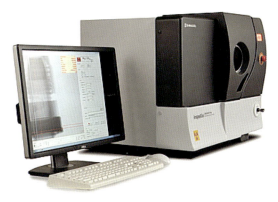

図 4.3.2
撮像に用いた Micro-CT は島津製作所製の卓上型マイクロフォーカスX線CTシステム「inspeXio SMX-90CT Plus」（島津製作所ホームページより引用）。
http://www.an.shimadzu.co.jp/ndi/products/x_rylk/inspexio1.htm

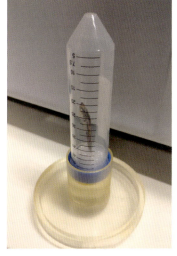

図 4.3.3
撮像時に検体を入れる棒ビンを固定するための固定器。

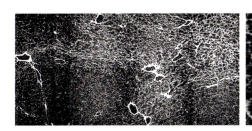

図 4.3.4（左）、図 4.3.5（右）
気道の最終単位である終末細気管支や肺胞壁まで描出されている。

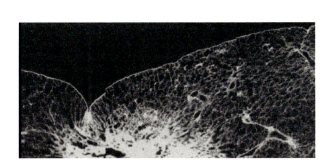

図 4.3.6
肺がんと周囲の正常肺。肺がんによる胸膜牽引像が認められる。

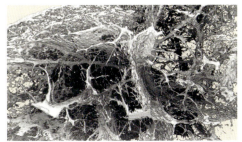

図 4.3.7
Micro-CT画像データから3次元構築させた画像。小葉間隔壁とそれを取り巻く脈管の走行および肺胞間の交通を観察できる。

Heitzman法[4]に、やや粘度を増すよう薬剤比率を改良して伸展固定している。実際には、ポリエチレングリコール400、95%エチルアルコール、40%ホルマリン、水を11:5:2:2の割合で調合したものを伸展固定液としている。最も観察したい部分を避けて注射器で伸展固定液を検体に注入後、30cmH2Oに加圧して伸展固定液内に浸漬させる。3日後に検体を伸展固定液から取り出し、柔らかい吸水性に富んだ紙、実際には市販のティッシュペーパーで何重にも優しく包み、さらにキムワイプで何重にも包んだものをタッパーの中に密封して3日間脱水させると撮像用の固定された検体が完成となる（図4.3.1）。

　撮像機器と撮像条件：撮像に用いたMicro-CTは島津製作所製の卓上型マイクロフォーカスX線CTシステム「inspeXio SMX-90CT Plus」（図4.3.2）である。従来のCT装置は、対象をX線が透過する際の「吸収されやすさ」の違いを利用して撮影し、再構成処理を行うことにより、非破壊的に対象の内部構造を画像として得ることができる装置である。一方Micro-CTではX線源に極めて小さな対象に焦点を当てることのできるマイクロフォーカスX線装置を使用しているので、幾何学的に拡大することにより、高精細な画像を得ることができるようになった。これにより非破壊的に高精度に対象内部の画像を得ることができ、使用した機器では6μmまでの空間分解能と高いコントラストが実現されていて、多様な分野の研究開発や品質管理、事故解析などで用いられている。医療用には骨を中心に主に研究目的で使用されている。肺の分野では、含気のある条件においてはコントラストの強い臓器であるため、世界中でこの機器を用いた画像研究が行われ始めている[5][6]。撮像条件は管電圧90kV、管電流110μAが最もノイズが少なく解像度が高かった。撮像検体を棒ビンに入れて撮影するが、機器の振動が検体に伝わり画像がぶれたり、検体の位置がずれたりすることがある。その対策として、X線透過する発砲スチロールを検体が棒ビンのなかで位置ずれしないように固定剤として詰める。検体を入れる棒ビンのフタを象った固定器を3Dプリンターで作成し、その固定器にはめて固定した状態で撮像することにより画像がぶれないよう工夫している（図4.3.3）。

　Micro-CT画像：気道の最終単位である終末細気管支や肺胞壁まで観察可能となった（図4.3.4）（図4.3.5）（図4.3.6）。この画像データを用いて3D構築し、自在に気腔内を観察することが可能である（図4.3.7）。

Micro-CT画像による肺がんの組織診断

　Micro-CTで撮像した肺がん画像（図4.3.8）（図4.3.9）、とくにHRCT画像上すりガラス陰影（Ground Glass Opacity: GGO）を呈する肺腺がんの画像では、正常肺と肺がん領域の肺胞壁の厚みの違いを視覚的に認識することができる（図4.3.10）（図4.3.11）（図4.3.12）（図4.3.13）。HRCT画像上GGO病変として描出される肺腺がんは、病理組織学的にはlepidic growth patternという肺腺がんの一亜型の特徴的な増殖形態で、正常肺胞壁に沿ってがん細胞が増殖している部位に相当する[3]。肺胞腔には含気が保たれたまま肺胞壁は正常肺胞壁と比べ厚くなり、これがHRCT画像上すりガラス陰影（GGO病変）として描出される。HRCT画像上、その肺胞壁の厚みまでを描出することは当然不可能で、すりガラス陰影という透過性がやや低下した領域までしか認識できないが、Micro-CT画像上では、正常肺胞壁を薄くGGO病変に相当する肺胞壁を厚く描出でき、両者を明瞭に区分けすることができた。これを数値的に証明するため、正常肺胞壁とGGO病変に相当する厚い肺胞壁の「厚み」を比較した。肺胞壁厚は正常肺胞壁とGGO病変に相当する肺胞壁各10か所ずつを測定し、その平均値をその検体の肺胞壁厚とし、Student t-testを用いて全10検体で比較した。肺腺がんの内訳をWHO分類に従い示す。非浸潤性腺がん3例：Adenocarcinoma in situ 1例、Minimally invasive adenocarcinoma 2例。浸潤性腺がん：Papillary predominant 3例、Lepidic predominant 4例だった。計測の結果、正常肺胞壁厚の中央値は0.039（0.025-0.060）mm、GGO病変に相当する肺胞壁厚の中央値は0.088（0.069-0.102）mmで有意に肺胞壁の厚みは異なっていた（p<0.001）（図4.3.14）。また、後述するHRCT画

像・Micro-CT画像・病理組織画像の位置を一致させることによって、Micro-CT画像で肺胞壁の厚い領域が病理組織学的にlepidic growth patternを示す領域と一致することが証明された[7]。これらの結果から、HRCT画像上、GGO成分として描出される領域について、Micro-CT画像では間質の厚くなった肺胞壁として可視化でき、科学的に正常肺胞壁とGGO病変の肺胞壁を区分けできた。言い換えると、病理組織学的にがんと証明される領域と正常な領域をMicro-CTで鑑別できることとなり、Micro-CTでがんと組織診断できる第一歩となった。

HRCT画像と病理組織画像間を埋める橋渡し役としてのMicro-CT

Micro-CT画像と病理組織画像および臨床で用いているHRCT画像の3つの画像の解剖学的位置を一致させることが可能となった[8]（図4.3.15）。これによりMicro-CT画像上で肺がんと判断される領域が病理組織学的にも肺がんと診断され、両診断が一致するかどうかを確認可能となった。実際、肺腺がんの進展様式の一つ「lepidic growth pattern」をMicro-CT画像により診断できることが可能となった。また、「病理組織画像で認識される病変の領域がHRCT画像上どう描出されているか」についても、その中間にMicro-CT画像を介在させて3つの画像の位置を一致させることにより、より正確に把握可能となった。これは、Micro-CTが将来生体で撮像できると極めて有用な医療機器になるという意味だけではなく、現在でもHRCT画像と病理組織画像間の橋渡し役という役割があることを意味している。例えば、間質性肺炎の診断におけるHRCT画像と病理組織所見では、それらの診断方法や部位が乖離している現状があるが、ここにMicro-CT画像を介在させることにより、間質性肺炎の病態解明や診断に寄与すると考えられる。

Micro-CTと肺のこれから

Micro-CTの最大の利点は、非破壊的に対象の内部を詳細に画像化できることである。これを肺の撮像に応用する際、最も注力すべき研究は生体での撮像を可能にし、人体に侵襲なく組織診断を可能とすることである。つまり、これまで肺病変に対する治療前の組織学的診断目的に行われてきた気管支鏡下生検や全身麻酔下での開胸肺生検という侵襲的な検査を省くことができることを近い将来の最大の目標とすべきと考える。また、Micro-CTの生体撮像によって得られた組織学的な腫瘍の存在範囲を、手術中に表示できる手術ナビゲーション技術と組み合わせることにより、がんの取り残しを組織学的になくすことができるかもしれない。

また、前述したHRCT画像と病理組織画像の橋渡しをMicro-CT画像がすることによって、肺疾患の病態解明を促進させることである。これまでに報告されたMicro-CTを用いた肺疾患の研究では、肺胞や終末細気管支を観察し得たものや、末梢気道病変（cystic fibrosisやCOPD）に関する画像解析がなされ、それら疾患の病態解明に役立つと報告されている[5][6]。それ以外にも間質性肺炎や肺移植後早期に起こる拒絶反応の診断にも応用が可能と考えられる。これまでの報告からは、Micro-CTを駆使して切除肺の組織学的診断ができるよう着実に近づいているが課題もある。Micro-CT画像による肺病変の組織学的診断の実現には、肺胞間質内や腫瘍内部のより詳細な画像を得る必要があり、そのためにはMicro-CT自体の進化、伸展固定方法や撮像条件のさらなる改善や検体内部のコントラストをつける工夫が必要である。また、将来的にMicro-CTによる生体撮像が可能となるときの準備が必要であり、どのようなMicro-CT画像が得られたときによりがんらしいと判断できるかグレード分類が必要で、このために膨大な検体と画像データを収集し解析する必要がある。そして何よりMicro-CTという機器自体のさらなる進化、とくに解像度の向上と小型化および生体撮像に向けた技術向上が待たれる。これらが達成される時間はそう長くないと考えられ、そのための準備を与えられた条件で行っておくことが我々に課せられた使命と考えている。

多元計算解剖学とMicro-CT

これまで報告されたMicro-CTによる肺の画像や研

究から、Micro-CTが今後も肺疾患の病態解明や臨床応用に寄与することに疑う余地はない。Micro-CTによる切除肺の画像から得られる膨大なデータについて、情報工学系の高度な画像処理技術を駆使して組織診断に直結させて実臨床に反映・応用させることにより、空間軸・機能軸・病理軸で定義される多元計算解剖学の加速度的な発展にも貢献できる分野と考える。

［中村彰太］

参考文献

[1] Nakamura, S, Fukui, T, Taniguchi, T, et al. Prognostic impact of tumor size eliminating the ground glass opacity component: modified clinical T descriptors of the tumor, node, metastasis classification of lung cancer. J Thorac Oncol. 2013;8:1551-1557.

[2] Mori K. From macro-scale to micro-scale computational anatomy: a perspective on the next 20 years. Medical Image Analysis. 2016;33:159-164.

[3] Travis WD, Brambilla E, Noguchi M, et al. International association for the study of lung cancer/American thoracic society/European respiratory society international multidisciplinary classification of lung adenocarcinoma. J Thorac Oncol. 2011;6:244-285.

[4] Itoh H, Tokunaga S, Asamoto H, et al. Radiologic-pathologic correlations of small lung nodules with special reference to peribronchiolar nodules. AJR Am J Roentgenol. 1978;130:223-231.

[5] Watz H, Breithecker A, Rau WS, et al. Micro-CT of the human lung: imaging of alveoli and virtual endoscopy of an alveolar duct in a normal lung and in a lung with centrilobular emphysema--initial observations. Radiology. 2005:236;1053-1058.

[6] McDonough JE, Yuan R, Suzuki M, et al. Small-airway obstruction and emphysema in chronic obstructive pulmonary disease. N Engl J Med. 2011;365;1567-1575.

[7] Nakamura S, Mori K, Okasaka T, et al. Micro-computed tomography of the lung: imaging of alveolar duct and alveolus in human lung. Am J Respir Crit Care Med 2016:193;A7411.

[8] Nagara K, Oda H, Nakamura S, et al. Cascade registration of micro CT volumes taken in multiple resolutions. Medical Imaging and Augmented Reality. 2016;269-280.

第4章　多元計算解剖学の臨床研究への応用

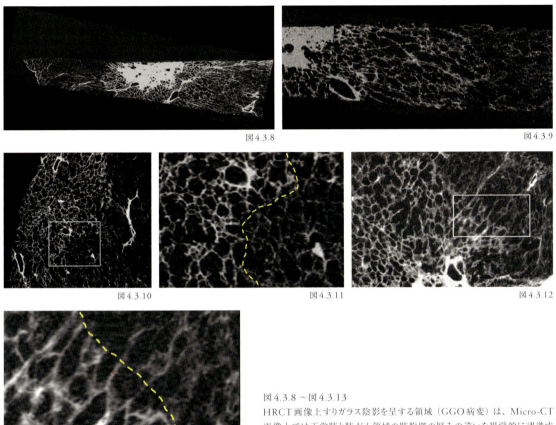

図 4.3.8

図 4.3.9

図 4.3.10

図 4.3.11

図 4.3.12

図 4.3.13

図 4.3.8 〜 図 4.3.13
HRCT 画像上すりガラス陰影を呈する領域（GGO 病変）は、Micro-CT 画像上では正常肺と肺がん領域の肺胞壁の厚みの違いを視覚的に認識することができる。

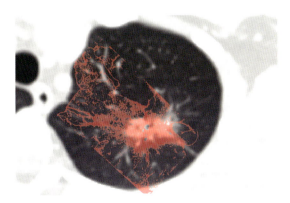

図 4.3.14
正常肺胞壁厚と GGO 病変に相当する肺胞壁厚を比較した結果、有意に肺胞壁の厚みは異なっていた（p＜0.001）。

図 4.3.15
Micro-CT 画像と病理組織画像および HRCT 画像の3つの画像の解剖学的位置を一致させることが可能。

233

4.4. 腹部外科学への臨床応用；肝臓

手術画像支援の現状

患者固有の医用画像を基にした3Dシミュレーション・ナビゲーション等の手術画像支援は、ここ10年のIT技術の発展とともに急速に進歩してきた。肝臓手術の分野においては、3Dワークステーションの発達に伴い画像支援ナビゲーションが保険適用となって以来、多くの施設で導入されてきた。昨今ではもはや成熟した域に入った感がある。また、肝臓だけでなく、膵臓、腎臓などの実質臓器、食道、胃、大腸などの消化管や、心臓血管、肺などの胸部臓器においても手術シミュレーションが行われている。頭頸部領域で開発、実用化された、カーナビゲーションのごとく手術をナビゲートしてくれるニューロナビゲータ（ミズホ株式会社：東京）と同様のリアルタイムナビゲーションシステムが、腹部外科領域においても期待されている。また、シミュレーションから派生して、3Dプリンティングの活用や手術トレーニングシステムへの応用も盛んになってきている。

3D医用画像処理とシミュレーションの進歩

2012年4月、「肝切除手術における画像支援ナビゲーション」が、先進医療を経て保険収載され、わが国の多くの施設で急速に普及した。SYNAPSE VINCENT（富士フイルムメディカル株式会社）、Ziostation（ザイオソフト株式会社）、AZE VirtualPlace（株式会社AZE）などの3D医用画像処理ワークステーションの開発、普及が大きく寄与した。「肝切除手術における画像支援ナビゲーション」とは、術中に術者をナビゲートしてくれるものではなく、術前に患者のCTから3Dモデルを構築し、仮想肝切除容積をvolumetryで計算し手術プランニングを行い、手術チームで切除イメージを共有し、術中に、3Dシミュレーション画像を術野と比較しながらナビゲーションとして活用する画像支援のことをいい、これまで

に多くの運用、活用の報告だけでなく、3Dならではの肝臓解剖の新知見の研究も多くなされてきた[1][2][3][4][5][6]。胆道、膵臓手術では、MRCPとCTの統合画像[1][7][8]、CO_2で描出させた胆管とCTとの統合画像[9]などのシミュレーション法が報告されている。管腔臓器でもシミュレーションは実施されており、食道、胃手術では、3D CT血管造影を活用したシミュレーション[10][11]、大腸手術では3D CT血管造影像に仮想内視鏡像を統合したシミュレーションが行われている[12][14]。また、腹部や臓器に術前3D画像を重畳表示するVR、AR技術を活用したナビゲーション手術の報告もある[15]。海外でも、ドイツではMeVisLab（MeVis社　ブレーメン）、フランスでは3DVSP（IRCAD社　ストラスブルグ）というシミュレーションソフトウェアが使用され手術シミュレーションが行われている[16][17]。

消化器領域の臓器は変形する特性を持つが、open MRI治療室において気腹状態で撮影したMRI画像を用いた腹腔鏡手術のARナビゲーションが開発されている[18]。カーナビゲーションのようなリアルタイム肝切除ナビゲーションを目的として、磁気センサを用いた術中超音波画像と術前CTを同期させるもの、赤外線センサを用いて実際の腹腔鏡下肝切除のディスプレイ画像と3D肝臓モデルを同期させる試みがなされている[19][20]。海外では、赤外線センサを活用したリアルタイムナビゲーションを腹腔鏡下肝切除術やda Vinciロボット肝切除術において施行した報告がある[21][22]。

手術トレーニングシステムの分野では、ハプティクス（力覚）提示のVRが統合されたシステムが開発されている[23]。VR腹腔鏡手術シミュレータLap-PASS（三菱プレシジョン株式会社）は、富士フイルムメディカル社のSYNAPSE VINCENTと連携し、患者固有のCTデータを使用して手術シミュレーションができるようになった[24]。海外ではLap Mentor（3D SYSTEMS社（米国））、LapVR（CAEヘルスケア社（カナダ））がすでに販売されている[25][26]。

臓器可変型3Dシミュレーション技術の開発

先述のとおり、最近、わが国の多くの施設では、患者のCTやMRIの画像データから肝臓の3Dイメージを構成し、術前、術中に切除イメージを手術チームと共有し、仮想肝切除ボリュームを計算して安全性を確保した手術プランニングを行ったのちに手術を実施することが普及している[1][2][3][4][5]。しかし、市販の3D画像解析ソフトウェアでは、3D肝臓モデルは剛体であり変形は不可能である。実際には手術手技により肝臓は変形する。さらに、肝臓および肝内の脈管を切離していく手術工程をリアルタイムに表現することは不可能である。筑波大学で開発された臓器可変型肝切除シミュレータ「Liversim」は、従来のソフトウェアに時間軸をプラスし、肝臓のリアルタイムの動き、変形を表現する新しい外科シミュレーションソフトウェアである[27]。Liversimの主要な特徴は、肝離断により刻々と変形していくさまをダイナミックに表現可能なことと、肝離断間に出現してくる肝内脈管の走行を可視化可能なことである。ソフトウェアはそのための主に4つの基本機能を備えている。(i)ユーザー・インタラクションに基づいて肝臓モデルを変形させ、(ii)肝実質および肝内の脈管を切離することが可能である。(iii)さらに、任意の方向から肝臓の3Dモデルを観察でき、(iv)肝臓や脈管のモデルの色と透明度を任意に変更できる。これらの基本機能に加えて、選択した脈管の領域のvolumetryをボロノイ図法により可能とし表示することができる。

ユーザーがLiversimに、肝臓、下大静脈、肝内脈管、腫瘍から構成されるサーフェスモデルを入力後、サーフェスモデルを四面体モデルに変換し、物理シミュレーションの手法である有限要素法により変形を可能としている(図4.4.1)。有限要素法は、Liversimの基盤となる物理演算であり、オープンソースライブラリsofaを用いた。肝臓モデルの変形に伴って肝内脈管のサーフェスモデルも変形するようにプログラムされている。さらに、リアルタイムな肝離断を表現するために切離処理アルゴリズムを実装した。一つ目は、肝実質を離断するための、肝実質を構成する四面体メッシュを切断するアルゴリズムである。二つ目は、肝内脈管を切離するための、肝内脈管を構成する多角形のメッシュを切断するものである。ディスプレイ上の3D肝臓モデルに切離ラインを直線状に引くと、設定した切離の深さで肝実質が切離され、肝内脈管は切離されない。切離ラインの両サイドの肝実質を外側へ牽引して離断面を展開することが可能である。離断面に出現する門脈や肝静脈はマウスクリック操作によりそれぞれ切離することができ、離断面はさらに大きく展開される(図4.4.2)。この工程により、従来のソフトウェアに時間軸をプラスしたリアルタイムな手術工程の可視化が可能となった。

臓器可変型3Dシミュレーションの実際 〜術前バーチャル肝切除リハーサル、および術中ナビゲーション〜

Liversimを用いた手術シミュレーションの流れは以下のとおりである。まずは患者のCTデータを基に3D肝臓モデルの作成を市販のワークステーションで行う。次に作成した3D肝臓モデルをSTLで出力しLiversimに入力後、リアルタイムなバーチャル肝切除を実行する。術前に患者固有の3D肝臓モデルを用いてPC上でバーチャル手術を行うことができ、まさに手術のリハーサルといえる。また、術前リハーサルを動画で保存し、術中、ディスプレイ上で連続再生させナビゲーションとして活用することもできる(図4.4.3)。

Liversimはコンピュータへの負荷が小さいため市販のノートPCで軽快に動作する。したがって、LiversimをインストールしたノートPCを手術室に持ち込み、実際の手術と同時にバーチャル手術を行うことが可能である。また、通常、手術チームは、実際の肝切除の際に手術室に常備されているディスプレイでバーチャル肝切除のプロセスを観察可能である。実際の肝切除中、Liversimでバーチャル手術を実施しているオペレーターは、肝切離ラインに出現してくる脈管の存在や、その脈管の起源や分岐などの外科解剖の情報を手術チームに伝達し、議論することが可能であり、Liversimのオペレーターは実際の肝切除のナビゲーターとしての役割を担うことができる。

Liversimの正確性については、肝離断プロセスに

おいて、切離ラインの深さ、方向、門脈枝、肝静脈枝の位置など、実際の肝切離と比較して明らかな不一致は認められなかった[27]。また、肝亜区域切除では、volumetry機能を用いて亜区域のボリューム測定と同時に、測定領域がデマルケーションラインとして表示されるので、実際の亜区域切除に大いに有効であった。

臓器可変型3Dシミュレーションの意義と課題

肝切除においては、肝離断面の露出血管を術前に把握することにより、偶発的な損傷と出血を防止することが重要であるが[28][29]、先述のとおり、Liversimは肝離断面における処理すべき肝内脈管の把握を可能とする。なおかつ、手術チームは実際の肝切除中に、Liversimのイメージを参照しながら腫瘍のマージンなど、重要なポイントを議論することができる。加えて、手術説明やインフォームドコンセントの際に、患者の理解に大いに役立つ。また、Liversimは外科教育にも有用である。医学生や若い外科医が、様々な術式工程の把握と肝臓解剖の空間理解を難なく理解することが可能で、外科医の早期育成につながると考えられる。

Liversimによる肝切除シミュレーション・リハーサルには、約1-2時間の時間を要する。しかしながら、術前2DCTを基に腫瘍と肝内脈管との位置関係を把握し、切離範囲を設定し、作図を行う術前プランニングと比較しても労力は変わらない。CTを基に再構築した3Dイメージは個人の作図より空間的位置関係が正確なのは当然である。さらにLiversimでは、容易にvolumetryを行うことができ、時間軸を加えた手術プロセスの作成も可能である。しかし3D手術シミュレーションにおける共通の課題であるが、Liversimではすべての肝内の門脈枝、静脈枝が表されているわけではない。なぜなら、個々の患者のCTでは、肝硬変、脂肪肝などの背景肝、撮像時の息止め、造影条件の差異により、そもそもCT自体にすべての脈管が描出されていないことがあり認識できないからである[30]。

3Dプリントの手術活用

昨今の精巧な3Dプリンティング技術の進歩により、3Dモデルを正確な実態3Dプリントとして作成可能となった。3Dプリントは、2020年の世界市場規模が約21兆円（装置材料1兆円、その他サービスなどで20兆円）になると予想されている[31]。それに伴い、手術のシミュレーションや事前のリハーサル、治療のプランニングなどを行う際に、実際の患者の臓器立体モデルを3Dプリンターで作製し活用する気運が高まっている[32][33]。一方、CTデータをベースに3Dプリントで作成した胸腹部の外郭と、生体の質感を表現する3Dプリント技術によって作製した臓器モデルを活用した手術訓練システムが実用化されている[34]。手術シミュレーションは、3Dイメージを2Dディスプレイ上で表示させながら観察することが一般的な活用法だが、2Dディスプレイ上では折角の3Dの長所の多くが失われてしまう。3Dプリントには実際に手に取りながら空間的な構造を把握できることに大きなメリットがある。「手に取るようにわかる」というが、その言葉どおりである。

従来の肝臓3Dプリントモデルは、肝内脈管や腫瘍などの構造物を不透明またはカラーの樹脂で作製し、肝臓内部を満たす肝実質部には透明のアクリル樹脂を充填剤として使用し作成している（図4.4.4）。通常は平たんではない肝臓の形状により、透明樹脂は光の屈折の影響を受けるため、肝内の脈管が歪んで見えて観察しにくい。また、充填するアクリル樹脂は非常に高価なために材料費による高コストが課題となっている。2015年、筑波大学は、充填剤を使用せずに内部を空洞化させ、ナイロン製のフレームで肝臓の表面を囲ったフレームモデルを開発した（図4.4.5）。樹脂の使用量が大幅に削減され低コストを実現した。肝内脈管を直接見ることが可能となったために複雑な脈管構造も視認しやすく、脈管と腫瘍の空間的な位置関係がまさに手に取るように理解でき、手術チームのイメージ共有、術前シミュレーション、術中のナビゲーションなどの効果を高める効果が生まれた。

第4章　多元計算解剖学の臨床研究への応用

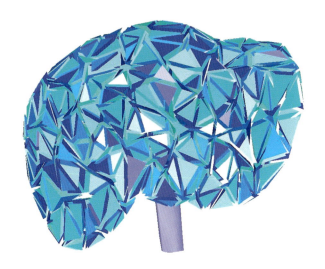

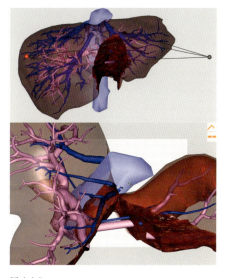

図4.4.1
肝臓の四面体モデル。肝臓サーフェスモデルを四面体モデルに変換し、物理シミュレーションの手法である有限要素法により変形を可能とした。

図4.4.2
Liversimでのバーチャル肝切除術。3D肝臓モデルに切離ラインを直線状に引くと肝実質が切離され、肝内脈管は切離されずに残る。切離ラインの両サイドの肝実質を外側へ牽引して離断面を展開し、出現する門脈や肝静脈はマウスクリック操作により切離する。

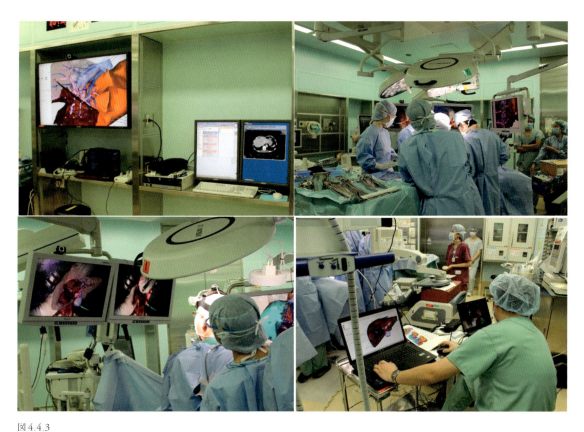

図4.4.3
Liversimの術中ナビゲーション活用。術前リハーサル動画を、術中に大型ディスプレイや吊り下げ型ディスプレイ上で連続再生させてナビゲーションとして活用することができる。また、Liversimのオペレーターが手術チームと同時に手術を行いナビゲーターとして参加することが可能である。

237

ナビゲーション手術開発への動き

　消化器外科の手術ナビゲーションとして最近盛んになっているのが、蛍光イメージング技術の応用である。実際の手術野では解剖書のように生体組織が色分けされておらず、状況によっては血管、臓器、リンパ節、結合組織の見分けが付きにくい場合もある。しかし、蛍光イメージングは特定の解剖学的構造を明確に描出することが可能である。蛍光試薬に近赤外光を照射し特定の波長の蛍光を発することを利用している。基礎研究レベルでは術中イメージング用の蛍光試薬が数多く開発されているが、臨床で使用されている代表格がindocyanine greenインドシアニングリーン（ICG）である。ICG蛍光ナビゲーションシステムはすでに医療機器として承認を受けており、消化器外科では肝臓、大腸での開腹および腹腔鏡手術において術中ナビゲーションとして使用されている[35]。具体的な肝胆道系の手術では、蛍光胆道造影、肝腫瘍の術中イメージング、肝区域染色などで使用されている。また、ICG蛍光ナビゲーション画像をリアルタイムに肝臓にマッピングする画期的なシステムが開発されている[36]。

　昨今、カーナビのようなリアルタイムナビゲーション手術の実現に向けた研究の動きがみられる。先述の赤外線センサを用いた腹腔鏡下肝切除におけるナビゲーション技術や、同様の腹腔鏡下胃切除術におけるナビゲーション手術の試みが行われている[37]。また、術中の臓器変形に対応させるため、非剛体レジストレーション手法の研究や[38]、腹腔鏡下肝切除術においては、自由に回転可能な電動超音波プローブを製作し、その走査結果を3D構築して提示するナビゲーションシステムの開発が行われている[39]。ステレオカメラで撮影した動画像から3D形状の復元や物体のトラッキングを行う研究も行われており、今後、術中の臓器や術具の認識・追跡において重要な技術となると考えられる[40][41][42][43]。

　リアルタイム手術ナビゲーションの実現には、現実世界と仮想物体の統合が重要となる。すでに実用化されている頭頸部の分野では、変形を伴わない静的臓器を扱う手術であるため早期の実用化が可能となった。しかしながら、移動・変形する動的臓器を扱う消化器外科手術において、仮想物体の現実世界への統合の実現は簡単ではない。非剛体レジストレーションなどの工夫の研究も見られる[38]が、まったく新しい発想を基にした改善策が期待される。

［大城幸雄］

参考文献

[1] Oshiro Y, Sasaki R, Nasu K, et al. A novel preoperative fusion analysis using three-dimensional MDCT combined with three-dimensional MRI for patients with hilar cholangiocarcinoma. *Clin Imaging.* 2013; 37:772-774.

[2] Sasaki R, Kondo T, Oda T, et al. Impact of three-dimensional analysis of multidetector row computed tomography cholangioportography in operative planning for hilar cholangiocarcinoma. *Am J Surg.* 2011; 202:441-448.

[3] Takamoto T, Hashimoto T, Ogata S, et al. Planning of anatomical liver segmentectomy and subsegmentectomy with 3-dimensional simulation software. *Am J Surg.* 2013; 206:530-538.

[4] Saito S, Yamanaka J, Miura K, et al. A novel 3D hepatectomy simulation based on liver circulation: application to liver resection and transplantation. Hepatology. 2005; 41:1297-1304.

[5] Ariizumi S, Takahashi Y, Kotera Y, et al. Novel virtual hepatectomy is useful for evaluation of the portal territory for anatomical sectionectomy, segmentectomy, and hemihepatectomy. *J Hepatobiliary Pancreat Sci.* 2013; 20:396-402.

[6] Oshiro Y, Sasaki R, Takeguchi T, et al. Analysis of the caudate artery with three-dimensional imaging. J Hepatobiliary Pancreat sci. 20: 639-646, 2013.

[7] Oshiro Y, Gen R, Hashimoto S, et al. Neuroendocrine carcinoma of the extrahepatic bile duct: A case report. World J Gastroenterol.14:22(30) 6960-6964, 2016.

[8] Miyamoto R, Oshiro Y, Nakayama K, et al. Three-dimensional simulation of pancreatic surgery showing the size and location of the main pancreatic duct. Surgery Today. 47, 357-364, 2017.

[9] Okuda Y, Taura K, Seo S, et al. Usefulness of operative planning based on 3-dimensional CT cholangiography for biliary malignancies. Surgery. 2015;158:1261-1271.

[10] Wada T, Takeuchi H, Kawakubo H, et al. Clinical utility of preoperative evaluation of bronchial arteries by three-dimensional computed tomographic angiography for esophageal cancer surgery. Dis Esophagus. 2013;26:616-622.

[11] Natsume T, Shuto K, Yanagawa N, et al. The classification of anatomic variations in the perigastric vessels by dual-phase CT to reduce intraoperative bleeding during laparoscopic gastrectomy. Surg Endosc. 2011;25:1420-1424.

[12] 「腹腔鏡下大腸手術手技の最前線6－進行大腸癌に対する種々の工夫を加えた3D-CT画像に基づく腹腔鏡下ナビゲーション手術」（奥田準二、田中慶太朗、李相雄、他、外科治療、84:1015-1027. 2001）

[13] Miyamoto R, Tadano S, Sano N, et al. The impact of three-dimensional reconstruction on laparoscopic-assisted surgery for right-sided colon cancer. Videosurgery 2017

[14] Miyamoto R, Nagai K, Kemmochi A, et al. Three-dimensional reconstruction of the vascular arrangement including the inferior

第4章　多元計算解剖学の臨床研究への応用

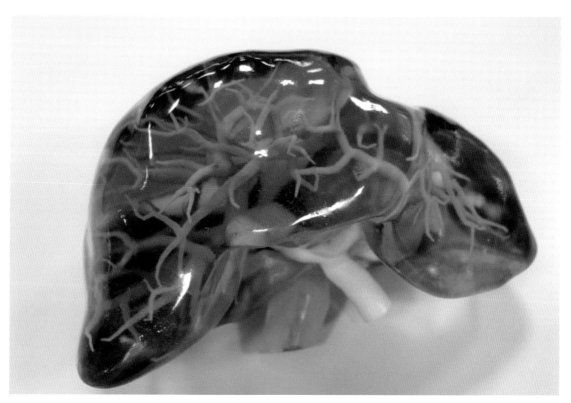

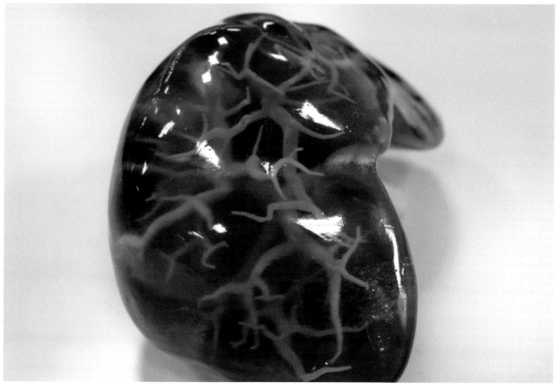

図4.4.4
従来の肝臓3Dプリントモデル。肝内脈管、腫瘍などの構造物を不透明の樹脂で作成し、肝内を満たす肝実質部には透明のアクリル樹脂を充填剤として使用し作製している。透明樹脂が光の屈折の影響を受け肝内の脈管が歪んで見えて観察しにくく、高コストが課題である。

mesenteric artery and left colic artery in laparoscope-assisted colorectal surgery. Surg Endosc. 2016; 30: 4400-4004.

[15] Sugimoto M, Yasuda H, Koda K, et al. Image overlay navigation by markerless surface registration in gastrointestinal, hepatobiliary and pancreatic surgery. J Hepatobiliary Pancreat Sci. 2010;17:629-636.

[16] Wang Y, Zhang Y, Peitgen H-O, et al. Precise Local Resection for Hepatocellular Carcinoma Based on Tumor-Surrounding Vascular Anatomy Revealed by 3D Analysis. Dig Surg. 2012;29:99-106.

[17] Bégin A, Martel G, Lapointe R, et al. Accuracy of preoperative automatic measurement of the liver volume by CT-scan combined to a 3D virtual surgical planning software (3DVSP). Surg Endosc. 2014;28:3408-3412.

[18] Tsutsumi N, Tomikawa M, Uemura M, et al. Image-guided laparoscopic surgery in an open MRI operating theater. Surg Endosc. 2013;27:2178-2184.

[19] Satou S, Aoki T, Kaneko J, et al. Initial experience of intraoperative three-dimensional navigation for liver resection using real-time virtual sonography. Surgery. 2014;155:255-262.

[20]「開腹・鏡視下肝切除におけるナビゲーション」(伊神剛、田中寛、野尻基、他、消化器外科 2016;39:37-44)

[21] Kingham TP, Jayaraman S, Clements LW, et al. Evolution of Image-Guided Liver Surgery: Transition from Open to Laparoscopic Procedures. J Gastrointest Surg. 2013;17:1274-1282.

[22] Buchs NC, Volonté F, Pugin F, et al. Augmented environments for the targeting of hepatic lesions during image-guided robotic liver surgery. J Surg Res. 2013;184:825-831.

[23]「肝臓手術シミュレータのための力覚付きバーチャル超音波吸引装置」(藤田涼太、圓崎祐貴、矢野博明、他、J JSCAS 2015;17:178-179)

[24] 三菱プレシジョンホームページ https://www.mpcnet.co.jp/product/lappass/

[25] Lap Mentor　http://simbionix.com/simulators/lap-mentor/

[26] LapVR　https://caehealthcare.com/surgical-simulation/lapvr

[27] Oshiro Y, Yano H, Mitani J, et al. Novel 3-dimensional virtual hepatectomy simulation combined with real-time deformation. World J Gastroenterol. 21(34): 9982-9992, 2015.

[28] Miyamoto R, Oshiro Y, Hashimoto S, et al. Three-dimensional imaging identified the accessory bile duct in a patient with cholangiocarcinoma. World J Gastroenterol. 2014; 20: 11451-11455.

[29] Shindoh J, Mise Y, Satou S, et al. The intersegmental plane of the liver is not always flat--tricks for anatomical liver resection. Ann Surg. 2010; 251: 917-922.

[30]「肝臓―肝離断のプロセスをシミュレートするコンピュータ手術支援―」(大城幸雄、岡田俊之、倉田昌直、他、日外会誌、118(1)：46-50、2017)

[31]「肝切除支援ツール『3D肝臓プリントフレームモデル』の開発と手術での運用」(大城幸雄、岡田俊之、三谷純、他、月刊新医療、Vol.43・No.8、136-139、2016.8)

[32] Oshiro Y, Mitani J, Okada T, et al. A novel three-dimensional print of liver vessels and tumors in hepatectomy. Surg Today. 47;521-524, 2017

[33] Igami T, Nakamura Y, Hirose T, et al. Application of a three-dimensional print of a liver in hepatectomy for small tumors invisible by intraoperative ultrasonography: preliminary experience. World J Surg. 2014;38:3163-3166.

[34] ファソテックホームページ
http://www.fasotec.co.jp/

[35] Aoki T, Yasuda D, Shimizu Y, et al. Image-guided liver mapping using fluorescence navigation system with indocyanine green for anatomical hepatic resection. World J Surg. 2008;32:1763-1767.

[36] Nishino H, Hatano E, Seo S, et al. Real-time Navigation for Liver Surgery Using Projection Mapping With Indocyanine Green Fluorescence: Development of the Novel Medical Imaging Projection System. Ann Surg. 2017; [Epub ahead of print]

[37] Hayashi1 Y, Misawa K, David J. Hawkes, et al. Progressive internal landmark registration for surgical navigation in laparoscopic gastrectomy for gastric cancer. Int J CARS. 2016;11:837–845.

[38]「腹腔鏡下手術ナビゲーションにおける非剛体レジストレーションを利用した術中の位置合わせに関する検討」(森田千尋、林雄一郎、小田昌宏、他、J JSCAS 2015;17:163-164)

[39]「第1回肝ナビゲーション研究会抄録集」(池田哲夫、小野木真哉、荒田純平、他、2017；p14)

[40] Kitahara I, Atsumi S, Degawa R, et al. 3D Model Reconstruction of Rocks on a Slope for Simulating a Rock Fall. Sustainability and Resiliency in Geotechnical Engineering (Geo-Chicago 2016), ASCE Geotechnical Special Publication.2016;269:508-517.

[41]「腹腔鏡ナビゲーションシステムにおけるORB-SLAMの適用に関する初期的検討」(王成、Mohammad Eshghi、小田昌宏、他、J JSCAS 第25回日本コンピュータ外科学会大会特集号 2016;18:355-356)

[42] Nader Mahmoud, Iñigo Cirauqui, Alexandre Hostettler, et al. ORBSLAM-Based Endoscope Tracking and 3D Reconstruction. CARE 2016:72-83.

[43] L. Yang, J. Wang, T. Ando, et al. Vision-based endoscope tracking for 3D ultrasound image-guided surgical navigation. Computerized Medical Imaging and Graphics. 2015;40:205-216.

(ホームページはすべて参照 2018-01-31)

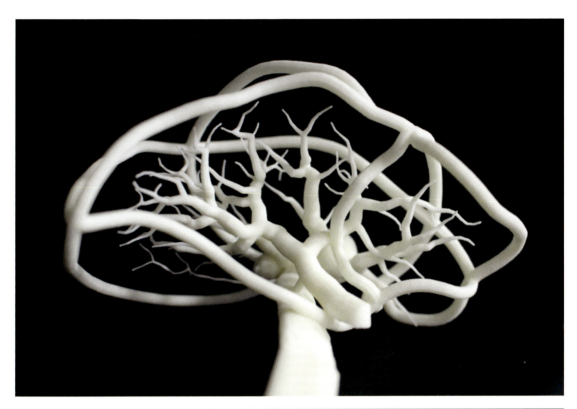
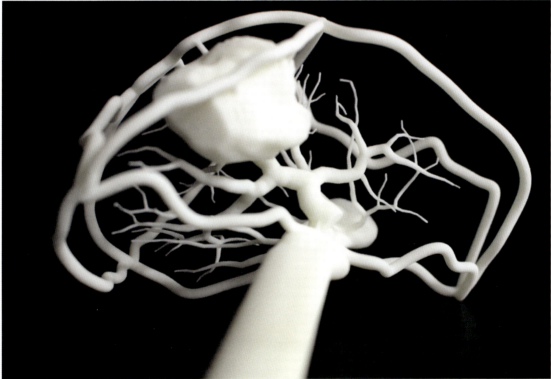

図 4.4.5
3D肝臓プリントフレームモデル。内部を空洞化させ、ナイロン製フレームで肝臓の表面を囲った。樹脂の使用量が削減され低コストを実現した。肝内脈管が直接観察可能なため複雑な脈管構造も視認しやすい。

4.5. 整形外科学への臨床応用；筋骨格系

整形外科における多元計算解剖学

　整形外科は脊椎および上下肢からなる運動器の外傷や変性に伴う機能障害の診断および治療を行う診療科である。通常診療では、問診や身体所見に加えて単純X線画像が診断に非常に重要である。2次元投影画像のため、撮影方法の工夫などで各部位での異常の見落としを回避する最大限の努力をしている。単純X線画像ではとらえられない異常を疑えば、精密検査のため超音波画像、CT画像、MRI画像も撮影する。

　運動器の疾患や障害の診断と病態の理解には画像情報は重要であるが、動的な運動器の機能診断には静止画像を用いた1つの画像モダリティーのみでは、正確な運動器のキネマティクスおよびバイオメカニクスの解析は難しい。また、骨関節などの硬組織だけでなく、靭帯や筋肉などの軟部組織の状態も同時にダイナミックに評価できる画像処理が望ましい。

　しかし現状の画像診断機器にはそれぞれ限界があり、単純X線画像は2次元分析であり、多方向からの撮影で3次元構築を脳内で推定するしかなく、またCT画像、MRI画像は運動器の3次元再構築は容易であるが、通常臥位で撮影されるため、姿勢によって症状が異なる場合など、重力に抗して立位でバランスを保ちつつ筋骨格が連動して動く状態での情報が欠落している。

　そこで多元計算解剖学を運動器に応用し、多くの画像データから個体解剖のバリエーションを包含したコンピュータ上の筋骨格統計モデルを構築することで、現在の画像診断機器のそれぞれの欠点を補完し、新しい解析診断手法を構築することが可能となる。筋骨格統計モデルを用いることで、単純X線データから3次元解析ができるようになり、動作中の各タイミングで運動器をX線撮像したデータからダイナミックなキネマティック解析が可能となる。また、CTやMRI画像から各運動器官をセグメンテーションすることが自動化でき、大容量の医用画像が高速に処理できるようになる。これらのデータから、患者個別の手術シミュレーションを容易にし、治療計画の最適化を容易なものとし、また術後画像解析から手術データの統計処理により術前計画を自動化することも可能となる。このことは診療の効率化と高次元画像治療計画の普及につながる。一方で、臨床CT画像では、骨粗鬆症などでの微細骨梁構造を解析するには十分な解像度がないが、骨格標本のマイクロCT画像を蓄積して、マクロ画像からμメートルオーダーの微小構造を推定する解剖モデルを構築すれば、通常診療機器の診断精度を計算的に向上させることも考えられる。これらの多元計算解剖学の整形外科への応用を具体例に基づき詳述する。

2次元単純X線画像からの3次元画像の構築

　運動器疾患による疼痛は起立動作や立位など荷重負荷環境下において発生する場合が多いが、CTやMRIなどの3次元画像撮像は臥位で行われており、その診断や病態解明には限界がある。また運動器の治療においては立位における全身の骨格アライメントの正常化が重要であり、特別な診断機器を使わずに3次元的に定量解析する手法が望まれる。術前計画や精査のため一度撮影したCT画像を活用し、経時的に撮影した単純X線画像に対して2D-3Dレジストレーションを行い、立位姿勢変化を解析する方法は高い精度で行われている（図4.5.1）[1]。骨格の統計モデルを構築すれば、立位で撮影された通常の単純X線画像から立位での3次元骨格構造を推定することは理論上可能であり、その手法の開発を試みている[2]。

　また運動器の手術治療において3次元的に手術計画を立案することは、運動器機能の最適化および合

第 4 章　多元計算解剖学の臨床研究への応用

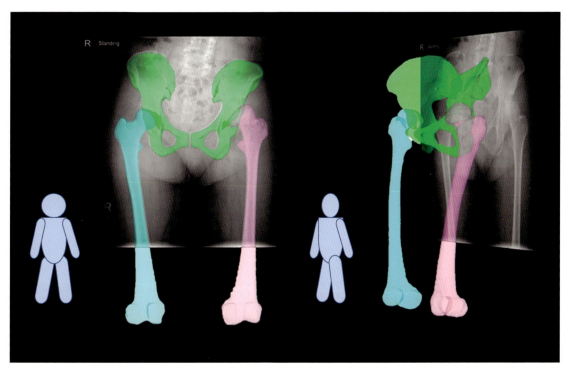

図 4.5.1
単純 X 線画像と CT 画像の 2D-3D レジストレーションによる、立位 3 次元解析。

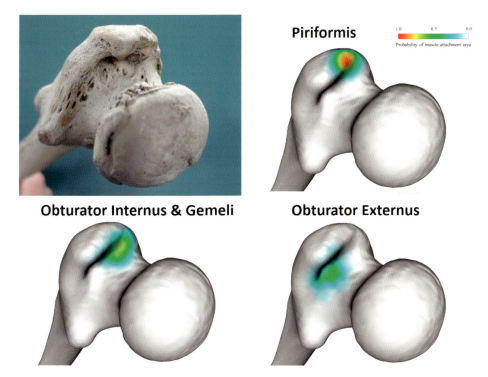

図 4.5.2
大腿骨近位部の筋肉付着部位。

243

併症の低減において有用であるが、海外においては、CT撮影は放射線被曝やコスト、解析に手間がかかるなどのマイナス点のため、通常診療では頻繁には撮影は行われていない。そこで、骨格統計モデルを用いて単純X線画像から3次元骨格構造を推定し、3次元計画を立案できるようにする試みを行っている[2]。

患者個別筋骨格バイオメカニクスモデルの構築

筋肉は骨格を動かす動力源であり、その起始部や停止部など骨格付着部の位置の最適化は、術後運動機能の向上において重要である。患者個別のバイオメカニクスモデルを構築し、それに基づく治療計画を立案することが望ましいが、その煩雑さと複雑さから、日常診療でバイオメカニクスモデルは応用されていない。また疼痛や廃用、加齢とともに筋肉は量、質ともに低下し、筋肉組織個別の定量評価も重要である[3]。筋肉モデルの構築には、筋肉構造の画像抽出と骨格の筋付着部の推定が必要であり、それに基づく力学計算が必要である。遺体骨を用いて骨格の筋肉付着部の位置をデータ化する試み[4][5][6]（図4.5.2）や、MRIやCTから筋肉構造を画像抽出する技術の開発が行われている[7]（図4.5.3）。筋肉は複数の異なる機能を要するものが、近接して集合しており、個別の筋肉をコンピュータにて画像抽出することは難しく、筋肉の統計モデルを構築して、これを応用し筋肉構造を画像抽出する試みをしている[7]。

手術計画の自動化

運動器の手術計画を、3次元画像を用いて行うことは、治療成績を向上し合併症を低減する上で臨床的に大変有意義であるが、座標設定、骨格セグメンテーション、治療計画の試行錯誤と時間を必要とし煩雑である。自動的に治療選択プランを複数提示できれば、実臨床において使用しやすくなる。人工股関節全置換術のCT画像を用いた3次元術前計画において、専門医の複数の治療計画を機械学習することで、治療計画を予測するシステムを構築している（図4.5.4）[7][8][9][10][11][12][13]。

マクロ画像から微小構造の推定

骨の微細構造である骨梁構造の解析は骨粗鬆症の診断や治療効果判定において重要である。骨盤骨から骨を採取（骨生検）した組織を処理しμCTを撮影しその画像解析を行うか、硬組織標本を解析することで通常評価するが、組織検査は侵襲性もあり、同部位を複数回評価することは不可能である。低線量CT画像から骨梁構造を推定できれば、複数回の評価が可能となり、投薬や運動療法の正確な効果判定も可能となる。大腿骨頸部骨折で切除した大腿骨頭のμCT撮影を行い、その臨床CT画像のデータパターンを集積し、臨床CT画像からμCTレベルの骨梁構造解析が推定できる方法を開発している（図4.5.5）[14]。

予防医学への貢献

臨床で蓄積された画像データセットを活用して、個体差を包含した筋骨格の統計モデルを構築することで、これまで解析困難であった立位や動作中の3次元骨格構造解析や、筋肉機能の解析が容易となり、その果たす役割は大きいと考える。また手術計画の自動化に活用することは、臨床診療の効率化や、標準化につながり、治療成績の向上、合併症の低減に貢献できると考えられる。解像度の高度化に応用することは、画像組織生検という新しい診断方法を確立できる可能性もある。今後は時間軸を解析対象にいれ、加齢変化のパターン分析なども計算解剖学に組み合わせていくことで、予防医学にも貢献できると考えている。

［菅野伸彦］

参考文献
[1] Uemura K., Takao M., Otake Y., et al. Change in Pelvic Sagittal Inclination From Supine to Standing Position Before Hip Arthroplasty. The Journal of arthroplasty. 32;2568-2573:2017.

[2] Schumann S., Sato Y., Nakanishi Y., et al. Cup Implant Planning Based on 2-D/3-D Radiographic Pelvis Reconstruction-First Clinical Results. IEEE transactions on biomedical engineering. 62;2665-2673:2015.

[3] Kiyoshige Y., Watanabe E. Fatty degeneration of gluteus minimus muscle as a predictor of falls. Archives of gerontology and geriatrics. 60;59-61:2015.

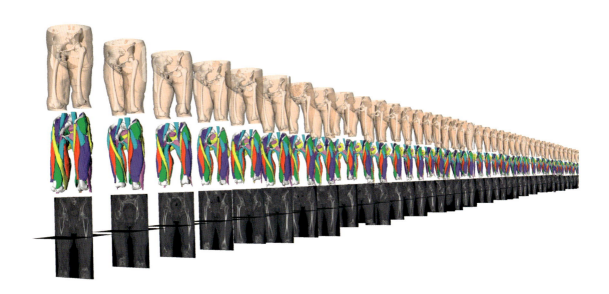

図4.5.3
CTから筋肉構造を画像抽出。

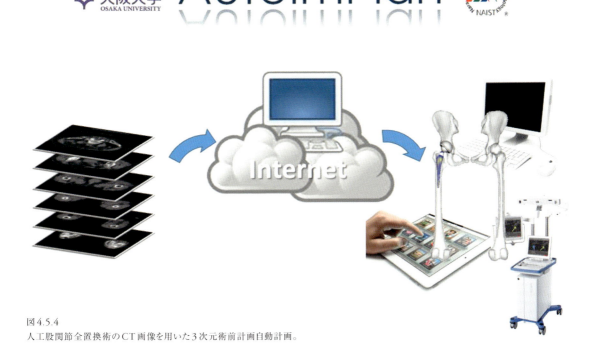

図4.5.4
人工股関節全置換術のCT画像を用いた3次元術前計画自動計画。

[4] Carbone V., Fluit R., Pellikaan P., et al. TLEM 2.0 - a comprehensive musculoskeletal geometry dataset for subject-specific modeling of lower extremity. Journal of biomechanics. 48;734-741:2015.

[5] Fukuda N., Otake Y., Takao M., et al. Estimation of attachment regions of hip muscles in CT image using muscle attachment probabilistic atlas constructed from measurements in eight cadavers. International journal of computer assisted radiology and surgery. 12;733-742:2017.

[6] Pellikaan P., van der Krogt M. M., Carbone V., et al. Evaluation of a morphing based method to estimate muscle attachment sites of the lower extremity. Journal of biomechanics. 47;1144-1150:2014.

[7] Yokota F., Okada T., Takao M., et al. Automated CT segmentation of diseased hip using hierarchical and conditional statistical shape models. Medical image computing and computer-assisted intervention : MICCAI International Conference on Medical Image Computing and Computer-Assisted Intervention. 16;190-197:2013.

[8] Kagiyama Y., Otomaru I., Takao M., et al. CT-based automated planning of acetabular cup for total hip arthroplasty (THA) based on hybrid use of two statistical atlases. International journal of computer assisted radiology and surgery. 11;2253-2271:2016.

[9] Kagiyama Y., Takao M., Sugano N., et al. Optimization of surgical planning of total hip arthroplasty based on computational anatomy. Conference proceedings : Annual International Conference of the IEEE Engineering in Medicine and Biology Society IEEE Engineering in Medicine and Biology Society Annual Conference. 2013;2980-2983:2013.

[10] Nakamoto M., Otomaru I., Takao M., et al. Construction of a statistical surgical plan atlas for automated 3D planning of femoral component in total hip arthroplasty. Medical image computing and computer-assisted intervention : MICCAI International Conference on Medical Image Computing and Computer-Assisted Intervention. 11;718-725:2008.

[11] Otomaru I., Kobayashi K., Okada T., et al. Expertise modeling for automated planning of acetabular cup in total hip arthroplasty using combined bone and implant statistical atlases. Medical image computing and computer-assisted intervention : MICCAI International Conference on Medical Image Computing and Computer-Assisted Intervention. 12;532-539:2009.

[12] Otomaru I., Nakamoto M., Kagiyama Y., et al. Automated preoperative planning of femoral stem in total hip arthroplasty from 3D CT data: atlas-based approach and comparative study. Medical image analysis. 16;415-426:2012.

[13] Yokota F., Okada T., Takao M., et al. Automated segmentation of the femur and pelvis from 3D CT data of diseased hip using hierarchical statistical shape model of joint structure. Medical image computing and computer-assisted intervention : MICCAI International Conference on Medical Image Computing and Computer-Assisted Intervention. 12;811-818:2009.

[14] 「マイクロCT画像と統計学習を用いた臨床用CT画像からの骨梁構造の異方性の予測」（山中大幸、福田紀生、横田太、et al. MEDI-CAL IMAGING TECHNOLOGY.21-26:2016.）

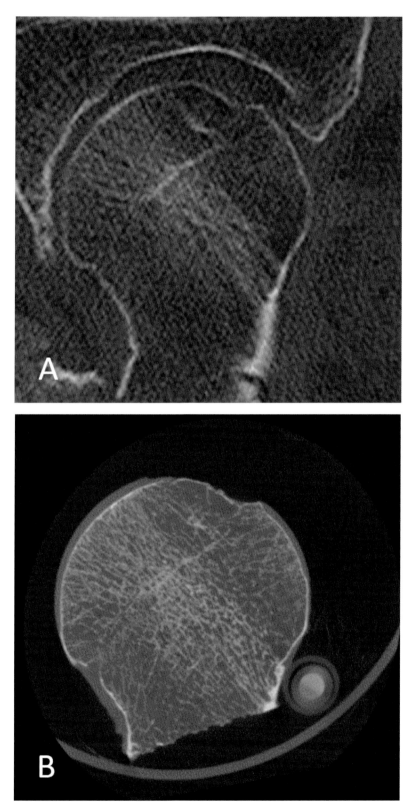

図4.5.5
臨床CT画像（A）からμCTレベル（B）の骨梁構造を推定する。

4.6. 小児外科学への臨床応用

小児外科における多元計算解剖学の臨床応用の意義

　小児外科の対象患者は本邦では16歳未満の小児となっているが、画像技術の発達した今日では子宮内の胎児の先天性疾患の診断も可能となっており、胎児からその対象に含まれる。正常の新生児（体重約3kg）は通常3ヶ月で約2倍の体重に到達し、1年で3倍にまでなる。この間の時間軸で、体細胞は爆発的に増加することになるが、我々小児外科医は主にこの間の新生児・乳児の先天性疾患に対して外科手術を行うこととなる。当然ながら手術により切除・修正を加えられた臓器もこの間に解剖学的・生理学的・生化学的に劇的な変化をきたすこととなる。

　小児外科領域において多元計算解剖学の持つ意義は、正常に成長し、刻々と変化する人体の時間軸での変化情報だけでなく、成長発達期にある小児に対して行われた外科手術による術後の臓器の時間軸での変化をとらえ、予測することにある。外科治療後の平均余命が極めて長い小児では、臓器の変化も含めた成長予測手術が重要であり、少なくとも身体発育が続く思春期までの長期間の変化をフォローし、逆に成長後の情報から、新生児・乳児期の術式や治療方法を検討することが可能となると考える。すなわちヒトの治療した臓器の変化を成長に合わせて可視化し解析することは、診断や治療のみならず、将来の身体機能の予測などに有用であると考える。特に稀少疾患の多い小児外科領域においては術式が定型化された成人外科領域と異なり、個別化での病態の把握と術式の決定が重要であり、その後のフォローアップから生涯にわたる時間軸でのデータ蓄積によりLife Spanでの計算解剖学、計算病態生理学などの構築が重要である[1][2]。

　本稿では新生児・乳児・幼児の外科治療を例にとり、多元計算解剖学の小児外科領域への意義と今後の可能性を解説する。

先天性胆道拡張症（膵・胆管合流異常症）　　―先天性疾患に対する外科治療前後の生涯にわたる時間軸での病態生理の評価―

　出生前から新生児・乳幼児期・小児期、そして成人まで通して、どの時期においても診断される疾患である。胎児超音波による診断精度が向上した現在では、胎児期に診断される症例もすくなくない。

　通常、出生前の画像診断では肝下面の囊胞性病変として同定されることが多く、この段階では上部胆管が囊胞状に拡張した胆道閉鎖症（I-cyst型）や十二指腸閉鎖症・狭窄症などの消化管病変、あるいはリンパ管腫などの腫瘍性病変との鑑別が困難な場合もある。必要に応じて母体を含めた胎児MRIを撮影されることもあり（図4.6.1）、この段階で消化管との連続性が確認できない場合は、腫瘍性病変もしくは胆道系疾患が疑われることになる。通常腫瘍性病変は後腹膜に存在することが多いため、体幹の占拠部位により鑑別することになる。出生後すぐに治療を必要とすることは少ないが、先天性胆道拡張症で、囊腫が極めて大きいため消化管圧迫症状をきたす場合や（図4.6.2）、胆汁の流出を認めない場合、あるいは胆管炎・膵炎・肝機能障害をきたす場合は新生児期であっても治療を行う場合がある。膵・胆管合流異常症を伴う場合が多いため、無症状の場合でも生後3ヶ月以降で、分流手術（肝管空腸吻合術）が行われる。無症状であっても生後3ヶ月の手術時には肉眼的に肝の繊維化をきたしている場合もあり（図4.6.3）、現在は早期での手術が行われる傾向にある。成人であれば通常この手術の場合には、ERCP（内視鏡的逆行性膵管胆管造影）が行われ、膵・胆管合流異常の有無が膵管・胆管が合流してから十二指腸のVater乳頭に開口するまでの共通管の長さで診断され

第4章 多元計算解剖学の臨床研究への応用

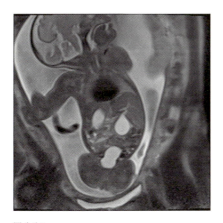

図 4.6.1
胆道拡張症の胎児 MRI。

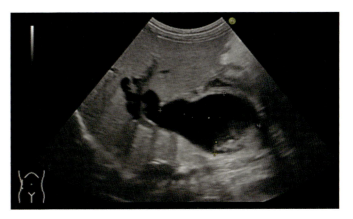

図 4.6.2
胆道拡張症の出生後の腹部超音、肝内胆管の拡張。総胆管内の胆泥を認める。

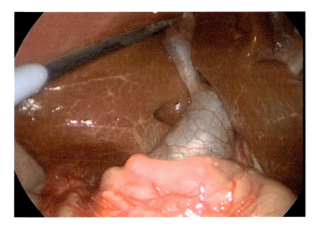

図 4.6.3
出生前診断された胆道拡張症の腹腔鏡所見。生後 2 ヶ月で既に肝繊維化を認める。

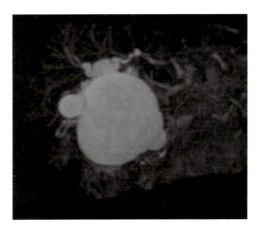

図 4.6.4
1 歳児の胆道拡張症の MRCP、合流異常は描出されない。

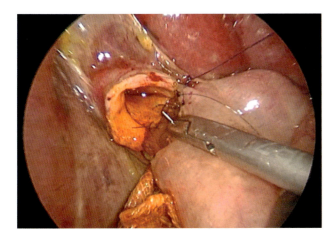

図 4.6.5
胆道拡張症に対する腹腔鏡下肝管空腸吻合術。

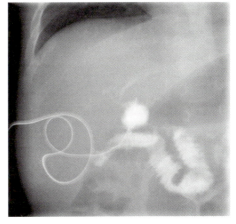

図 4.6.6
胆道拡張症術後の吻合部造影。

249

ることが多い。もしくはMRCPにより診断されることもある[3]。しかしながら新生児乳児では現在臨床的に使用されている高磁場（3T）のMRIを用いても膵管あるいは共通管の描出は困難である（図4.6.4）。体格的に4歳15kg以上であれば同定可能な場合があるが、実臨床では直接胆道造影にて確認される。手術は平成28年度に保険収載されたこともあり、従来開腹手術にて行われていたが、腹腔鏡手術による拡張胆管切除・肝管空腸吻合術が行われるようになってきている（図4.6.5）。この手術のポイントとしては拡張胆管を肝門部・膵側まで含めて完全に切除することであり、遺残胆管は将来、結石や発がんの素因となるとされている。また病型によっては、分流手術後も胆汁の停滞により肝機能障害や肝内結石を生じることがある（図4.6.6）。基本的には現在の標準手術である拡張胆管切除・肝管空腸吻合術後も生涯にわたるフォローが必要となる。

　本疾患に関しては先天性疾患で基本的には機能性の障害を引き起こすために手術が必要となるが、病型や術後の状態によっては発がんまでいたる可能性のあるきわめて珍しい疾患である。したがって母体内での出生前診断から、術前の病態評価、また根治術後の病態予測まで生理学的・生化学的・解剖学的、そして病理学的な評価とフォローが必要である。生涯にわたる時間軸において生体情報の取得解析が必要な疾患と考えられる。

先天性横隔膜ヘルニア
―先天性疾患に対する外科治療後の機能回復―

　先天性横隔膜ヘルニアは文字通り、先天的に横隔膜の一部が欠損するため、腹腔内の臓器（胃・小腸・大腸・肝臓・脾臓・腎臓）が胸腔内に脱出する疾患である。胎児期の早期から起こるため、脱出した臓器は肺を圧迫するため発育が阻害され低形成肺となる。現在は欧州を中心にFETO（Fetal Endoscopic Tracheal Occlusion）と呼ばれる胎児治療が行われることもあるが、通常は出生後に治療を行う。欠損孔が小さい場合はDirect Closureが可能な場合もあるが、欠損孔が大きい場合は、人工膜を使

用する、あるいは腹壁の筋肉をFlap状に切開して使用するなどの修復方法を行う。しかしながら横隔膜をこのように再建しても左肺の低形成は残存することになる。救命しえた症例に関してはその後、全身の発育成長も含めた経過観察を行うが、低形成であった肺は徐々に拡張していく。この間に機能的な回復の評価の目的で肺の換気血流シンチを行うことがあるが、形態学的にある程度回復したと考えられる肺であっても、換気量が回復しても肺血管床の低形成もあるため血流量の回復は遅れることが多い。このように先天的に機能低下をきたしている疾患に対して、成長期のどの時期でCatch upしていくのかに関しては不明な部分が多い[4][5]。新生児期に先天性横隔膜ヘルニア（Bochdalek孔ヘルニア）に対して根治術を行った症例（図4.6.7.a）に対して経時的な画像評価を行った場合の肺発達に関して時間軸での変化を見たものが（図4.6.7.b）になる[6]。高度低形成であった左肺は手術後3年間で、肺尖部から徐々に拡張していることが時間軸で明瞭に可視化される。このデータと換気血流シンチのデータを組み合わせることで先天性横隔膜ヘルニア患者の肺発達の形態的・機能的予測が可能となる。

生体部分肝移植
―胆道閉鎖症に対する移植医療後の移植片の解剖学的・機能的変化―

　わが国での移植医療、特に肝移植は1989年の胆道閉鎖症患者に対する生体部分肝移植から急激な発展をとげ、今日では臓器移植法の整備により脳死肝移植も行われるようになったが、肝移植の大部分は欧米と異なり未だ生体ドナーで行われている。

　胆道閉鎖症は、肝内外胆管の閉塞により、胆汁うっ滞を引き起こし治療を施さない場合は胆汁性肝硬変に至る疾患である（図4.6.8.a）。肝門部結合織を郭清して空腸を吻合する葛西手術により、減黄が得られ長期生存が得られる症例もあるが、半数近くは、葛西手術後もまったく胆汁流出が得られずに、もしくは一旦減黄した後でもその後徐々に肝の繊維化が進行し、救命のために移植手術を必要とする（図4.6.8.b）[7][8]。

第4章 多元計算解剖学の臨床研究への応用

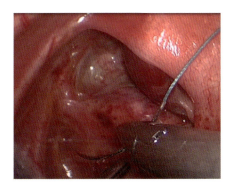

図 4.6.7.a
先天性横隔膜ヘルニアに対する胸腔鏡手術。

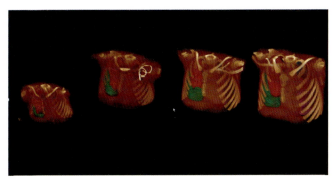

図 4.6.7.b
先天性横隔膜ヘルニア術後の 3 年にわたる肺発達の可視化（東京慈恵会医科大学鈴木直樹教授より提供）。

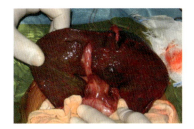

図 4.6.8.a
胆道閉鎖症に対する肝門部空腸吻合術時の肝臓。生後 2 ヶ月で肝繊維化が高度。

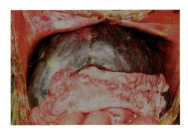

図 4.6.8.b
生体部分肝移植時の肝臓。不可逆性の肝硬変。

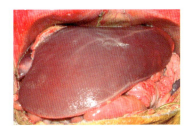

図 4.6.8.c
外側区域を用いた生体部分肝移植。血流再開後の移植片の肝臓。

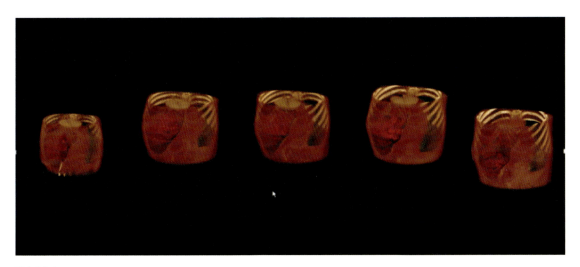

図 4.6.8.d
胆道閉鎖症患者に対する生体部分肝移植術後の 5 年にわたる移植肝のボリュームの変化の可視化（東京慈恵会医科大学鈴木直樹教授より提供）。

小児の生体部分肝移植の場合、特に乳幼児であれば、グラフトとしては成人肝の外側区域、もしくは左葉が使用されることが多い（図4.6.8.c）。移植されたグラフトは血流再開と同時に胆汁を流出するが、その後の長期にわたる機能的・形態学的変化に関しては不明である。移植時に標準肝容量を満たしている場合は、グラフトの再生が顕著に起こることはないと考えられるが、標準肝容量を下回るグラフトの場合は、肝は再生能を有するために、腹腔内での容量の増加が考えられる。（図4.6.8.d）は胆道閉鎖症患者に1歳未満で生体部分肝移植（外側区域グラフト）を行い、術後5年にわたりグラフトボリュームの推移を可視化したものである。グラフトの変化のみならず、脾臓との相対的な変化、あるいは血行動態の変化を見ることもできる。生体肝移植術後患者の長期生存が得られるようになった今日では、長期的な合併症も含めた時間軸でのアトラスが必要と考えられる。

小児固形悪性腫瘍
—Radiologic-pathologic correlation および治療効果判定とBiomarker—

　小児期に発生する固形悪性腫瘍としては代表的な疾患として、神経芽腫、肝芽腫、腎芽腫、横紋筋肉腫が挙げられる。成人の上皮性の消化器がんと異なり実質臓器に発生し、成長期に発症するため非常に巨大な腫瘤として発見診断される場合が多い。また化学療法（制がん剤）が非常によく効く点が成人がんと異なる点である。小児固形腫瘍の中では神経芽腫・肝芽腫は腫瘍マーカーが存在し、化学療法・外科治療を含めた治療効果判定に有用であり、腫瘍内のHeterogenityは存在するものの病理学的には分化度の相違があるくらいというのが特徴である。

　一方で腎腫瘍はいわゆる狭義の腎芽腫（Wilms腫瘍）以外に、多様な病理像を呈することが知られており、本邦で年間50例程度の発生にもかかわらず、Wilms（blastemal type）、Wilms（epithelial tyte）、Wilms（stromal type）、Clear Cell Sarcoma（CCS）、Congenital Mesoblastic Nephroma（CMN）、Malignant Rhabdoid Tumor、Multilocular Cystic Nephroma、Metanephric Stromal Tumor、Angiomyolipomaそして成人型のRenal Cell Carcinomaなどが存在する（図4.6.9）。現在では術前にこれらの病理学的な診断を通常の造影CTを用いて正確に行うことは非常に困難である。したがって切除摘出して初めて病理学的診断がなされることが多い。問題となるのは最初から摘出可能な症例ばかりでなく、化学療法を先行しなければならないほど巨大な腫瘍となっているケースが多い点である。無理をして摘出を試みると、術中操作で皮膜破綻をきたし、腫瘍細胞の播種・散布により予後に悪影響をきたすため、術前のBiologyの診断が非常に重要である。また他の固形腫瘍と異なり特異的な腫瘍マーカーが存在しないため、治療効果の判定をどのように行うかも課題となる。

　現在これらの腫瘍性状の評価あるいは治療効果判定に対してMRIの拡散強調画像におけるADC（apparent diffusion coefficient）mapを使える可能性がある（図4.6.10）。ADC mapは2種類以上のMPGの異なる拡散強調画像からボクセルごとに計算されたADCの値を表示した定量画像であり、（図4.6.11）のグラフの傾きがADCとなる。ADC mapは我々が使用している電子カルテの診療端末上でROIを用いて数値を計測することができる。

　このように現状では生物学的な悪性度や化学療法・放射線治療、あるいは分子標的治療薬の判定効果として被爆もなく侵襲性の極めて低いMRIの信号強度が一つの有効なツールとして使える可能性がある。

［家入里志］

参考文献
[1] Ieiri S, Miyoshi K, Nagata K, et al: Current clinical features in diagnosis and treatment for immaturity of ganglia in Japan: analysis from 10-year nationwide survey. Pediatr Surg Int. 31(10):949-954, 2015
[2] Ieiri S, Nakatsuji T, Akiyoshi J, et al: Long-term outcomes and the quality of life of Hirschsprung disease in adolescents who have reached 18 years or older – A 47-year single-institute experience. J Pediatr Surg. 45(12):2398-2402, 2010
[3] Saito T, Terui K, Mitsunaga T, et al: Significance of imaging modalities for preoperative evaluation of the pancreaticobiliary system in surgery for pediatric choledochal cyst. J Hepatobiliary Pancreat Sci. 23(6):347-352, 2016

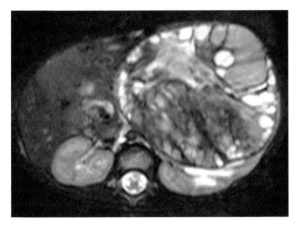

図 4.6.9.a
Wilms Tumor

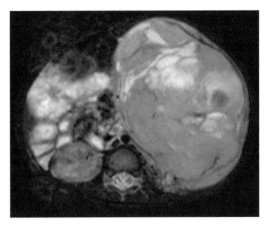

図 4.6.9.b
Clear Cell Sarcoma

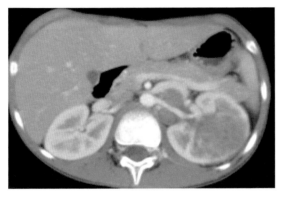

図 4.6.9.c
Renal Cell Carcinoma

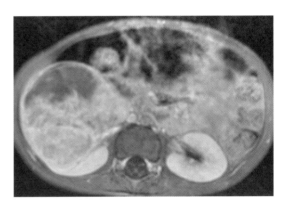

図 4.6.9.d
Malignant Rhabdoid Tumor

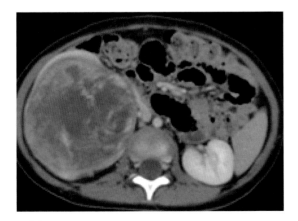

図 4.6.9.e
Congenital Mesoblastic Nephroma

図 4.6.9
小児腎腫瘍の画像診断　画像からは病理像の推定は困難である。

[4] Terui K, Nagata K, Hayakawa M, et al: Growth Assessment and the Risk of Growth Retardation in Congenital Diaphragmatic Hernia: A Long-Term Follow-Up Study from the Japanese Congenital Diaphragmatic Hernia Study Group. Eur J Pediatr Surg. 26(1):60-66, 2016

[5] Nagata K, Usui N, Kanamori Y, et al: The current profile and outcome of congenital diaphragmatic hernia: a nationwide survey in Japan. J Pediatr Surg. 48(4):738-744, 2013

[6] 「ヒトの成長による内部構造の長期間にわたる変化を可視化するシステムの開発」（服部麻木、鈴木直樹、中田亮輔、ほか、MEDICAL IMAGING TECHNOLOGY、198-200、2016）

[7] Sasaki H, Tanaka H, Nio M: Current management of long-term survivors of biliary atresia: over 40 years of experience in a single center and review of the literature. Pediatr Surg Int. 33(12):1327-1333, 2017

[8] Nio M: Japanese Biliary Atresia Registry. Pediatr Surg Int. 33(12):1319-1325, 2017

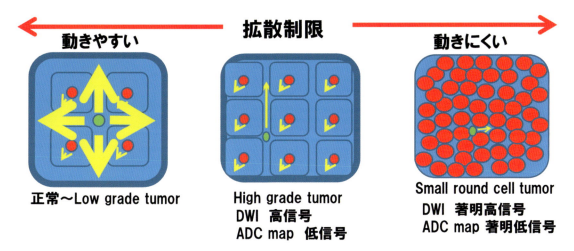

図4.6.10
MRI画像における細胞密度と拡散制限の相関。

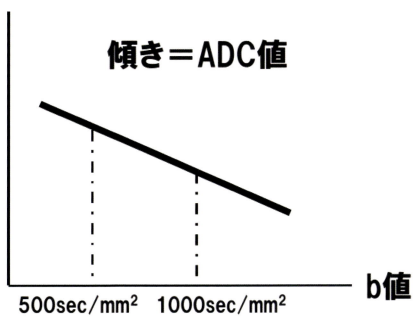

図4.6.11
ADC map：2種類以上の異なるb値の信号強度より得られた直線の傾きがADCとなる。T2短縮により高信号になっている場合は、b値の増加とともに信号強度は大きく低下するが、拡散が抑制されている場合は、b値が増加してもあまり信号は低下しない。すなわちグラフの傾きが小さいためADCマップの信号も低くなる。ROIを用いて数値を計測することが可能。

4.7. 循環器内科学への臨床応用；心臓

形状と機能の見事な融合：心臓

心臓はその形状を収縮・拡張させることにより、血液を循環させるポンプ機能を果たす臓器である。ヒトの心臓は4つの中腔部を持ち、それらに接続する血管とあわせて循環器の血管系を構成している。

循環器内科学は、主に高血圧・虚血性心疾患・不整脈・心臓弁膜症・心筋症・大動脈瘤・先天性心疾患・心不全等の疾患を取り扱う領域である。これらの疾患のほとんどは、心臓の形状自体の変化あるいは収縮・拡張のリズムの変化を伴う。すなわち、心臓の形状と機能の間には密接な関連があることから、循環器病の診断にあたっては心血管の形状や構造の正確な理解が必要である。

加えて、循環器病の治療にあたっては、薬物治療に加えて、カテーテル治療、ペースメーカ・除細動器植え込み、補助循環装置装着など、医療機器を体内の所定の位置に誘導・留置する治療法が数多く用いられる。このことから、診断だけでなく治療にあたっても心血管形状の正確な構造の把握が必須である。

心臓統計形状モデル構築

「ヒトの心臓は握りこぶし大」であると多くの書籍・教科書に記述されている[1]。健常日本人700名の2D心エコーを基にした研究[2]により、左室自由壁厚0.9cm、左室内腔直径4.8cm、中隔壁厚0.9cm、右室内腔直径3.1cm（いずれも拡張期、右室壁厚のデータはなし）を足し合わせると、ヒト心臓の直径の平均値は約10cmであると考えられる。一方、「握りこぶしの大きさ」についての直接的なデータは見当たらないが、産業技術総合研究所が公開している日本人の手の寸法データ[3]の「L05手掌長第3指」と同程度と考えられ、その大きさはやはり約10cmであり、矛盾しない。直径以外にも、心臓各部の標準サイズは統計的に求められており、様々な循環器病の診断ガイドラインの根拠として用いられる。

静的な標準サイズだけでなく、動的な機能指標もまた重要である。機能指標は、拍出される血液量や効率に着目しポンプ機能を評価する指標と、心筋自体の収縮力に着目した心筋機能を評価する指標とに大別される[4]。ポンプ機能の指標のうち、左室駆出分画Ejection Fraction（EF）は、左室が1回に拍出する血流量の左室拡張末期容積に対する割合で表される。EFは健常日本人で65％程度である[2]。EFはほぼ全てのモダリティから計測可能であり、例えば2次元情報であるMモードエコー図、2Dエコー図からも、左室を回転楕円体と仮定してEFを求める手法が確立しており[4]、様々な循環器病の基礎的な診断指標として広く利用されている。

画像情報から左室容積を求めるにはセグメンテーション処理が必要であるが、心血管領域には特有の課題がある[5]。モダリティを問わず、心内膜に比べて心外膜はコントラストが低く境界線が曖昧である。心内膜には乳頭筋があるが、これを抽出領域に含めるか含めないかは目的次第である。また、左室壁に比べて右室壁は薄く一般に抽出が困難である。エコーの場合は心臓全体を撮像できる計測方向に制限がある。これらの課題に対して統計モデルの利用は有効であり、これまでに様々な手法が提案されている。

Boschらは、エコー動画像からの左室内膜自動抽出を可能とするActive Appearance Motion Models（AAMM）を提案している（図4.7.1）[6]。AAMMのように機械学習により構築される統計形状モデルは、心血管領域時系列画像からのロバストな自動セグメンテーションに有用である。

Hoogendoornらは、マルチスライスCT画像からの時空間統計形状モデルをヒト心臓134例より構築した（図4.7.2）[7]。一般的な統計形状モデルにおいては被験者間の形状の差異がパラメータ化されるが、ヒ

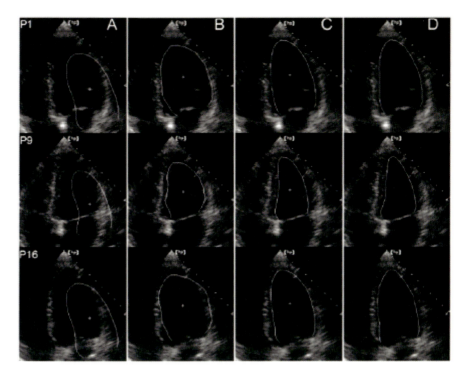

図 4.7.1
Active Appearance Motion Models を用いた心エコー動画像からの左室内腔自動抽出の例[6]。

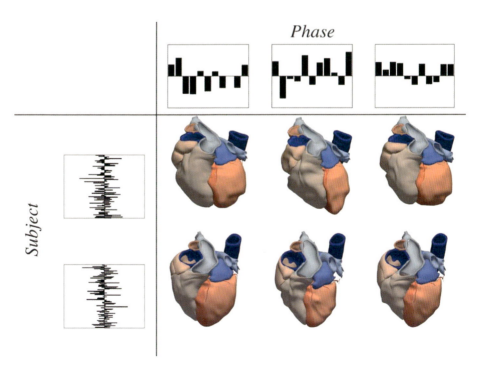

図 4.7.2
心臓拍動の時空間統計形状モデルの例[7]。

ト心臓統計形状モデルにおいては収縮期・拡張期といった心時相についてもパラメータ化されており、全体の95%の変動（個人差）をカバーできたと報告されている。このように構築された4次元心臓統計形状モデルもまた自動セグメンテーションに有用である。

心筋線維走向モデル

心臓はねじれを生じながら収縮・拡張することが知られている。この現象は、心筋がその線維方向に沿って収縮と伸展を繰り返すこと、心臓のそれぞれの部位で線維方向が異なり、螺旋状になっていることに起因する[8]。心筋線維走向は剖検心の肉眼的観察に加えて、拡散テンソルMRI（DT-MRI）により間接的に取得可能であるが、拍動するヒト生体心からのDT-MRIによる心筋線維走向情報の取得は一般に困難である。

Lombaertらは、病理解剖により摘出された心臓検体10例より拡散テンソルイメージを取得し、心筋線維走向の統計モデルを構築した（図4.7.3）[9]。

臨床においても、3次元心エコー、組織ドプラ法、スペックルトラッキング法といった新たなイメージング手法と解析手法の普及により、局所心筋収縮機能の評価や収縮タイミングのずれdyssynchronyの評価、ストレイン解析などが行われるようになってきている[10]。得られた結果を解釈する上では心筋線維走向についての正確な知識や数理モデルが必要であり、心臓内部の微細構造についての統計モデルが今後臨床でも活用されていくと予想される。

心臓刺激伝導系モデル

刺激伝導系とは、心拍のリズムを心臓全体に順序よくすばやく伝え、効率よく拍動させるための構造である。刺激伝導系を構成する細胞は特殊心筋と呼ばれ、収縮・伸展を繰り返す通常の心筋とは区別される。刺激伝導系の発見は日本人研究者田原淳博士によるものであり[11]、この発見により、はじめて体表面心電図の解釈と臨床応用が可能になったとされている。特殊心筋と通常の心筋とを組織学的に区別することは

容易であるが、心臓内に構築された刺激伝導系の全体像は、1906年に田原博士が文献[11]にて著したスケッチがほぼ唯一のものであった。Dobrzynskiらは、ヨード造影剤とマイクロCTを用いることにより特殊心筋と通常心筋とをCT画像上で判別可能とし、ヒトの刺激伝導系全体の高解像度3次元再構築を2017年に報告した[12]（図4.7.4）。ヒト刺激伝導系の構造にも個人差があるとされており、今後の解析が待たれる。

先天性心疾患モデル

ヒト心臓の発生においては、1本のチューブから生物の進化をなぞるような過程を経て、その複雑な心血管形態が形成される。先天性心疾患は、胎児期あるいは出生直後の心血管の形成異常により生じ、その発生率は約100人に1人と高頻度である。心臓はその形態と機能とが直結していることから、形成異常の種類や状態によっては、出生直後から全身に酸素と栄養が行き届かなくなるなどの重篤な症状を呈することもある。

心臓は前後左右入り組んだ立体構造を有しているが、これに先天性心疾患などの病変が加わった心臓では極度に複雑化する。心臓病理標本は実際に心臓を手にとって様々な角度から観察できることから、医学教育において立体構造の正確な理解に不可欠であるが、治療法の発達・病理解剖数の著しい減少・既存の標本の劣化といった要因により、将来的に教材として利用可能な心臓病理標本が枯渇することが危惧されている。

筆者らは、先天性心疾患を有する心臓病理標本から心血管の計算解剖モデルを構築した[13]。長期間ホルマリン固定された心臓病理標本に対するMRI撮像手法の開発、セグメンテーション、ビューワの開発（図4.7.5）により、劣化や破損の恐れのない医学教育教材として広く普及することができると考えられる。

生体シミュレーションへの応用

最後に、心臓計算解剖モデルの応用例として、生体シミュレーション、特に不整脈シミュレーションへの応

第4章 多元計算解剖学の臨床研究への応用

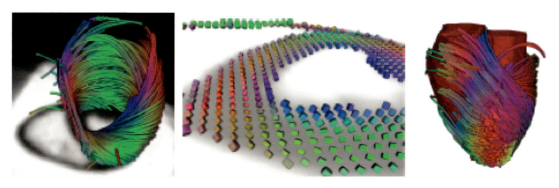

図 4.7.3
心筋線維走向の統計形状モデル[9]。

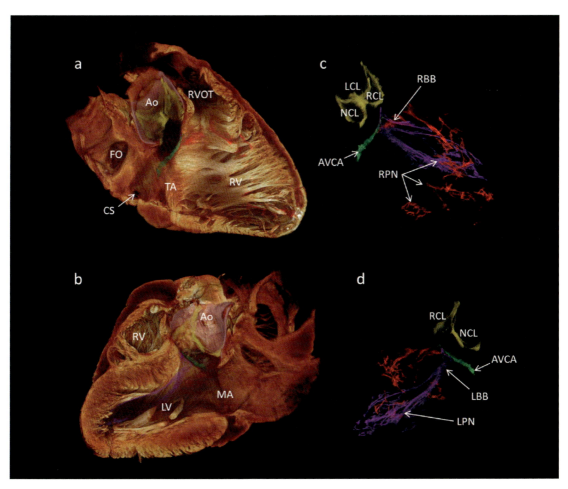

図 4.7.4
マイクロ CT によるヒト刺激伝導系全体像の描出[12]。

259

用について述べる。心筋の収縮と伸展は、刺激伝導系によりもたらされる心拍リズムに応じて心筋細胞が電気的に興奮することにより導かれることから、不整脈研究では心臓内の電位分布と心拍リズムの伝わり方（興奮伝播）の解析が重要とされる[14]。不整脈シミュレーションにおいては、心臓の形状情報だけでなく、心筋線維走向や刺激伝導系もまた結果に影響を与える重要な情報である。

　Ashiharaらは、心室形状モデルを用いたシミュレーション実験により、心室細動時に電気的除細動に失敗する新たなメカニズムを提唱した[15]。Ashikagaらは、患者個別の心室形状モデルを用いて心室性不整脈に対するアブレーション治療を計算機上でシミュレート（Image-based simulation）し、実際にその患者に対して行ったアブレーション治療との結果の比較を行っている[16]。

　このように、循環器内科学領域における多元計算解剖モデルの利用は、画像セグメンテーション・心機能計測・医学教材利用の領域を超えて、シミュレーション技術による予測医療の領域へとその応用範囲は広がっている。

［原口　亮］

参考文献

[1] S. Standring : Gray's Anatomy: The Anatomical Basis of Clinical Practice, 41e Elsevier, 2015.

[2] M. Daimon, H. Watanabe, Y. Abe, et al. : "Normal Values of Echocardiographic Parameters in Relation to Age in a Healthy Japanese Population : The JAMP Study," Circulation Journal, vol.72, no. 11, pp. 1859-1866, 2008.

[3] 「AIST日本人の手の寸法データ」（河内まき子、2012.）
https://www.dh.aist.go.jp/database/hand/index.html

[4] 「心機能指標の標準的計測法とその解説」（日本超音波医学会用語・診断基準委員会、超音波医学、vol.33、no.3、pp.371-381、2006.）

[5] R. Haraguchi and T. Katsuda : "Morphologic and Functional Modeling of the Heart," In: Computational anatomy based on whole body imaging : basic principles of computer-assisted diagnosis and therapy, H. Kobatake, and Y. Masutani, Ed. Tokyo, Japan: Springer, pp.230-235, 2017.

[6] J.G. Bosch, S.C. Mitchell, B.P. Lelieveldt, et al. : "Automatic segmentation of echocardiographic sequences by active appearance motion models," IEEE Transactions on Medical Imaging, vol.21, no.11, pp.1374-1383, 2002.

[7] C. Hoogendoorn, N. Duchateau, D. S anchez-Quintana, et al. : "A high-resolution atlas and statistical model of the human heart from multislice CT, " IEEE Transactions on Medical Imaging, vol. 32, no. 1, pp.28-44, 2013.

[8] 「心臓の筋層の配置配列」（高山康夫、心エコー、vol.7、no.10、pp.762-771、2006.）

[9] H. Lombaert, J. Peyrat, P. Croisille et al. : " Statistical Analysis of the Human Cardiac Fiber Architecture from DT-MRI, " In: D. N. Metaxas, L. Axel (eds.) Functional Imaging and Modeling of the Heart, Volume 6666 of the series Lecture Notes in Computer Science, pp.171-179, 2011.

[10] 「どこまで進むか心エコー検査」（坂田好美、杏林医会誌、vol. 45、no. 4、pp.175-182、2014.）

[11] S. Tawara : "Das Reizleitungssystem des Säugetierherzens; Eine anatomisch-histologische Studie über das Atrioventrikularbündel und die Purkinjeschen Fäden," Verlag von Gustav Fischer: Jena, 1906.

[12] R. S. Stephenson, A. Atkinson, P. Kottas, et al. : "High resolution 3-Dimensional imaging of the human cardiac conduction system from microanatomy to mathematical modeling," Scientific Reports 7, Article number: 7188, 2017.

[13] R. Haraguchi, T. Matsuyama, Y. Morita, et al.: "Cardiac Computational Modeling Project using Human Specimens with Congenital Heart Disease," Proceedings of International Forum on Medical Imaging in Asia (IFMIA) 2017, pp.217-218

[14] 「臨床応用を見据えた心臓不整脈のシミュレーション」（芦原貴司、Medical Imaging Technology、vol. 26、no. 2、2008.）

[15] T. Ashihara, J. Constantino, N.A. Trayanova・"Tunnel propagation of postshock activations as a hypothesis for fibrillation induction and isoelectric window," Circulation Research, vol, 102, pp. 737-745, 2008.

[16] H. Ashikaga, H. Arevalo, F. Vadakkumpadan, et al. : "Feasibility of image-based simulation to estimate ablation target in human ventricular arrhythmia," Heart Rhythm, vol.10, pp.1109-1116, 2013.

第 4 章　多元計算解剖学の臨床研究への応用

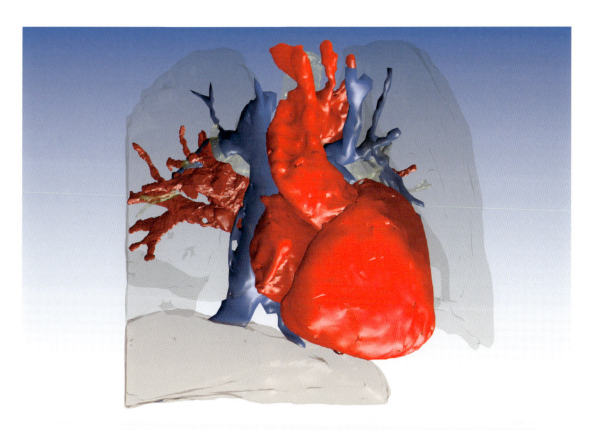

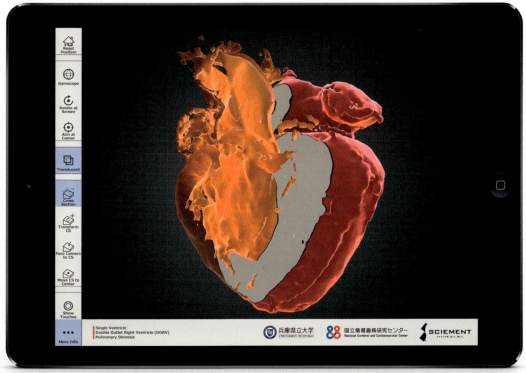

図 4.7.5
先天性心疾患の計算解剖モデル。上：DORV、Fontan 症例。下：ビューワ「MacroView」（株式会社サイアメント）。

4.8. 腫瘍内科・外科学への臨床応用；膵臓がん

膵臓がんとは

近年、様々ながん腫を対象に、分子標的治療を含む多くの化学療法が開発され、その予後が改善してきている。しかし、膵臓がん、特にそのうちの92%を占める膵がんは依然として多くの治療に抵抗性で、予後の改善は限られており、その診断後の5年生存率はわずか8%である。一方、次世代シークエンサーの普及によるゲノム解析を含む最近の分子生物学的解析手法の進歩に伴い、膵がんに関しても多くの知見が得られ、膵がん特有の性質が明らかになってきた。しかし、これまでの基礎研究の成果に基づき開発された新規薬剤や分子標的治療薬などの人部分は臨床治験においてその有効性を示すことができていない。これはこれまでの分子生物学的側面からだけの検討では限界があることを意味しているのかもしれない。膵がんは、固形がんであり、豊富な間質成分を特徴とする微小環境とともに成り立っている。臨床において真に有効な膵がん治療を開発するためには、この微小環境を含めた膵がんの病態をもっと正確に再現し、理解する必要があるといえる。多元計算解剖学では、様々な種類の画像やモデルにより、形態的、空間的、時間的、機能的側面からの解析を可能とし、これまでの分子生物学的解析だけでは理解しきれなかった固形がんである膵がんの病態を真に明らかにすることに挑戦している。

多元計算解剖的手法により膵発がん過程を理解するために

膵がんは発がん初期においてPanINと呼ばれる前がん病変から発生してくる。このPanINはその異型度によりPanIN-1、PanIN-2、PanIN-3と分類される。この中でPanIN-3と呼ばれる病変は、最初は非浸潤がんとして管腔内にとどまっているが、さらに悪性度が上がると基底膜を破り周囲間質へ浸潤し、この時点で浸潤がんとなる。そして、膵臓内を進展して、膵臓外の脂肪組織や他の臓器に浸潤していく。この局所浸潤過程を断片的に病理像で観察すると膵がんの浸潤は常に強力な間質反応を伴っていることがわかる。また、膵腫瘍の中心はdesmoplasiaと呼ばれる高度な線維化を伴っていることでよく知られているが、同様に膵腫瘍辺縁の浸潤の先端でもほとんどの症例で間質反応を伴っている。

このように一連の発がん過程を経時的に解析することは、従来不可能であったが、2003年に遺伝子改変により膵臓特異的かつ内因性に活性化Krasを発現させたマウスが報告され、一変した[1]。このマウスはヒトの膵がんと組織学的に非常に類似した膵発がん形式を示す。さらにKras活性化＋p53不活性型変異の膵発がんモデル（KPCマウス）も続いて報告され、このモデルは人の膵がん組織と同様の著明な間質増生と線維化をともなう浸潤がんが生じてくるものであった[2]。また、その発がん過程もヒト膵がんと前述のPanIN病変を経て発生してくるものであった。近年、我々はこのKPCマウスをルシフェラーゼマウスとかけあわせたKPCLマウスを作成し、ルシフェリンの投与により膵腫瘍を発光させ、生きたまま腫瘍のサイズや転移巣の有無などを画像的に評価可能となった（図4.8.1）。このモデルは、病理像でもルシフェラーゼ陽性の前がん細胞の時間的・空間的分布を解析可能である。パラフィンブロックとして固定した標本を全薄切することで、その前がん病変であるPanINの分布を3D像として再現でき、空間的な解析が可能となり、各週齢のマウスを解析することにより経時的な分布の変化も解析することができる。さらに、増殖能などもKi67などその指標となるマーカーで染色することで機能的な評価も可能となるため、空間的、時間的、病理的、機能的評価を統合し、前がん病変であるPanIN病変の総合的な理解を深めることが可能で

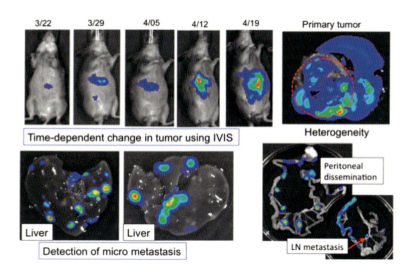

図4.8.1
KPCLマウスの膵腫瘍のルシフェリンの発光による経時的かつ画像的評価。

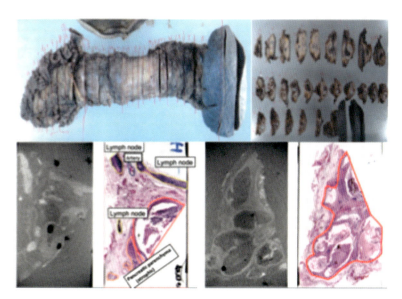

図4.8.2
IPMNのマイクロCT画像と対応する病理像の検討。

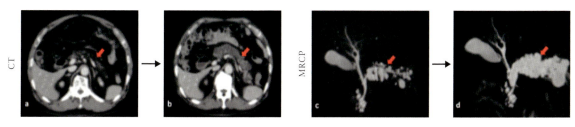

図4.8.3
膵腫瘍の経時的なCT/MRI像。

あると考えられる。

　一方、ヒト膵がんの発がん過程を解析することは極めて難しい。しかしながら、膵がんには膵管内嚢胞性粘液性腫瘍と呼ばれる亜型が存在する。このIPMNは嚢胞をともなう病変であるため超音波やCTでの早期発見が容易であり、前がん病変の状態でみつかることもしばしばある。しかし、早期発見できても悪性度を診断することが難しいため、まだ前がん病変の状態であるにもかかわらず極めて高度な侵襲を伴う手術となり、切除されることも多い。そのため前がん病変から非浸潤がん病変、さらには微小浸潤がん病変など多彩な発がん過程の組織を解析することが重要である。現在、我々は、多元計算解剖学の解析手法の一つであるマイクロCTを用いた解析によって、このIPMN切除症例の検討を行っている。（図4.8.2）は、膵臓全体に嚢胞性病変を伴うIPMNが分布しているため全膵切除した症例であるが、通常の5mm割面ごとの切片を観察する評価法では、微小浸潤部など重要な病変部位を評価できていない可能性がある。われわれは、これを改善するために前述のマイクロCTを用いて、全切除サンプルの撮像を行い、3D像としてこの嚢胞性病変を再構築し、微小な結節性病変などの同定を試みている。今後、これにより発がん過程において特に重要とされる病変を確実に抽出し、そのブロックを全薄切し、染色し、その病理組織像を高解像度のスキャナーで取り込み、マイクロレベルでの3D像を構築することが可能となるため、迅速な臨床応用が期待されている。また、このIPMNは膵切除術の侵襲の大きさから経過観察されることもしばしばあり、その経時的な変化がCTやMRIで評価されている。これらの画像の統合により、マクロレベルの膵腫瘍の経時的・形態的な変化の検討が可能であり（図4.8.3）、さらには切除後の組織の病理レベルでの3D像の再構築を前述の手法と同様にすすめることにより、術前画像の腫瘍像と切除された腫瘍の病理像の統合が可能となると考えている。

多元計算解剖学的手法により膵がんの浸潤・転移過程を理解するために

　膵腫瘍は、がん細胞だけでなく、血管内皮細胞や炎症細胞、線維芽細胞など様々な細胞集団からなっている。また、がん細胞にもいくつかのクローン集団があり、いわゆるheterogeneityが存在し、がん幹細胞と呼ばれる数%に満たない少数の細胞集団が腫瘍形成や維持、転移に関わるとする報告もある。さらに、膵腫瘍の個別性には、がん細胞自体の個別性に加えて、周囲の間質細胞の個別性も深く関わる可能性が示唆されている。従来の分子生物学的解析によってがん細胞自体の個別性とそのがん細胞と強い相互作用をもつ周囲微小環境中に存在する間質細胞の個別性の一部は明らかにされてきたが、いまだその全体像の把握は十分でなく、個別化治療の実用化には至っていない。そこで我々はこれまでの分子生物学的手法とは別の切り口から解析する手法として多元計算解剖学的手法による膵がんの浸潤・転移過程の理解に取り組んでいる。

　従来、ゼノグラフト（異種移植片）マウスモデルがin vivoの基礎研究では主に用いられてきた。しかし、このマウスモデルはヒト膵腫瘍で認めるdesmoplasiaを再現しておらず、そのがん細胞周囲の微小環境はヒト腫瘍とは異なっていた。前述のKPCマウスにはヒト膵がんに極めて類似した微小環境をもつ膵腫瘍が発生する。これまで、我々はこのKPCマウスを用いた分子生物学的解析をすすめてきたが、この手法では主に細胞レベルの機能解析が中心となり、腫瘍全体のheterogeneityを含めて、空間的、時間的、病理学的に評価することは困難であった。そのため、多元計算解剖学的手法として、マイクロCTやマイクロMRIの画像を経時的に取得するとともに3D像を再構築することで時間的かつ空間的な腫瘍内のheterogeneityを解析した。さらに、腫瘍を周囲組織とともにホルマリン固定し、パラフィンブロックを作成、全ブロックを薄切することで病理学的レベルでの解像度での3D像の再構築を行い、細胞レベルでの不均一な分布を解明することが可能であった（図4.8.4）。また、特殊染色により、コラーゲンなどの間質だけを抽出し、その3D像再構築により微小環境中の間質量の不均一な分布を評価することも可能であった。

　ヒト膵がんの組織を用いた多元計算解剖学的手法

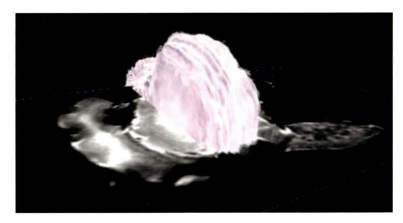

図 4.8.4
マイクロ MRI 画像と病理画像の 3 次元的融合。

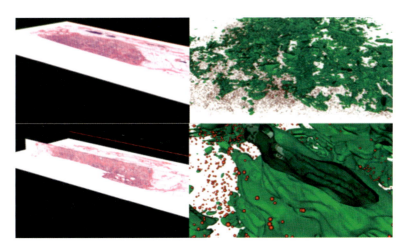

図 4.8.5
ヒト膵がん病理像の 3 次元構築と Ki67 染色細胞の分布の評価。

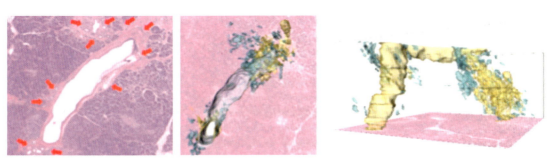

図 4.8.6
pancreatic duct gland の 3 次元的評価。

による解析もすすめている。前述の手法と同様な方法で、多元計算解剖学における機能軸に沿った解析の一つとして、細胞増殖能をもった細胞の3次元的分布を解析し、従来の病理学的指標であるがん細胞の分化度と相関する膵がんの管状構造の分布との相関を検討することも可能であった（図4.8.5）。また、正常膵の病理組織像を同様な手法で3次元的に再構築することで、従来、膵管の近傍に存在し、小さな分枝と考えられていた管腔構造の3次元的広がりを把握することが可能となり（図4.8.6）、近年報告されたpancreatic duct glandと呼ばれるがん化する基盤となる細胞が存在する部位である可能性が示唆された。

　膵がんの浸潤あるいは転移のプロセスは周囲の微小環境と深く関わっており、その機序はその局在ごとに様々であることが予想される。今後は、分子生物学的な解析とともに、がん微小環境をバイオケミカル、バイオメカニカル、あるいはバイオフィジカルといった側面から解明する必要があるが、多元計算解剖学的手法はこれらの解析を支援する有効な方法の一つと期待される。

腫瘍外科への臨床応用
─外科治療への取り組み─

　腫瘍外科領域での多元計算解剖学的手法を導入した臨床応用をすすめている。特に、我々は膵臓自体のセグメンテーションの困難さもあり、術前シミュレーション・ナビゲーションともにその発展が立ち遅れている状況であった膵腫瘍に焦点をあてて検討をすすめている。膵臓とその周囲の主要血管や臓器の形態や相互の位置関係は、患者ごとに異なっており、その個別解剖を理解することは膵疾患に対する手術だけでなく、膵臓周囲のリンパ節郭清を必要とする胃がん手術などにも重要である。特に内視鏡外科手術では、膵腫瘍の位置や形状だけでなく、膵臓自体の形状やその周囲の血管走行、およびそれらの相対的な位置関係が手術操作の難易度に深く関わる。現在、我々が構築している多元計算解剖学モデルに基づく3次元的な外科解剖学の理解により、術者は内視鏡外科手術に必要な情報を直感的に把握することが可能である

と同時に各メルクマールとなる臓器、組織の距離や角度を計測し客観的な情報として蓄積することもできる。こういった個別解剖の直感的理解と客観的な情報としての集積は、膵臓周辺をあつかう内視鏡外科手術において難易度評価や適切なアプローチ法の選択ひいては患者個別の解剖に応じた手術手技の定型パターンの確立などに極めて有用である。

　また、多元計算解剖学的手法により、膵臓内の膵管の抽出も容易である。特にがんにより閉塞し、その末梢の膵管が拡張した症例や膵管が拡張する前述のIPMN症例では、拡張した膵管を抽出し、その膵管の内腔から膵管の分岐や病変を観察するといった仮想膵管鏡の映像を構築し、膵臓内の病変の広がりを膵管鏡のイメージとして把握することができる。（図4.8.7）。さらに、膵臓手術において膵切離は、重要な過程の一つであるが、現在の膵シミュレーションでは、膵実質と膵管の3D像の構築により予定膵切離ラインにおける膵切離面を膵管断端とともに示すことができる（図4.8.8）。

　また、すでに3Dプリンターが広く普及し、構築した3D画像の3D造形モデルを手にすることができる（図4.8.9）。実物大の3D造形モデルは元となる3D情報はモニター上の3D画像と同様ではあるが、マウスによる操作を介さずに直接手にとって観察することができ、直感的に見たい部分を確認でき、術中に遭遇する局面をよりリアルに想像することができる。2色の材料を組み合わせて、複数の色合いで造形することも可能で、また、塗装により色付けされた3D造形モデルはよりその解剖を理解しやすく、教育的な観点からも有用である。

　多元計算解剖学から生み出された技術によって、現在では、腫瘍抽出と主膵管抽出を同時に行うことで、腫瘍と主膵管との相対的位置関係を様々な角度から直感的に把握できるとともに、実際にその最短距離を測定することができる（図4.8.10）。近年、膵臓の良性腫瘍や低悪性度の腫瘍を対象とした腹腔鏡下手術が増加しており、核出術と呼ばれる腫瘍だけを切除して大部分の膵蔵を温存する手術が選択される症例が増加してきている。（図4.8.10）の膵内分泌腫瘍はこういった膵温存手術が適用される病変の一つであ

第4章　多元計算解剖学の臨床研究への応用

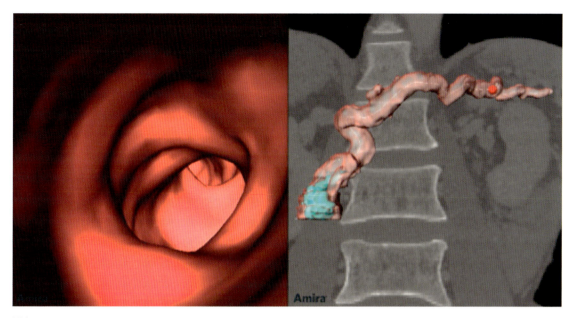

図4.8.7
仮想内視鏡像。

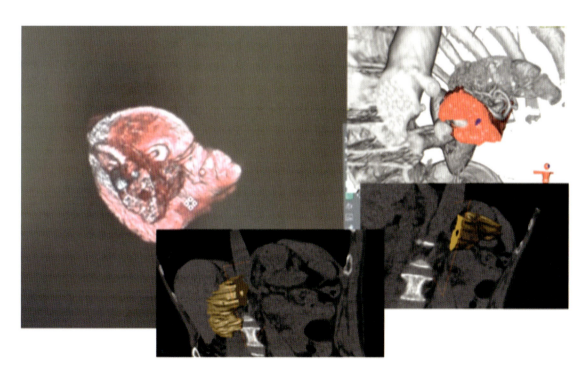

図4.8.8
膵切離面の膵管の断端の検討。

267

り、サイズや局在により核出術が選択される。この術
式の決定には、腫瘍と主膵管との絶対的な距離など
の正確な情報を得ることが重要であり、この分野にお
ける多元計算解剖学的手法の臨床応用も高く期待さ
れている。

　また、我々は、膵実質の変形に関する検討も進めて
いる。個人差はあるが膵臓は元来やわらかく容易に変
形する臓器である。膵臓を中心とする手術、特に腹
腔鏡下手術の手術操作において膵臓の変形は重要
な要素である。膵臓の変形は、その硬度、形状、周
囲組織との固定性など様々な要素から計算する必要
があるが、有限要素法など様々な計算モデルにより実
現に向けて研究がすすめられている。また、3Dプリン
ターを用いて軟性モデルを作成することができ、ある
程度自由に材料の硬度を変更することで様々な硬度の
膵臓を再構築することが可能となっている。この軟性
モデルは単に術前のプランニングに有用なだけでなく、
実際の手技をシミュレーションし、その結果をフィード
バックすることで変形モデルのさらなる開発にも有益で
ある。

　現在までに、多元計算解剖学の成果の一つとして、
臓器や血管などを自動で抽出するだけでなく、抽出し
た臓器や血管を自動で認識し、名称をラベリングする
ことが可能となっており、教育的な側面からはすでに
有用である。このような単なる名称のラベリングは解剖
に熟知している外科医には有用でないように捉えら
れることもあるが、この自動認識機能により患者さんごと
の個別解剖の特徴をAIが自動で抽出することが可能
となれば、外科医の負担を軽減することができる。さら
には、この機能を熟練した外科医の経験をベースとし
た情報と連動させることによって個別解剖に応じた適
切な手術方法を提示する手術支援システムの開発に
つながるものと考えられ、今後のさらなる進展が期待さ
れる。

［大内田研宙］

参考文献

[1] Hingorani SR, Petricoin EF, Maitra A, Rajapakse V, King C, Jacobetz MA, et al. Preinvasive and invasive ductal pancreatic cancer and its early detection in the mouse. Cancer Cell. 2003;4:437-50.

[2] Hingorani SR, Wang L, Multani AS, Combs C, Deramaudt TB,

Hruban RH, et al. Trp53R172H and KrasG12D cooperate to promote chromosomal instability and widely metastatic pancreatic ductal adenocarcinoma in mice. Cancer Cell. 2005;7:469-83.

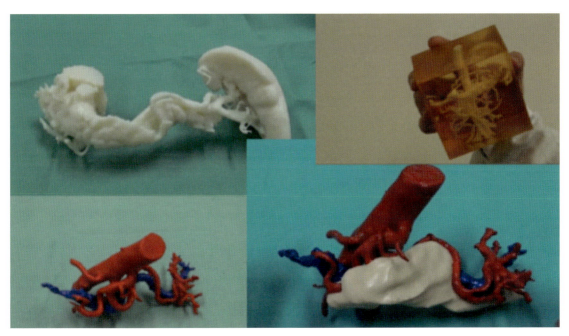

図4.8.9
3Dプリンターによる膵臓周囲の造形モデル。

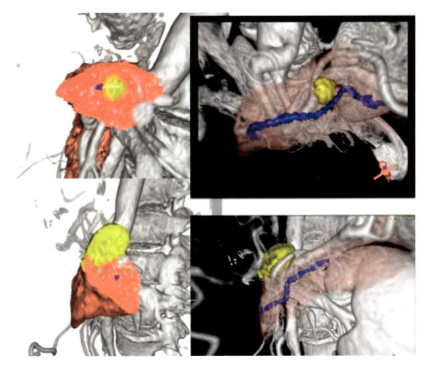

図4.8.10
腫瘍と主膵管距離の評価。

4.9. 消化器内科への臨床応用1
共焦点内視鏡を用いた消化管神経叢の観察法

消化管神経叢の診断法における現状とin vivo imagingの可能性

　アカラシアやヒルシュスプルング病、慢性偽性腸閉塞症などは消化管神経叢の形態や機能に異常を伴う運動機能性障害として知られる。同様の消化管神経叢の異常は、消化管のあらゆるレベルで生じうる。病因も多岐にわたり、先天的な疾病から、後天的に感染症や薬物、糖尿病等により生じることもある。しかし、機能障害症例は、良性疾患である故に、消化管壁深部に存在する神経叢組織が採取されることは稀であり、その病態解析は十分とは言えない。狙撃針生検や内視鏡的全層切除などによる組織採取法も試みられているが、消化管全体に分布する消化管神経叢の異常を、盲目的な生検により捉えることは容易ではない。また、現在の固定標本を用いた病理学的解析では、時間を止めた状態での評価となり、良性疾患の継時変化や機能生理的異常を解析することは困難である。共焦点内視鏡を用いたin vivo病理組織学的解析では、ENSの年齢的変化や、病気の進行、治療効果を連続的かつ時間軸に沿った多元計算解剖学的解析が実現可能である。

共焦点内視鏡とは

　共焦点内視鏡（confocal laser endomicrosocpy: CLE）は、共焦点顕微鏡を小型化し軟性内視鏡に適合させたもので、消化管粘膜を病理組織画像と同等の倍率まで拡大観察することができる。CLEシステムには、ミニチュアプローブ型（probe-based system: pCLE、Mauna Kea Technologies社、フランス）とスコープ一体型（endoscope-based system:eCLE、ペンタックス社、東京）の2種類がある[1][2][3]（図4.9.1.1）。eCLEは製造販売が中止されているため、本邦ではpCLEのみが臨床で使用されている。

　pCLEはプローブを、内視鏡の鉗子口に挿入して使用するため、外径は0.85-2.5mmと細い。観察視野はプローブの種類によるが、240-600μm^{2}であり、フレームレートは12fpsである。上下部消化管用スコープ以外にも、気管支鏡や膀胱内検査用のプローブも開発され、近年は、消化器疾患以外の様々な病変が観察対象となった。CLEは共焦点顕微鏡と同様に深さ方向の分解能を有し、本来であれば厚みのある標本を対象とした場合、高い空間分解能を持つ3次元画像情報を取得することができる。そのため、この特質からCLEは、消化管壁深層に局在する筋層や腸管神経叢（enteric nervous system: ENS）の観察にはCLEが適していると考えられる。しかし、eCLEシステムでは3次元画像情報を取得することができたが、pCLEシステムでは焦点深度が固定されている。現在、我々は、焦点深度が55-65μmの上部用のプローブ（GastroFlex-UHD: Mauna Kea Technologies社、フランス）を用いた消化管神経叢の視覚化に取り組んでいる[4][5][6]（図4.9.1.2）。

蛍光色素の種類

　CLEによる消化管組織の観察には、蛍光色素の使用が不可欠である。臨床環境において、CLE観察で一般的に用いられる色素はfluoresceinに限定されている。かつてはacriflavineが使用されることも多かったが[1]、細胞核が染色されるため、変異原性が懸念され、近年はあまり使用されていない。fluoresceinは蛍光眼底造影検査で使用されている薬剤であり、安全性が担保されている。しかし、消化管を観察するための色素としては、いまだ薬事適応がなく、臨床研究として用いられているのが現状である。また、fluorescein染色では筋層を観察することはできるが神経組織を視覚化することは難しい。これまでの検討で神経組織親和性が高いことが知られるNeuro-Trace

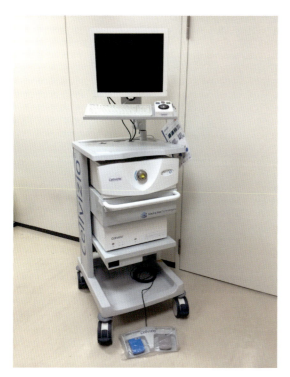

図4.9.1.1
Mauna Kea Technologies社（フランス）のミニチュアプローブ型（probe-based system:pCLE）の共焦点内視鏡システム。

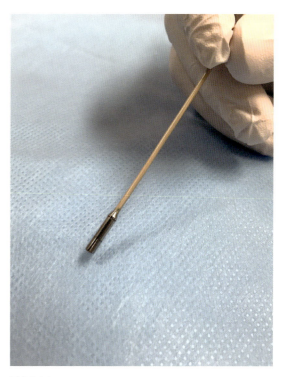

図4.9.1.2
上部用のプローブ（GastroFlex-UHD: Mauna Kea Technologies社、フランス）。

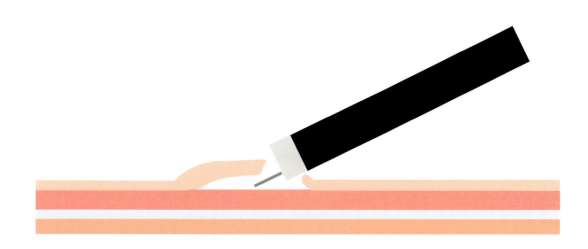

図4.9.2
submucosal endoscopy with safety valve technique（SEMF法）を応用した筋間神経叢のCLE観察法のイメージ図。

やFM1-43、acriflavine、cresyl violetなどを局所で使用することで、消化管神経叢をCLEにより視覚化できることが確認された[6][7][8][9][10]。ただし、先述の通りacriflavineの臨床使用を継続することは難しく、また、Neuro-TraceやFM1-43を臨床で使用した報告はない。一方、cresyl violetは、1980年代から色素内視鏡検査に使用され、数多くの臨床例における使用実績があり、安全な臨床応用が最も期待できると考えている[11]。

共焦点内視鏡を用いた消化管神経叢の観察法

筋間神経叢へのアプローチ方法

焦点深度が浅いpCLEを用い消化管神経叢を観察するためには、プローブ先端を対象に近接させる必要がある。例えば、消化管内腔側から筋間神経叢を視覚化させるためには、筋層を内腔側に露出させプローブ先端を押し当てて、観察する。管腔内から筋間神経叢を視覚化する手法として、これまでに二つのアプローチ方法が検討された。一つは粘膜下層内部に針状ナイフやバルーンカテーテルを使用し人工的空間を作成し、その内部に内視鏡を挿入するsubmucosal endoscopy with safety valve technique（SEMF法）を応用したもの（図4.9.2）[7]、もう一つは内視鏡的に粘膜を切除し筋層を管腔内に直接露出させる方法である[8]。SEMF法では、観察後に露出した筋層を粘膜フラップによって完全に被覆できるため、筋層へのアプローチに伴う組織侵襲を最小限にすることができる。動物実験モデルでの検証によって、粘膜下層空間内で蛍光色素を少量散布し、プローブを露出した筋層表面に押し当てることで筋間神経叢を視覚化できることが確認された。また、粘膜切除後に筋層を観察する手法については、慈恵医大とドイツのマインツ大学との共同研究により手技的の実現性が臨床例で確認されている[8]。内視鏡的管腔内アプローチは、外科的管腔外アプローチに比べると、筋層へのアクセス距離が短く、腹壁を切開するなど対象臓器以外の臓器を損傷する必要が無いため、圧倒的に侵襲度が低い。しかし、pCLEの焦点深度が浅いことから、筋層を表面に露出させない限り神経叢を観察することは不可能で、

観察できる範囲は筋層露出部に限定され、広範囲の神経叢の走行を観察することはできない。また、in vivo豚モデルによるfluoresceinを用いた検討では、筋層組織の損傷を最小限に粘膜下層の結合組織を完全に除去することは容易ではなく、pCLEによって筋層内の一定の層を高い再現性を持って視覚化することは手技的課題が多いことが明らかになった[5]。一方、漿膜側からのCLE観察では、ほぼ全ての検討で漿膜を切開せずとも筋層を描出することが可能であった[6]。

手術検体を用いたpCLEによる筋間神経叢の視覚化検証

筆者らが実施した、良性疾患のため腸管切除術を受けた小児症例11名を対象とした、筋間神経叢視覚化についてのex vivo検証研究結果を示す[6]。

本検討で用いたpCLEシステムは、Mauna kea Technologies社のCellvizio systemおよび、GastroFlex-UHDを用いた。プローブの外径は2.5mmで、同システムの観察視野は$240\mu m^2$である。

切除腸管標本は、摘出直後に冷凍保存した。蛍光色素染色は、標本を室温で解凍した後、コルクボードに貼り付けて、0.1%のcresyl violet溶液を、検体が紫色に変色するまで、漿膜側へ滴下、もしくは、漿膜下層へ局注することにより実施した。pCLE観察時は、検体の漿膜側表面にプローブを接着させ、用手的に検体の中央部の$100mm^2$の範囲を走査した。筋間神経叢の同定の可否は、2名のpCLEの臨床使用経験のある消化器病専門医がリアルタイムに行った。pCLE観察後は、検体を10%ホルマリン溶液にて固定し、$4\mu m$間隔で水平断の病理組織標本を作成し、神経病理専門医が、筋間神経叢の有無について病理組織所見を評価した。また、pCLEで同定した神経線維の最大幅と最小幅をCellvizio Viewer images（Mauna kea Technologies社、フランス）を用い検体ごとに測定した。また、神経節が同定できた検体については、最も明瞭に同定できた神経節の面積および、神経節内に局在する神経細胞核数を測定した。神経節は、神経細胞が2つ以上集合し、神経線維が交差する部位と定義した。各検体において、神経節の面積をImage J softwareを用いて測定した[12]。

cresyl violetは核染色性が低いため[13][14]、本研究では神経節内に局在する類円形の不染領域数を、神経節内の細胞核数とした。結果、観察対象は、14検体（11症例、平均年齢5.7歳）であった。対象症例の疾患の内訳は、鎖肛5例、メッケル憩室2例、空腸閉鎖症2例、潰瘍性大腸炎1例、二分脊椎症1例、先天性神経因性膀胱1例で、小腸6検体、大腸8検体であった。筋間神経叢はCLE画像では、白色のラダー状構造として描出された（図4.9.3.1）。神経節間には、直線状の神経線維を認め、神経節内には神経細胞核と思われる、蛍光色素に不染な類円形の構造物を認めた。類円形の構造物の周囲は、蛍光色素に染色されて輝度が高くなっており、細胞質を描出していた。

結果的には、14検体のうち、12検体で筋間神経叢が同定できた（12/14、85.7%、感度92.3%、特異度100%）。CLEが同定できた12検体の病理組織では、網目状構造の筋間神経叢を認め、CLE画像と形体的に相同性のある画像であった（図4.9.3.2）（図4.9.3.3）。また、同定した神経線維は、小腸で平均最大幅54.3（±23.6）μm、平均最小幅19.7（±6.0）μm、大腸で平均最大幅83.6（±29.5）μm、平均最小幅41.9（±15.7）μmであった。部位別の比較では、大腸は小腸に比べて神経線維が太い傾向があった。神経節が同定できた検体は10検体（10/12、83.3%）で、神経節の平均面積は小腸で、5.4×10^{-3}（$\pm3.7\times10^{-3}$）μm^2、大腸では13.1×10^{-3}（$\pm10.4\times10^{-3}$）μm^{2}と、大腸の神経節は小腸に比べて大きい傾向であった（$p=.24$）。10検体の神経節あたりの平均神経細胞核数は、10.3（±6.9）個であった。

今回の結果から、0.1% cresyl violet染色下でのpCLE観察で、ヒト腸管の漿膜側から、筋間神経叢を高い精度で同定できることが証明された。また、神経線維の幅や、神経節の面積、神経節内の細胞核数などの神経叢の形態学的な特徴についてpCLEを用い、病理所見と相同性のある所見が取れることが明らかになった。消化管神経叢のリアルタイム観察技術が臨床応用できれば、消化管機能性障害の病態生理の解明に貢献が期待できるばかりでなく、ヒルシュスプルング病症例における手術等において、術中病理を代替するような神経ガイド下外科手術の技術としても有用であろう。しかし、炎症が強い症例では、神経叢の同定が困難など、今後の課題も明らかになった。今回の染色方法では、症例によって染色が不十分な場合もあったことから、色素の投与方法や至適濃度については、さらなる検証が必要である。また、疾患別や臓器別、継時的変化など臨床導入に向けた基礎データの集積も求められる。さらに、本技術を普及させるためには、cresyl violetの生物学的安全性の検討が不可欠である。

CLEシステムについても、プローブ型システムは、視野が240-600μm^{2}と狭く、手ぶれによるアーティファクトが不可避なため、薄い神経叢を広範に観察するには適したシステムとは言い難い。本来の共焦点顕微鏡の利点である、厚みのある検体の3次元画像情報が得られるCLEシステムが開発できれば、その利点は大きいと考えられる。

今後への展望

これまで、CLEは、主に消化管病変の良悪性診断を行う目的に使用されてきた。しかし、われわれは、動的観察が可能な*in vivo*イメージングによる組織学的解析は、機能性疾患の解剖学的継時変化や生理現象を捉える基盤技術として大きな利点があると考えている。これまでの検討から、CLEにより消化管神経叢の視覚化が実現可能であることが明らかになり、今後、神経活動を観察できるような蛍光色素や分子プローブとの併用が可能になれば、消化管神経叢の生理活動をも視覚化できる可能性がある。そうなれば、従前の固定標本を用いた組織学的解析では知り得なかった知見を礎とした、新たな多元計算解剖学的診断体系の確立へと繋がり得ると期待している。

［炭山和毅］

参考文献

[1] Kiesslich R, Burg J, Vieth M, et al. Confocal laser endoscopy for diagnosing intraepithelial neoplasias and colorectal cancer in vivo. Gastroenterology., 127(3):706-713, 2004.

[2] Kobayashi M, Neumann H, Hino S, et al. Influence of reviewers' clinical backgrounds on interpretation of confocal laser endomicroscopy findings. Endoscopy., 48(6):521-529, 2016.

[3] Wallace M, Lauwers GY, Chen Y, et al. Miami classification for probe-based confocal laser endomicroscopy. Endoscopy., 43(10):882-891,2011.

[4] Kobayashi M, Shimojima N, Junko T, et al. Enteric nervous system visualization using confocal laser endomicroscopy J Gastroenterol Hepatol., 31(3, Supplement):212,2016.

[5] Kobayashi M, Sumiyama K, Matsui H, et al. Fluorescein assisted confocal LASER microscopy imaging of the mucscularis propria in porcine models. Gastrointestinal Endoscopy., 79(5, Supplement):AB474,2014.

[6] Kobayashi M, Sumiyama K, Shimojima N, et al. Technical feasibility of visualizing myenteric plexus using confocal laser endomicroscopy. J Gastroenterol Hepatol., in press, 2017.

[7] Sumiyama K, Gostout CJ, Tajiri H. Investigating deeper: Muscularis propria to natural orifice transluminal endoscopic surgery. Gastrointest Endosc Clin N Am., 24(2):265-272, 2014.

[8] Sumiyama K, Kiesslich R, Ohya TR, et al. In vivo imaging of enteric neuronal networks in humans using confocal laser endomicroscopy. Gastroenterology., 143(5):1152-1153, 2012.

[9] Sumiyama K, Tajiri H, Kato F, et al. Pilot study for in vivo cellular imaging of the muscularis propria and ex vivo molecular imaging of myenteric neurons (with video). Gastrointest Endosc., 69(6):1129-1134, 2009.

[10] Ohya TR, Sumiyama K, Takahashi-Fujigasaki J, et al. In vivo histologic imaging of the muscularis propria and myenteric neurons with probe-based confocal laser endomicroscopy in porcine models (with videos). Gastrointest Endosc., 75(2):405-410, 2012.

[11] Furuta Y, Kobori O, Shimazu H, et al. A new in vivo staining method, cresyl violet staining, for fiberoptic magnified observation of carcinoma of the gastric mucosa. Gastroenterol Jpn., 20(2):120-124, 1985.

[12] Schneider CA, Rasband WS, Eliceiri KW. NIH image to ImageJ: 25 years of image analysis. Nat Methods., 9(7):671-675, 2012.

[13] Goetz M, Fottner C, Schirrmacher E, et al. In-vivo confocal real-time mini-microscopy in animal models of human inflammatory and neoplastic diseases. Endoscopy., 39(4):350-356, 2007.

[14] Goetz M, Toermer T, Vieth M, et al. Simultaneous confocal laser endomicroscopy and chromoendoscopy with topical cresyl violet. Gastrointest Endosc., 70(5):959-968, 2009.

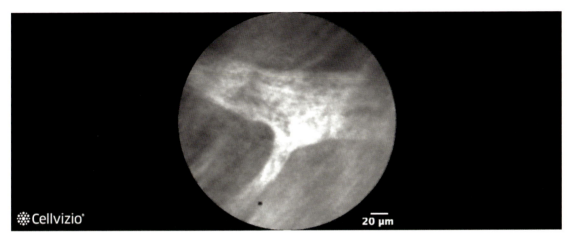

図 4.9.3.1
筋間神経叢の CLE 画像。神経叢は、白色のラダー状構造として描出された。神経節間には、直線状の神経線維を認め、神経節内には神経細胞核と思われる、蛍光色素に不染な類縁形の構造物を認めた。

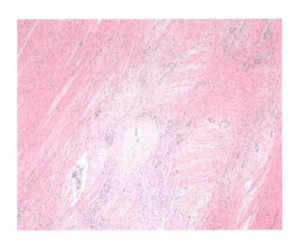

図 4.9.3.2
水平断で作成した病理組織画像では、神経叢が網目状構造を呈している。

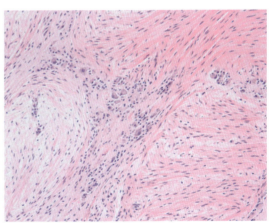

図 4.9.3.3
神経節の病理組織画像。神経節内に神経細胞が局在している。

4.10. 消化器内科への臨床応用2
大腸内視鏡への診断支援システム

大腸内視鏡における診断支援システム：臨床ニーズと研究開発の現状

1985年にオリンパス社より初めてビデオスコープが発売された当初、多くの医師の興味は病変（＝大腸がん・腫瘍やポリープ）を「検出」することにあった。しかし、内視鏡で検出される病変が増えてくるに従い、次第に医師の興味は見つけた病変の病理診断をいかに正確に予測するか（=optical biopsy）に移っていった。その後の内視鏡イメージング技術の飛躍的発展（拡大内視鏡・ハイビジョン内視鏡・狭帯域光イメージング[Narrow band imaging, Olympus. Corp.]）により、確実にoptical biopsyの精度は上昇したが、同時に、高精度の診断はエキスパート内視鏡医しか実現できないという、ジレンマが明らかになりつつあった。

このような状況を打開し、医師の能力によらない均てん化された内視鏡診断を実現するために、内視鏡コンピュータ診断支援システム（CAD）の研究が始まった。本項では、大腸内視鏡CADの研究開発の現状について概観し、次項で筆者らが現在研究を進めている超拡大内視鏡を用いたCADについて述べ、最後に内視鏡CADの薬機法承認までのロードマップを紹介する。

内視鏡自動診断に関する最初の報告は、1994年のKrishnanら[1]による消化管の中央部を自動検出する試みに始まる。その後、2000年代半ばからのカプセル内視鏡における病変の自動検出の研究[2]をきっかけとして、内視鏡CADの研究開発は本格的に活性化した。Convolutional neural network（CNN）を始めとするディープラーニングが他領域にて積極的に活用され始めた2015年ころからは、（図4.10.1）の如く研究が活発化し、論文報告数が急増している。なお内視鏡CADの研究のうち50％以上が大腸を対象に行われている現況があり[3]、これは、世界における大腸がんの罹患率の高さに起因するニーズによるものと考える。

大腸領域における内視鏡CADの主な研究対象は、病変の「検出」と「病理診断予測」の2つに分かれる。すなわち、前者は腫瘍やポリープをはじめとする大腸病変の検出をターゲットとし、後者は見つかった病変の病理診断予測（e.g. 腫瘍／非腫瘍）を正確に行うことを目的とする。大腸腫瘍の見落としの減少は、将来の大腸がん死亡の抑制に貢献し[4]、正しい病理診断予測は、医療費の大幅抑制に貢献するため[5]、「検出」・「病理診断予測」の両分野ともに臨床サイドから見て、非常に重要な研究領域である。

「検出」に関するCADについては、従来から様々な特徴量（エッジ検出・テクスチャ解析・エナジーマップ等）を利用してポリープを自動検出する手法が検討されていたが、検出率は90％を超えることはなく、リアルタイムでの診断に成功した例はなかった。しかし、CNNの出現により、高精度かつリアルタイムの病変検出CADが出現するのは、時間の問題と考えられており、いくつかのパイロット研究[6][7]がその可能性を示している。

一方、「病理診断予測」に関するCADについては、2006～2012年にかけて、大腸拡大内視鏡診断を対象としたものが複数報告された[8]。その後、2010年から拡大NBI画像をターゲットとした報告[9]がなされている。興味深いことに、これらの報告の中には、リアルタイム診断を実現[10][11]したものや、前向き試験[11]にて自動診断の精度を検証した、非常に実用化に近い報告を認める。後述する筆者らの開発したCADも「病理診断予測」に関するものであり、大腸内視鏡CADにおいては、「病理診断予測」の方が「検出」よりも実臨床に利用される時期は早いのではないかと想定される。なお、用いられる診断アルゴリズムは、種々の画像フィルターやテクスチャ解析によって導出される多数の特徴量を、機械学習器（Support

第4章 多元計算解剖学の臨床研究への応用

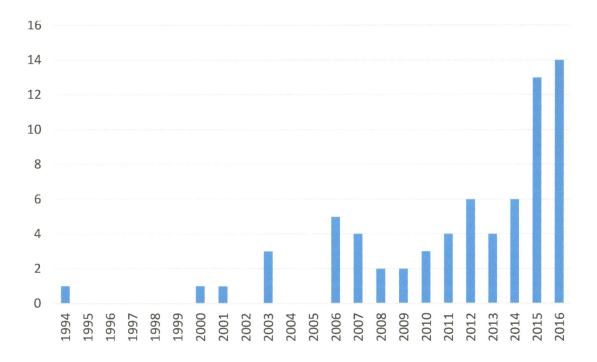

図4.10.1
内視鏡診断支援システムに関する、研究論文数の推移。研究自体は1994年から始まっていたが、2015年から急激に論文数が増加している。

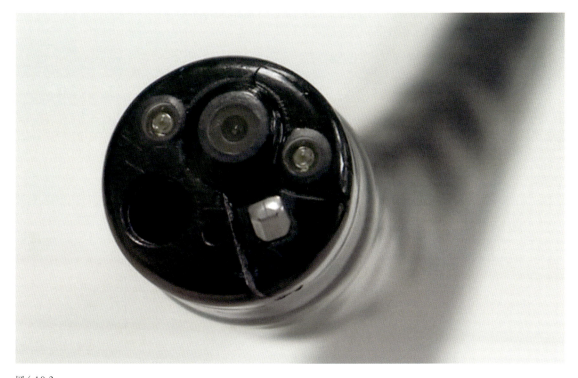

図4.10.2
超拡大内視鏡（プロトタイプ名：CF-Y0058, Olympus Corp.）の外観。レンズが一つとなり、ハンドレバーを下げるだけで通常→拡大→超拡大（＝超拡大内視鏡）と連続的に観察ができる。

277

vector machine, neural network, or k-NN classifier 等）で学習・分類する手法が主流となっている。

超拡大内視鏡を用いた自動診断システムの研究開発

このような背景のもと、われわれは名古屋大学・サイバネットシステム株式会社と医工産連携プロジェクトを開始し、超拡大内視鏡画像をターゲットとしたCADを研究開発した。超拡大内視鏡は、オリンパス社によってプロトタイプが開発されている次世代内視鏡（プロトタイプ名：CF-Y0058）であり、スコープ先端に500倍の顕微観察用レンズを搭載した軟性鏡である（図4.10.2）。この機能により、病変の細胞をリアルタイムで観察することが可能となり、真の"optical biopsy"に貢献することが期待されている。

超拡大内視鏡を使用する際には、事前に1.0%メチレンブルーで染色を行うか、NBIモードにした状態で、内視鏡先端を病変に接触させ、ハンドレバーで拡大倍率を最大にすることで500倍ズームの画像を取得できる（図4.10.3.1）（図4.10.3.2）（図4.10.3.3）。エキスパート内視鏡医を対象に行われたランダム化比較試験[12]においては、腫瘍／非腫瘍の正診率は94%と非常に高い精度を誇る内視鏡であった。

この超拡大内視鏡を対象として開発されたCAD[13][14]には以下の3点の特徴（＝強み）がある。（1）完全リアルタイム診断を実現、（2）接触型内視鏡を用いるので、ピンボケ等を考慮する必要がない、（3）核や血管に基づく情報を重視した診断システムのため、病理診断に肉薄した診断が理論上可能。

本システムにおけるCADは、コンピュータ画像処理（グレースケール化・ガウシアンフィルタ・メディアンフィルタ・各種閾値によるフィルタリング等）により超拡大内視鏡画像から自動抽出された核／血管について8種類の画像特徴量（大きさ・ばらつき・長短径・周囲長・真円度等）を解析、更に画像全体のテクスチャ解析（Haralick analysis）により抽出した288個の特徴量を統合し、Support vector machineを介して、病理診断予測を行うシステムである（図4.10.4）。現状、病理診断予測は腫瘍／非腫瘍（=Neoplastic/

Non-neoplastic）の2分類とし、診断確率をprobabilityとして同時表示することで、医師への診断支援を可能とした（図4.10.5.1）（図4.10.5.2）。

パイロット試験の結果、初期型モデルは腫瘍／非腫瘍の鑑別において感度92%特異度79%正診率89%と、許容可能な診断能を確認できており[13]、国際共同試験でも同様の精度が確認できた[14]。現在、20,000枚以上の学習画像の収集が終了し、実臨床における位置づけを評価する目的で、前向き試験（UMIN000013917）にて精度評価を行っている。

薬機法承認への道筋

内視鏡CADを医療機器として販売・臨床使用するためには、PMDA（医薬品医療機器総合機構）における薬機法承認を取得する必要がある。一般に先行医療機器に類似品がある場合は、類似品申請により簡略化された承認申請手続きが可能となるが、内視鏡CADにおいては前例となる医療機器がないため承認取得へのステップは容易ではない。具体的には、新規性が高い医療機器については、複数のPMDA対面助言（準備面談・医療機器開発前相談・臨床研究プロトコル相談等）を行った上で、PMDAが承認した臨床試験（性能評価試験あるいは治験）を実施し、その結果を承認申請時に提出する必要がある。対面助言時にPMDAに支払う公的手数料は数十万円程度が一般的だが、治験サポート企業を委託するのが一般的であり、この費用は数百万円を超えることが一般的である。加えて、PMDAが要求する臨床試験を適切に実施するためには1,000万円超の費用が必要となることも少なくない。また新規医療機器の場合、承認審査の過程で一般名称や、医療機器のクラス分類が新設される可能性もあり、通常以上に審査時間がかかることもある。

このように、薬機法承認取得までに必要とされるコストと時間は膨大であり、企業・研究者の双方にとって大きなハードルとなっている。国もこの点を憂慮し、成長産業と位置付けるソフトウェア医療機器の研究開発においては、AMED（日本医療研究開発機構）を介して、薬機法承認申請をサポートする複数の大型

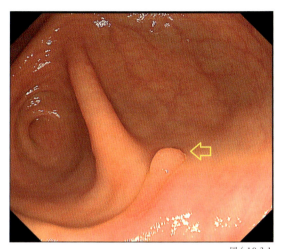

図4.10.3.1

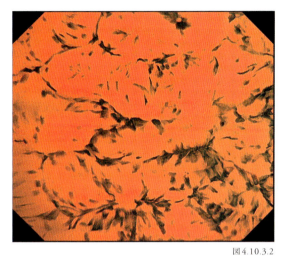

図4.10.3.2

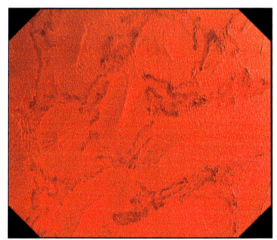

図4.10.3.3

図4.10.3
盲腸の5mm大の隆起型ポリープ（⇨）。病理診断は低異型度腺腫（＝腫瘍）であったが、通常観察（図4.10.3.1）では腫瘍か非腫瘍かの判断は難しかった。メチレンブルー染色下での超拡大観察では核の腫大を認め（図4.10.3.2）、Narrow band imaging 下での超拡大観察ではネットワーク状の血管を認めた（図4.10.3.3）。

研究費を投入している。われわれの研究もAMED
の支援を受けており（医療機器開発推進研究事業
[H29-H31代表研究者：工藤進英]）、2017年より
多施設共同（昭和大・国立がん研究センター中央病
院・国立がん研究センター東病院・静岡県立静岡が
んセンター・東京医科歯科大学）で性能評価試験を
行っており、2018年度中の薬機法承認申請を目指し
ている。

　　　　　　　　　　　　　　　　　［森　悠一］

参考文献

[1] Krishnan S, Tan C, Chan K. Closed-boundary extraction of large intestinal lumen. Proc. 16th Annual Int Conf of the IEEE Engineering in Medicine and Biology Society 1994;1:610-611.

[2] Barbosa DJ, Ramos J, Correia JH, et al. Automatic detection of small bowel tumors in capsule endoscopy based on color curvelet covariance statistical texture descriptors. Proc. of the 31th Annual Int Conf of the IEEE Engineering in Medicine and Biology Society 2009:6683-6686.

[3] Liedlgruber M, Uhl A. Computer-aided decision support systems for endoscopy in the gastrointestinal tract: a review. IEEE Rev Biomed Eng 2011;4:73-88.

[4] Corley DA, Jensen CD, Marks AR, et al. Adenoma detection rate and risk of colorectal cancer and death. N Engl J Med 2014;370:1298-1306.

[5] Ignjatovic A, East JE, Suzuki N, et al. Optical diagnosis of small colorectal polyps at routine colonoscopy (Detect InSpect ChAracterise Resect and Discard; DISCARD trial): a prospective cohort study. Lancet Oncol 2009;10:1171-1178.

[6] Li T, Cohen J, Craig M, et al. A novel computer vision program accurately identifies colonoscopic colorectal adenomas. Gastrointest Endosc 2016;83:AB482.

[7] Byrne MF, Rex DK, Chapados N, et al. Artificial intelligence (AI) in endoscopy-deep learning for optical biopsy of colorectal polyps in real-time on unaltered endoscopic videos. United European Gastroenterol J 2016;4:A155.

[8] Hafner M, Liedlgruber M, Uhl A, et al. Delaunay triangulation-based pit density estimation for the classification of polyps in high-magnification chromo-colonoscopy. Comput Methods Programs Biomed 2012;107:565-581.

[9] Tischendorf JJ, Gross S, Winograd R, et al. Computer-aided classification of colorectal polyps based on vascular patterns: a pilot study. Endoscopy 2010;42:203-207.

[10] Takemura Y, Yoshida S, Tanaka S, et al. Quantitative analysis and development of a computer-aided system for identification of regular pit patterns of colorectal lesions. Gastrointest Endosc 2010;72:1047-1051.

[11] Kominami Y, Yoshida S, Tanaka S, et al. Computer-aided diagnosis of colorectal polyp histology by using a real-time image recognition system and narrow-band imaging magnifying colonoscopy. Gastrointest Endosc 2015;[Epub ahead of print].

[12] Mori Y, Kudo S, Ikehara N, et al. Comprehensive diagnostic ability of endocytoscopy compared with biopsy for colorectal neoplasms: a prospective randomized noninferiority trial. Endoscopy 2013;45:98-105.

[13] Mori Y, Kudo SE, Wakamura K, et al. Novel computer-aided diagnostic system for colorectal lesions by using endocytoscopy (with videos). Gastrointest Endosc 2015;81:621-629.

[14] Mori Y, Kudo SE, Chiu PW, et al. Impact of an automated system for endocytoscopic diagnosis of small colorectal lesions: an international web-based study. Endoscopy 2016 48:1110-1118.

第4章 多元計算解剖学の臨床研究への応用

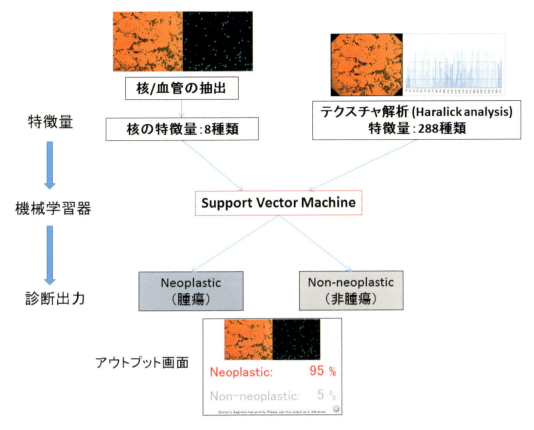

図4.10.4
超拡大内視鏡を用いた自動診断支援システムの診断アルゴリズムの概要。超拡大画像から核/血管と画面テクスチャに関する特徴量を抽出、機械学習器（Support vector machine）を用いて、腫瘍・非腫瘍の2つに瞬時に分類する。所要時間は0.2秒であり、内視鏡医にとってほぼリアルタイムでの診断支援を可能とする。

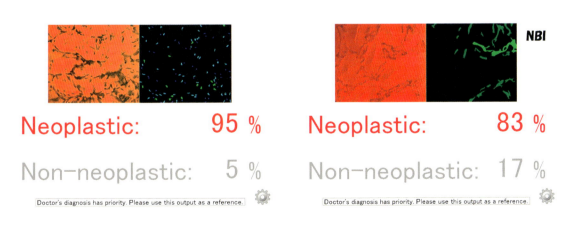

図4.10.5.1　　　　　　　　　　　　　　　　　　　　　図4.10.5.2

図4.10.5
診断支援システムを用いて、（図4.10.3）のポリープを評価した結果。メチレンブルー染色下ではNeoplastic（probability 95%）、Narrow band imaging下ではNeoplastic（probability 83%）と、どちらも腫瘍（=Neoplastic）を示唆する所見であった。

281

4.11. 分子遺伝学への応用
Radiomicsと脳腫瘍の分子遺伝学

分子遺伝学における多元計算解剖学

　臨床現場での分子遺伝学の果たす役割は年々大きくなっている。これは数多くの疾患の生物学的背景が明らかになってきたことで、薬剤選択をはじめとした治療戦略の選択、治療反応性の予測そして患者の予後が疾患の分子遺伝学的検討により明らかにされるからである。悪性腫瘍の臨床領域では抗がん剤や分子標的薬の選択が腫瘍の内在する遺伝子変異の種類によって大きく変わるため、治療前の腫瘍の分子遺伝学特徴の同定は極めて重要なプロセスとなる。具体的には、肺がんにおけるEGFR遺伝子変異がその代表的な例であり、EGFR遺伝子変異を有する肺がんでは、チロシンキナーゼ阻害薬がfirst line therapyとして定着している。また、脳腫瘍の領域でも、2005年のMGMT遺伝子プロモーター領域のメチル化の有無の膠芽腫の化学療法による治療反応性と予後への影響が発見され[1]、2009年にはIDH1/2遺伝子変異の神経膠腫の治療反応性と予後への影響が発見された[2]。神経膠腫は治療反応性や予後がIDH1/2遺伝子変異と1p19q染色体共欠失に大きく影響を受けることをふまえて、2016年に改訂された世界保健機構発行の中枢神経腫瘍取扱規約では、これらの分子遺伝学的特徴を同定することが同疾患の診断基準として採用されている[3]。現行の医療現場では、このような腫瘍の分子遺伝学的特徴の同定は、組織採取を行い、その上で、免疫染色やDNAシーケンスなどの免疫組織化学あるいは分子生物学手法を用いてしか達成できない。未来のあるべき医療現場を想像すれば、組織採取という侵襲的なプロセスを経ることなく、治療前の放射線画像から診断されることが望ましい。脳腫瘍を例に考えると、治療前に核磁気共鳴画像（MRI）を撮像することが必須となっているが、通常はT1強調画像、T2強調画像、fluid attenuated inversion recovery（FLAIR）、造影T1強調画像を撮像することとなる。このような多種の画像を統合的に解析し、人知だけでは抽出することが難しい画像特徴を検出するところで多元計算解剖学の手法が応用される。多元計算解剖学の手法を用いて統合的に治療前画像を解析し、同解析から得られた多次元的な画像特徴量（Radiomics）から腫瘍が内在する分子生物学的特徴を推定することを研究の目的としている（図4.11.1）。本稿では膠芽腫を例にとり、脳腫瘍の多元計算解剖学を詳説する。

Radiomicsによる多元計算解剖学のための準備

　はじめに各種MRIシーケンスにより撮像された画像を収集し、同一座標系に画像を座標変換することが必要である（図4.11.2）。座標変換には数種類の方法があるが、筆者はFMRIB Software Library（FSL）https://fsl.fmrib.ox.ac.uk/fsl/fslwiki/FSLに同梱されているFMRIB's Linear Image Registration Tool（FLIRT）を用いている。T1強調画像、T2強調画像、fluid attenuated inversion recovery（FLAIR）、造影T1強調画像をすべて同一座標系に座標変換し、後の3次元関心領域:voxels-of-interest（VOI）がすべての画像に適応できるようにしている。本例は膠芽腫であるため、病変は造影される腫瘍中心部（（図4.11.3）赤色）と浸潤部（（図4.11.3）青色）の二つの領域を設定する。このような病変を自動抽出する方法もあるが、その正確性は定かでなく、臨床医による病変部の同定が現状ではもっとも正確であると考える。設定したVOIを各画像に適応することで、多量の画像特徴量（Radiomics）を取得することができる（図4.11.2）。

第4章 多元計算解剖学の臨床研究への応用

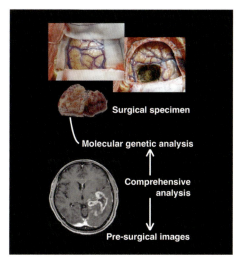

図4.11.1
手術標本から腫瘍の分子遺伝学的情報を取得し、それを術前画像と比較・統合解析することを研究目的としている。

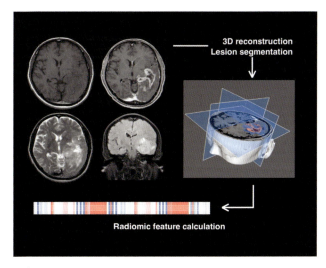

図4.11.2
MRI上で腫瘍存在範囲は3次元的に既定され、MRIのT1WI, T1Gd, T2WI, FLAIRから各種textureFeatureを計測する。

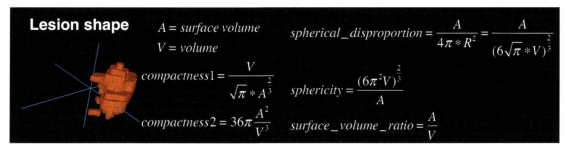

図4.11.3
腫瘍存在部位は造影領域（赤色）と浮腫領域（青色）が設定され、それらは3次元構造物（VOI）として空間的に構築される。

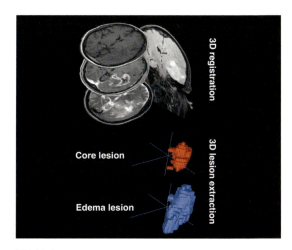

図4.11.4
各種形状パラメーターを提示する。Aを表面積、Vを体積とすると提示されているような様々な形状指数を算出することができる。

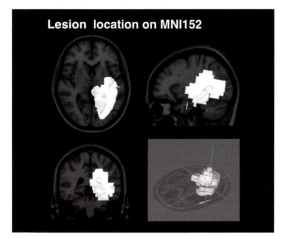

図4.11.5
腫瘍存在部位とするVOIは標準脳座標であるMNI152にレジストレーションされ、症例横断的に腫瘍存在部位の比較検討ができる。

病変形状特徴計算（Radiomics: lesion shape）

（図4.11.4）に病変形状特徴計算について示している。病変形状は体積（V）と表面積（S）から球形特性、コンパクトさなどを算出している。体積の算出は比較的容易であるが、表面積はmesh作成を経て算出することになる。筆者はMatlabのsurface areaを用いて算出している。VならびにSから下記を算出した。

$$compactness1 = \frac{V}{\sqrt{\pi} * A^{\frac{2}{3}}}$$

$$compactness2 = 36\pi \frac{A^2}{V^3}$$

$$spherical\_disproportion = \frac{A}{4\pi * R^2} = \frac{A}{(6\sqrt{\pi} * V)^{\frac{2}{3}}}$$

$$sphericity = \frac{(6\pi^2 V)^{\frac{2}{3}}}{A}$$

$$surface_{volume_{ratio}} = \frac{A}{V}$$

標準脳座標系での病変局在（Radiomics: Lesion location on MNI152）

MNI152は脳画像研究で頻用される標準的な脳座標系である。これは健常脳を平均化して得られた脳アトラス兼座標系であり、各症例の脳画像をMNI152に合致するように変形・座標変換することにより病変部そのものをMNI152に重畳することができる。このようなテクニックをlesion mappingと呼ぶが、各臨床症例脳をMNI152に変形する際もFSL-FLIRTを用いる。一例を（図4.11.5）に示すが、このような技術を用いることで、他多数例の病変を標準脳座標上で局在解析し、病変が発生する空間的特徴量を算出することができる。（図4.11.6）では膠芽腫98例のMGMT遺伝子プロモーター領域のメチル化を有する腫瘍（赤）と有さない腫瘍（青）で空間的に分布が異なることが視覚化されている。一般的にMGMT遺伝子プロモーター領域がメチル化されている腫瘍は、放射線化学療法に対する感受性が高く、患者予後も良好であることが多い。そのため、このような腫瘍発生の空間的解析は重要な解析対象となる。

腫瘍の造影効果についての画像特徴量（Radiomics: Contrast enhancement）

脳腫瘍の領域では腫瘍の造影効果は重要な画像評価項目である。どれほど病変が造影効果を呈するのかという点は腫瘍による血液脳関門の破綻の程度や腫瘍悪性度と良好な相関関係があるとされており、これを可能な限り客観的に評価することが望まれる。本例では非造影T1強調画像と造影T1強調画像の全脳造影効果に対する病変の造影効果度をz-scoreにて表現した。全脳での非造影（T1WI）と造影（GdT1WI）のvoxel値の相関関係が線形関係にあると仮定し下記の様な関係式をとき、αとβを算出する。

$$(Gd\,T\,1WI) = \alpha\,(T\,1WI) + \beta$$

次に、任意のvoxel iの予想される線形関係からの逸脱度 $deviation_i$は下記のように求められる。

$$deviation_i = \frac{(GdT1WI)_i - \alpha(T1WI)_i - \beta}{\sqrt{\alpha^2 + 1}}$$

最後に逸脱度$deviation_i$を標準偏差化し、z-scoreとして求め、画像化する。

$$Gdzscore_i = \frac{deviation_i - \mu}{\rho}$$

（図4.11.7）に具体例を示す。このような処理をした後に、VOI内の最小値、最大値、平均値、中央値、尖度、歪度、エントロピーといったヒストグラム関連値を求めることができる。

腫瘍辺縁の画像特徴量（Radiomics: Edge parameters）

（図4.11.8）に腫瘍辺縁の画像特徴解析を示す。神経膠腫は浸潤性の強い腫瘍であり、はっきりとした病変の辺縁を見出すことが難しいことが多い。腫瘍の正常脳への浸潤性は腫瘍そのものの生物学的特徴を反映している可能性があり、本例では画像解析における輪郭検出フィルターの一つであるPrewittフィルターを用いて解析した。Prewittフィルターは一次微分フィルターの一種であり、画像の横方向ならびに縦方向に

下記行列を乗じる。

$$Gx = \begin{bmatrix} -1 & 0 & 1 \\ -1 & 0 & 1 \\ -1 & 0 & 1 \end{bmatrix} * A \quad Gy = \begin{bmatrix} -1 & -1 & -1 \\ 0 & 0 & 0 \\ +1 & +1 & +1 \end{bmatrix} * A$$

輪郭強度は下記のように絶対値を求めることで画像化することができる。

$$G = \sqrt{G_x^2 + G_y^2}$$

（図4.11.8）では腫瘍浸潤範囲をもっともよく反映するとされるT2強調画像にPrewittフィルターをかけたものを提示している。Prewittフィルター処理をされた画像に病変のVOIを乗せることにより、VOI輪郭部でのT2強調画像での腫瘍辺縁部の画像変化の強さを算出することができる。

腫瘍画像の同時生起行列（Radiomics: gray-level co-occurrence matrix（GLCM））

画像内で一定の頻度で繰り返し発生する値を統計的に記述したものを同時生起行列（GLCM）とよぶ。（図4.11.9）にその概念を示すが、任意のvoxel iからd voxel離れたvoxel jの階調が似通っているかどうかを行列化している。GLCMをもちいてHaralick等は14の画像特徴量を定義している[4]。これらには、Angular Second Moment, Contrast, Correlation, Sum of Squares, Inverse Difference Moment, Sum Average, Sum Variance, Sum Entropy, Difference Variance, Difference Entropy, Info. Measure of Correlation 1, Info. Measure of Correlation 2, Max. Correlation Coeff.が定義されている。ここではMatlabのImage Processing toolboxが提供するglcm関数を用いてGLCMを作成し、Contrast, Correlation, Second Moment Contrast, Inverse Difference Momentをgraycopros関数で算出した。GLCMは2次元であれば4方向、3次元であれば13方向定義されるが、多くの放射線画像が、2次元撮影されているため、撮影方向に垂直方向である解析は正確性を欠くと考えられる。一部の研究では3次元、13方向でのGLCM解析を行っているが[5]、筆者は4方向解析を推奨する。GLCMは階調数が多い

と行例が大きくなるだけで意味ある特徴を拾い上げることが困難になる。画像の再量子化が必要となる。本検討では256階調を16階調化して検討している。

腫瘍画像のランレングス行列（Radiomics: Gray level run length matrix（GLRLM））

ランレングス行列（GLRLM）はある方向に沿って並んでいるvoxel集合に対して同じ階調をもつ画素の連続する長さを行列化したものである。（図4.11.10）にGLRLMの概念について示す。GLRLMでは行列の横方向にランの長さを、縦方向に階調を置き、2次元画像であれば4方向のGLRLMが作成できることになる。GLCM同様擬似的に3次元でのGLRLMを作成することも可能であるが、元画像が2次元撮影されていることが多いため、通常は撮影方向に沿った2次元の4方向解析が勧められよう。GLRLMを作成した後に以下の5種類の特徴量が計算される。つまり、Short run emphasis, Long run emphasis, Gray level non-uniformity, Run length non-uniformity, Run percentageである。GLRLMもGLCM同様、階調の再量子化が必要となる。

Radiomicsによる膠芽腫の分子遺伝学的検討

（図4.11.11）に膠芽腫98例の網羅的なradiomicsによる多次元画像解析結果を示す。膠芽腫は前述の通りMGMT遺伝子プロモーター領域のメチル化の有無が臨床的に重要であるため、その点でradiomic featureを分けた。これらの多数の算出パラメータを用いて逆算的に画像のみから膠芽腫のMGMT遺伝子プロモーター領域のメチル化の有無の推定を行った。推定アルゴリズムには機械学習アルゴリズムのNeural Networkを用いた。5 fold cross Validationでモデルの検証を行った。Training setで84%の正答率、Validation setで93%の正答率に達した。Overfittingの可能性も否定できないため、全く異なるコホートでの検証が必要であるが、本解析手法が有望であることがわかる。

［木下　学］

参考文献

[1] Hegi ME, Diserens AC, Gorlia T, et al. MGMT gene silencing and benefit from temozolomide in glioblastoma. N Engl J Med. 2005;352(10):997-1003. doi:10.1056/NEJMoa043331.

[2] Yan H, Parsons DW, Jin G, et al. IDH1 and IDH2 mutations in gliomas. N Engl J Med. 2009;360(8):765-773. doi:10.1056/NEJMoa0808710.

[3] International Agency for Research on Cancer. WHO Classification of Tumours of the Central Nervous System. International Agency for Research on Cancer; 2016.

[4] Haralick RM, Shanmugam K. Textural features for image classification. IEEE Transactions on systems. 1973. doi:10.1016/j.jocd.2017.07.002.

[5] Kickingereder P, Burth S, Wick A, et al. Radiomic Profiling of Glioblastoma: Identifying an Imaging Predictor of Patient Survival with Improved Performance over Established Clinical and Radiologic Risk Models. Radiology. June 2016:160845. doi:10.1148/radiol.2016160845.

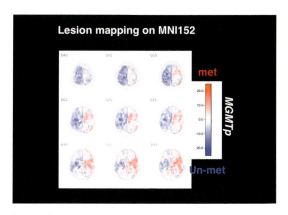

図4.11.6
図4.11.5で構成したMNI152空間でのVOIを重畳することで、病変頻度図（lesion mapping）を作成することができる。

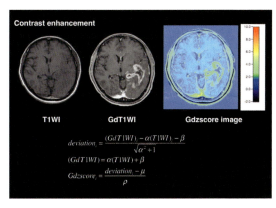

図4.11.7
腫瘍の造影度を非造影と造影画像のz-scoreを求めることで、可視化ならびに数値化することができる。

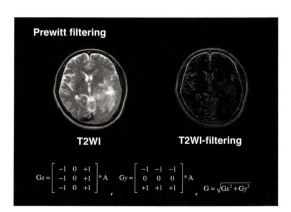

図4.11.8
腫瘍の輪郭計測はPrewitt filterを用いることで可能となる。Prewitt filterは横方向、あるいは縦方向の画像の1次微分と捉えることができる。

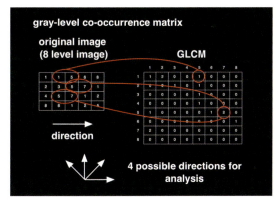

図4.11.9
Gray-level co-occurrence matrix（GLCM）についての概念図を示す。GLCMはある方向（この図では横方向）の同一ピクセル値の繰り返し出現頻度を計測している。繰り返されるパターンの検出に有用であると考えられる。

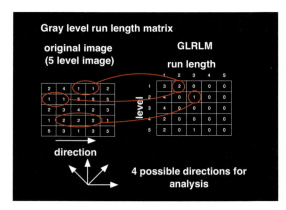

図4.11.10
Gray-level run length matrix（GLRLM）についての概念図を示す。GLRLMはある方向（この図では横方向）に同一ピクセル値がどれほど連続して存在しているのかを計測している。

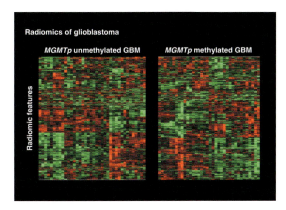

図4.11.11
初発膠芽腫におけるMGMT遺伝子のプロモーター領域のメチル化度によるradiomicsの例を示す。

4.12. ロボット工学への応用

多元計算解剖学とロボット工学

　多元計算解剖学は、空間、時間、機能、病理の異なるスケーラブルな医療画像情報に関して、その数理的解析を基盤技術とし、人体の総合理解だけでなく、その臨床応用によって診断・治療に役立てる新たな学術領域であり、本書にはその端緒となる様々な新しい取り組みが記されている。これらの先進的取り組みは今後の数十年にわたる革新的なブレイクスルーを内包すると確信しており、多方面での活用が期待される。その応用は本章に記されるように様々な臨床におよぶが、本節ではその臨床応用への有望な様式の一つとして、ロボット工学との関わりと今後期待される応用について概説する。

ロボット工学の臨床応用

　ロボット工学は、機械工学、電気電子工学、情報工学など様々な技術領域を応用し、目的とする動作を達成するための装置、しくみについて設計、製造、またその動作を扱う。最近では、人工知能や各種センサと連携統合することによって、より高度な動作を行えるよう研究開発が進んでいる。ロボットを臨床に応用することで、様々な利点が得られることが期待されており、現在は大学など研究機関に留まらず、様々な医療機器メーカ、製造メーカが研究開発を行っている状況である。

　ロボット工学の臨床活用において期待される性能として、著者は大きく分類して精密性、小型性、拡張性、の3つが存在すると考えている。まず、機械であるロボットは元来、精密な動作を得意としており、マイクロメーター単位での位置決めを機械構造によっては造作なく実現できる。次に、低侵襲な手術が望まれる今日では、多くの手術が内視鏡下で行われるようになった。内視鏡下手術では、患者体内の深部、狭

所で巧みな操作を要求される場合が多く、ロボットによる小型化された「術者の手」は、大きな役割を果たす。最後に、ロボットは電子制御されるため、上位のコンピュータとの連携によって、従来に無い新たな役割を果たす可能性がある。例えば、ナビゲーションソフトウェアとの連携、さらには人工知能との連携など、今後の情報工学の発展に伴う新たな可能性を有している。

　ここに挙げた精密性、小型性、拡張性の3つの特徴を基点として、ロボット工学の臨床応用の具体的事例について述べたい。ロボット工学の臨床応用を考えたとき、著者は大きく分けて、4つの分類－画像誘導下手術ロボット、遠隔ロボット、放射線治療ロボット、支援ロボット、が存在すると考えている。

　ロボット工学の臨床応用を目指す研究開発の中でも、画像誘導下手術ロボットは最も古くから取り組まれている課題である。1985年にKwohらは、産業用ロボット（PUMA200）を手術室へ導入し、定位脳手術を行う試みを発表している[1]。また、CTガイド下で動作できる同じく定位脳手術を目的としたロボットが1992年に発表されている[2]。これらの取り組みは、ロボットの精密性による正確な位置決めを活用することにより、術前画像で得られる正確な目標に対してアプローチすることを目指したものである。最近では、Neuromate[3]、Mako[4]などがそれぞれ脳神経外科、整形外科領域で用いられるようになっているが、これらも正確な位置決めの点で術者を支援するという意味において、画像誘導下手術ロボットに位置づけられる。

　da Vinci[5]に代表される、術者がコンソールによって操作を入力し、手術室に配置されたロボットを遠隔に動作する様式を、遠隔ロボットとして分類する。一般的に遠隔ロボットを用いる手術では、内視鏡を含む複数の多関節細径ロボットアームを体内に挿入する。術者はコンソールと呼ばれる手術室内遠隔に配置した装置に対面し、操作器を介してロボットアームを操るこ

とができる。このとき、コンソールには3次元内視鏡映像が提示される。このような遠隔ロボットの主たる利点としては、小型な多関節細径ロボットアームにより狭所での巧みな手技を可能とする、手ぶれを除去し動作スケールを変更し精細な動作を可能とすることが挙げられる。また、最近では内視鏡画像に術前画像から抽出した病変情報を重畳し、活用する取り組みがなされるなど、より発展的なシステムが構築されている。

放射線治療には、病変以外の組織が放射線により被ばくすることを防ぐため、その位置決めには特段の精度を必要とする。よって、ロボットの位置決め精度の高さが活用される事例であるが、一方で、従来の産業ロボットで必要とされる技術的要求と最も異なる点は、対象が生体であるため、放射線治療部位によっては、呼吸などによる対象の移動が生ずることである。患者の動作を抑制する装具等が併用される一方で、さらなる高精度のため、センサにより実時間で患者の動きを検知し、ロボット制御へフィードバックすることで精密な照射を可能とする放射線ロボット[6]など、ロボット工学の最先端が活用されている。

最後に、支援ロボットは、上記に挙げた以外に術者を支援するために用いられる、いわばロボット技術による発展をとげた医療器械のことを指す。例えば、内視鏡を保持し、術野の指令に追従して動作する保持ロボットが過去に上市されている[7][8]。また、従来用いられている手台と呼ばれる術野近傍に配置する手おき台をロボット化することで、術者の手のふるえ、また疲れを軽減する装置が上市されている[9]。このように、支援ロボットは従来の手術機器を知能化しながら、かつ動力を付与することで追加的支援を行うことを念頭に置いた機器が多く提案されつつある。ロボット工学の臨床応用については、参考文献[12]〜[15]にさらに詳しい紹介がなされている。

多元計算解剖学の手術ロボット応用

多元計算解剖学によって得られる多種のスケーラブルな情報は、手術へ大きなインパクトを及ぼすと考えられる。先に述べたとおり、手術ロボットの利点の一つには拡張性が挙げられる。よって、多元計算解剖学によ

る解析情報等を手術ロボットに連携することで、高い臨床効果をもたらす応用が期待される。処置を行うことが主体の手術ロボットでは、手術プロセスで大きく変遷する術野の状況に対して的確に、かつ有益な情報を活用することが求められる。例えば、定位脳手術等では、カーナビゲーションのような術者視点の俯瞰画像にMRI、CTなどによる術前または術中画像を表示し、また腫瘍位置などを明示する画像誘導下手術が既に導入されている。この提示情報に実時間での機能的解析情報を追加し、変遷する手術状況に応じて的確に切除部位を特定し、この情報に基づき手術ロボットが精密なアプローチを行うような発展形が検討される。この機能的解析情報が多元計算解剖学の成果によって、より多様な情報を正確に、実時間に得られるようになれば、さらにその効果は向上するものと推察される。また、手術ロボットの精密性、小型性、拡張性は処置の実時間的情報（位置、接触力、あるいはその他の生体組織情報等）を精密に収集し、情報解析へフィードバックすることで、その精度向上に資すると考えられ、相互的な発展によって、より高い次元での活用が期待される。

応用事例

このように、多元計算解剖学の成果は手術ロボット応用において大きなインパクトを及ぼすことが想定される。この状況において、著者らは未だ基礎的な段階にあるものの、応用への取り組みに着手しているので[10]、紹介する。

腹腔鏡下での超音波診断は、主として肝臓等の臓器で病変位置の同定に有効とされ、広く普及しつつある。腹腔内に導入可能な小型超音波探触子は存在するものの、鉗子などを用いての腹腔内での探触子操作は非常に煩雑であり、またその取得画像のオリエンテーションが困難であり、結果として有効活用するには熟練を要する問題がある。そこで著者らは、従来では困難であった腹腔鏡下における超音波診断を簡便、正確、かつ実時間で即時的に行うためのシステム開発に取り組んでいる。

（図4.12.1）にそのデバイス外観を示す。本体は、

従来の腹腔鏡下手術用デバイスと同様にハンドルを握ることで簡便に操作可能な構成となっている。先端には超音波探触子が装着されており、本体ハンドル部のボタン操作によって、術者は自在に超音波探触子の角度を変更できるため、容易に臓器ヘアプローチ、走査を行えるように配慮して設計を行った。先端部には著者らが独自に開発を行った柔軟な機構要素を導入することで、小型・軽量でありながら、かつ滅菌消毒に適した構成を有している（図4.12.2）。本デバイスについては、ブタの腹腔内での動作においても優れた動作性を確認している（図4.13.3）。開発したシステムの最も大きな特徴であり、また多元計算解剖学との関連する技術要素は、本機がロボットの動作と連動し、ソフトウェア処理によって臓器表面の走査において取得した超音波画像を実時間で3次元構築、内視鏡画像へ重畳できる点にある。画像処理には処理の高速性を担保するため、GPGPUを用いた[11]。このように、ロボットの位置情報を用いることで、より精度の高い3次元像構築、また（図4.12.4）に示すような内視鏡画像への重畳が可能となる。

このシステムでは腹腔鏡下での超音波画像診断に関して、腹腔内での自在な動作を実現し、かつ実時間での正確な3次元像構築に供する位置情報を提供する点が、とくに重要となる。これにより、得られた情報を内視鏡画像に実時間に重畳することで、病変位置特定に必要な情報のみに集約して術者へ提示することができる。このように、本事例はロボット工学技術と多元計算解剖学を基礎とおく情報工学技術の融合を試みる研究開発事例であり、今後もより発展したデバイス開発に取り組みたいと考えている。

加速する融合

冒頭に述べたとおり、多元計算解剖学にて得られた成果、また予見される成果によって、ロボット工学との融合は一層加速すると考えられる。現在、手術ロボットの多くは術者の「手」の拡張に主眼がある。また、今後この融合が加速することで、「知」の拡張にまで支援が及び、これまでには得られなかった高い臨床的効果をもたらすことが期待される。

［荒田純平］

参考文献

[1] Kwoh Y.S., Hou J., Jonckheere E.A., Hayati S., A robot with improved absolute positioning accuracy for CT guided stereotactic brain surgery, IEEE Transactions on Biomedical Engineering (1988) Vol.35(2), pp.153-160.

[2] Glauser D., Fankhauser H., Epitaux M., Hefti J.L., Jaccottet A., Neurosurgical Robot Minerva: First Results and Current Developments, J Image Guided Surgery (1995) Vol.1(5), pp.266-272.

[3] http://www.renishaw.com/en/neuromate-stereotactic-robot--10712

[4] https://www.stryker.com/us/en/portfolios/orthopaedics/joint-replacement/mako-robotic-arm-assisted-surgery.html

[5] http://www.intuitivesurgical.com/

[6] http://www.cyberknife.com/

[7] Mettler L., Ibrahim M., Jonat W., One year of experience working with the aid of a robotic assistant (the voice-controlled optic holder AESOP) in gynaecological endoscopic surgery, Hum. Reprod (1998) Vol.13, pp.2748-2750.

[8] Kobayashi E., Masamune K., Sakuma I., Dohi T., Hashimoto D., A new safe laparoscopic manipulator system with a five-bar linkage mechanism and an optimal zoom, J Computer Aided Surgery (1999) Vol. 4(4), pp. 182-192.

[9] Ogiwara T., Goto T., Nagm A., Hongo K., Endoscopic endonasal transsphenoidal surgery using the iArmS operation support robot: initial experience in 43 patients, Neurosurgical Focus (2017) Vol. 42(5), pp.E10.

[10] Oguri S., Arata J., Ikeda T., Nakadate R., Onogi S., Akahoshi T., Harada K., Mitsuishi M., Hashizume M., Multi-Degrees Of Freedom Laparoscopic Ultrasound Probe With Remote Center Of Motion, Int J CARS (2015) Vol.10, Suppl 1:S242-244.

[11] Onogi S., Nakadate R., Arata J., Akahoshi T., Ikeda T., Hashizume M., Technical trial of GPGPU volume reconstruction by using a tablet PC for practical clinical navigation system (2017) Int J CARS, Vol.12, Suppl 1:S96-97.

[12] 「医療におけるテレロボティクス」（光石衛、荒田純平、日本ロボット学会誌（2012）、Vol. 30(6):568-570.）

[13] Ryu Nakadate, Jumpei Arata, Makoto Hashizume, Next-generation robotic surgery - from the aspect of surgical robots developed by industry, Minimally Invasive Therapy (2015), Vol.24(1), pp.2-7.

[14] 「手術ロボット・マニピュレータの研究開発動向」（中村亮一、正宗賢、日本コンピュータ外科学会誌（2016）、vol.18(3)、pp.139-142.）

[15] 「手術ロボットの技術トレンド」（荒田純平、日本機械学会誌（2017）、Vol.120(1186)、pp.10-11.）

（ホームページはすべて参照 2017-10-25）

第4章　多元計算解剖学の臨床研究への応用

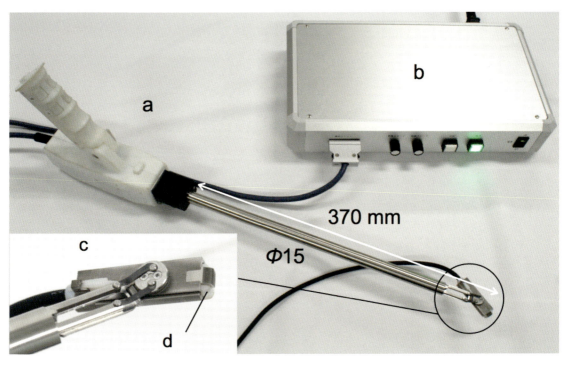

図4.12.1
腹腔鏡下超音波診断ロボットの外観は、本体（a）、制御器（b）と後述の超音波画像提示ソフトウェアから構成される。本体の先端（c）には、超音波探触子（d）を搭載し、簡便に多自由度に先端位置を動作することができる。

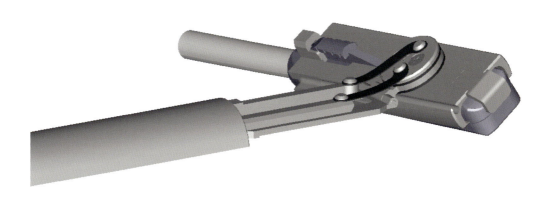

図4.12.2
腹腔鏡下超音波診断ロボットの先端部には、柔軟変形要素を機構として用いることで、小型、軽量でありながらシンプルな機械構成とすることにより、減菌消毒を容易とする工夫がなされている。

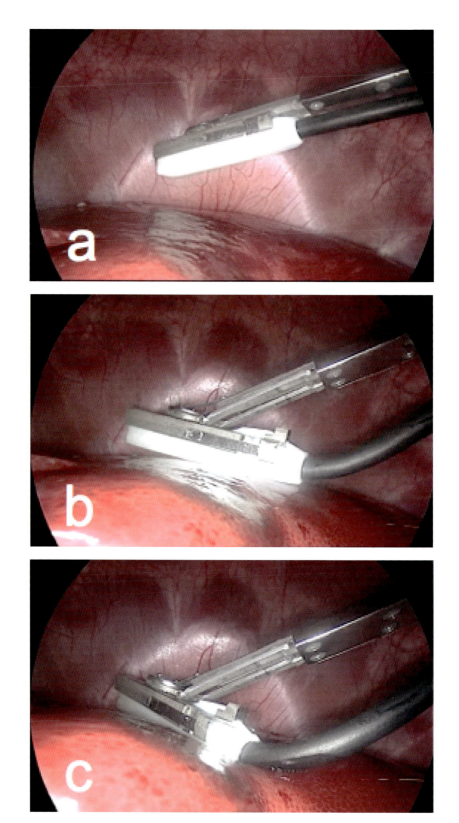

図 4.12.3
ブタ腹腔内にて開発した試作機を動作したところ、適切な肝臓へのアプローチ、走査が可能であった。

第 4 章　多元計算解剖学の臨床研究への応用

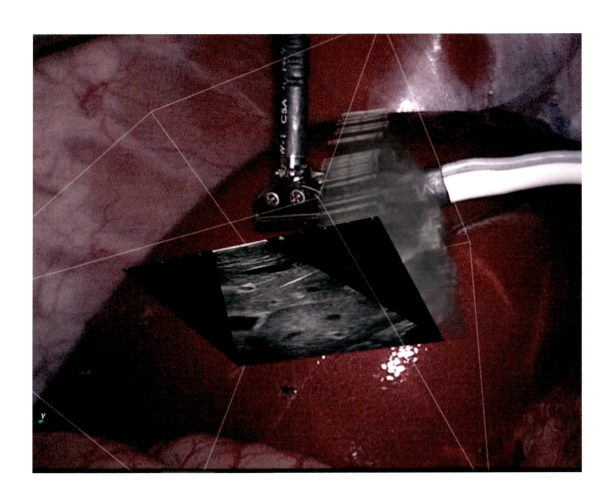

図 4.12.4
ブタ腹腔内における超音波診断を行い、得られた超音波画像を実時間で 3 次元像構築、内視鏡へ重畳するしくみを構築した。

293

第 5 章
多元計算解剖学の将来展望
「生きた人体の総合理解にむかって」

人材育成と組織改革

5. 人材育成と組織改革

自然科学への展開

多元計算解剖学は、狭義には医用画像における人体解剖の総合的理解を目的とするが、広義には自然科学における全ての生物研究の根幹をなすものである。多元計算解剖モデル確立に必要な画像解析技術は、医学の他に、情報学、画像工学、形状科学、計測工学、計算科学、数理統計学など、領域を超えた新しい枠組みでの企画や戦略なくしてはその発展はない。

ライフサイエンスの研究で、生命の営みの基本となる発生、修復、再生の各過程を理解し、人体における病態の解明、新しい診断・治療法の開発、新しい治療法の効果判定と予後予測、さらにはこれらを支える創薬や診断・治療機器開発には、人体解剖の総合的理解なくしては始まらない。生きた人体のダイナミックな形態と機能の変化を的確に把握するために、単に医用画像の提示にとどまらず、背景にある時間軸、空間軸、機能軸、病理軸からみた情報を同時に提示することで、よりその理解が深まることは想像に難くない。多元計算解剖学は、従来不可能であったこの多元情報と医用画像との統合を図り、人体解剖の総合的理解を可能にするもので、これらに必須の基盤をなす領域横断的新学術領域である（図5.1）。

人材育成

多元計算解剖学は、従来の枠組みを超えた新しい学問領域であるため、継続的な研究開発は、将来を支える人材育成が不可欠である。多元計算解剖学が、未来医療の研究開発に必須であるという共通認識の下に、継続的なグローバル人材の育成や永続的な革新的技術創出のための組織づくりが必要である。

アカデミアでの組織づくりには、将来遭遇する新しい課題に柔軟に対応して解決できる人材を育成するた

めの体制や組織の改革が必要である。大学における従来の縦割りの学部教育や大学院教育のカリキュラム見直しのみにとどまらず、国内外の研究機関の人材交流を推進し、課題解決型のグローバル人材の育成や産学連携によって夢を実現させるための革新的技術研究開発と事業化対策に重点が置かれるべきである（図5.2）。現存する医工学の体制では残念ながら不十分と言わざるを得ない。

学部教育においては、国際的視野と課題解決能力を培い、自然科学における原理原則や方法論などの基礎学力を十分に身につけさせる。大学院教育においては、座学よりも英語による課題解決型セミナー形式での学習を充実させ、世界トップクラスの研究者や仲間と議論する中で、思考過程を学び、課題解決能力を高める。常に最先端の技術を注視し、世界トップレベルの研究にチャレンジすることの喜びを与える。「情熱（パッション）」をもって、根気強く、自信をもって最後までやり遂げる「力（グリット）」を養うべきである。目的を達成した時の喜びや幸福感、満足感が、さらなる向上の気持ちを湧き立たせる「源（モチベーション）」となる。

高い志とモチベーション：ポストと研究施設

我々は、先端技術を学ぶ前に、一人の人間として、生命の根源、命の大切さ、生きるための自然環境の大切さを知る必要がある。そのためにも、国や民族を超えて、生命や自然に対する価値観を共有する。一人一人の生き方や希望を叶えるために、高い志と強いモチベーションを維持できる環境を準備する。

我が国の将来を担う若い人の高等教育の環境は年々厳しくなっている。国の予算が削減され、ポストを確保することが極めて難しく、若い有望な研究者は安心して研究を続けることができなくなっている。高等教育機関や研究施設の固定ポストは、古い研究室が

第5章　将来の可能性「生きた人体の総合理解にむかって」

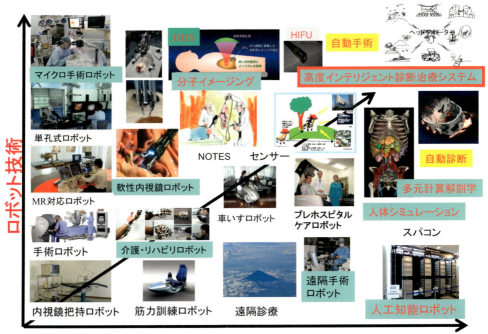

図 5.1
未来医療と多元計算解剖学：未来医療の発展にとって、多元計算解剖学はヒトの構造と機能、および時間、空間、機能、病理軸上の情報とを繋ぐ根幹の技術である。

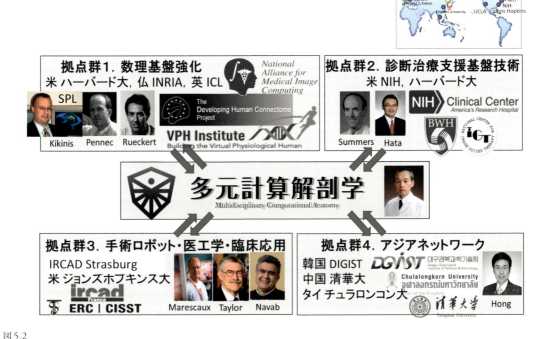

図 5.2
国際拠点との連携：新学術領域の基盤構築と発展には、国内外の枠を超えたグローバル人材の育成と国際共同研究が必須である。

297

代々特権として占有し、新しい研究室には回ってこない。ポストも施設も公的所有であって、誰もそれを占有する権限は本来ないはずである。大学は、人を育て、人の暮らしをよくするための場であり、与えられた環境の中心にいるのは常に人である。

　大学附属の病院は、患者の心身を治す場であるだけでなく、未来医療実現のための教育研究の場でもある。多種多様な専門職の人材が集まり、現場での課題を自ら見つけ出し、未来志向のより素晴らしい医療技術やライフサイエンスを創出するための作業空間である。この実現のためには、民間企業も含めた多種多様な研究者が自由に出入りできる環境や組織を創設し、自由な環境で、世界トップレベルの研究ができる環境づくりが必要である。これらの実現には、フェアな感覚をもち、モノの価値を正しく判断できるリーダーの存在が欠かせない。

研究の中心は医療現場

　2002年に我が国で初めて九州大学病院に設置された「先端医工学診療部」は、工学部や理学部、薬学部、歯学部など国内外の多種多様な専門職の研究者や企業出身の共同研究員が中央診療部である先端医工学診療部に集い、各診療科の医師と一緒に多くの共同研究を実施している。成果は施設内倫理委員会の認可を得た後、手術室や病棟、外来などで臨床研究を実施し、手術支援ロボットシステムをはじめとする医療機器の研究開発や、人工知能を用いた手術ナビゲーションの開発、薬物送達システム（Drug Delivery System: DDS）を用いた選択的分子標的治療薬の開発など多岐にわたり活躍している。このような体制のメリットは、医療現場で、臨床医とともに常に意見交換し、データの評価と研究者へのフィードバックができることである。逆にデメリットとしては、人の安定的雇用が保証されておらず、プロジェクト単位での雇用のため、任期制で研究者は将来に対する不安を常に抱いて研究せざるを得ない点である。

　また、九大病院内視鏡外科手術トレーニングセンターは、2004年に設立され、ベーシックコース、スタンダードコース、アドバンストコースがあり、内視鏡外科手術の基礎から応用まで、各診療科別のセミナーが開催されている。最大の特徴は、トレーニング対象が九大出身者だけでなく、広く全国の医師に門戸が開かれている点である。受講生は全国各地から来ており、研修医から卒業後40年以上経ったベテラン医師までいる。さらに、地場の中小企業のみならず大手企業からも研究者が参加しており、工学部大学院生やポスドクの研究者なども一緒にセミナーを体験できる。彼らは、製作したプロトタイプを持ち込んで、外科医に使用経験をフィードバックしてもらうなど、センターそのものが臨床研究の橋渡しの場となっている。将来の大学病院の開かれた姿の一例だと考える。

　九州大学では、2009年先端イノベーション拠点整備事業に採択され、2010年に「先端医療イノベーションセンター」が九大学内共同教育研究センターとして承認された。同センターは、研究開発から製品化までを一気通貫で強力に推進し、日本の技術を製品化して海外に輸出できることを目標に、企業と大学から多くの研究者が参加し、成果を出している。このように産学官の協力の下、課題を解決していく環境を医療現場の中核に形成することが重要である。

多元計算解剖学の臨床応用例

（1）救急現場での診断と治療指針などの情報提供：

　多元計算解剖モデルは、医用画像のもつ多くの情報を引き出し、医用画像の総合的理解を助けることで、救急医療現場での人命救助に画期的な支援が期待できる。人工知能を用いた臨床診断支援装置は、この多元計算解剖モデルを導入することで、専門的な人体解剖の理解が深まり、飛躍的にその性能向上が見込める。専門医にとっては、各種モダリティの医用画像の入力で、骨折部位の診断や、出血部位の診断など傷害部位の指摘や、鑑別すべき診断名が与えられ、それに対する適切な解剖学的アプローチや、対応の仕方が例示される。この導入により、診断および治療の判断の誤りや遅れによる疾患の進行や重症化を防ぎ、早い時期に意思決定を支援することで適切な対応ができる。救命率および社会復帰率の向上と医療費の削減に貢献できる。

（2）難治性疾患の病態解明と革新的診断・治療法の
　　　開発への貢献：

　多元計算解剖モデルが確立されることで、各種モダ
リティの医用画像、例えばCTとMRI、内視鏡画像、
超音波画像、病理画像間の関係を類推し、各医用
画像がもつ臨床的意味を容易に理解できるようになる。
これにより、従来理解することが困難であった解剖学
的な3次元的位置関係や、経時的変化、機能上の
変化や臨床病理学的意義を容易に理解でき、新たな
角度からの考察や研究開発の促進に貢献できる。

（3）リアルタイムな生命の誕生から死後までの変化を理
　　　解し、直感的な対応を支援する：

　多元計算解剖モデルは、ビッグデータの解析法の発
展や計算機の計算速度の向上により、多元軸での生
命の営みを生体シミュレーションとして再現することが
可能となる。これにより、リアルタイムにあらゆる角度か
ら生命現象を観察し、未来の予測をすることが可能と
なる。この可能性は無限であり、関連する学問領域も
相乗的に発展し、裾野は益々広がっていく。こうして
多元計算解剖学はライフサイエンスを支える基礎基盤
として必須のものとなり、さらに大きな領域へと発展し
続けていくことが期待される。

［橋爪　誠］

〈索引〉

【あ】

アナロジー ・・・・・・・・・・・・・・・・・・・・・ 51
アミロイドイメージング ・・・・・・・・・・・ 182、185
アルツハイマー病 ・・・・・ 14、19、20、176、182、183、184、185
暗黙知 ・・・・・・・・・・・・・・・・・・・・・・・・ 222

【い】

位相コントラストX線CT ・・・・・・・・・・・・ 122
位相X線イメージング ・・・・・・・・・・・・・・ 112
医用画像処理 ・・・・・・・・・ 68、98、100、160、164、234

【う】

運動誘発電位（MEP） ・・・・・・・・・・・・・・ 162

【え】

エラストグラフィ（elastography） ・・・・・・ 68、74、83、192、193、
194、196、198、200、204、209
遠隔ロボット ・・・・・・・・・・・・・・・・・ 288、289

【お】

横隔膜 ・・・・・・・・・・・・・・ 154、155、156、250
重み付き主成分分析 ・・・・・・・・・・ 106、107、108
音響インピーダンス ・・・・・・・・・・ 26、204、205、207
音響特性 ・・・・・・・・・・・・・・・・・・ 204、206
音速 ・・・・・・・・・・・・・・・・ 206、207、211、212

【か】

カーネギー発生段階 ・・・・・・・・・・・・ 62、112、118
解像度 ・・・・・・・ 24、30、46、56、57、58、59、60、61、62、70、
72、76、78、112、118、122、134、141、160、208、210、211、230、
231、242、244、258、264
灰白質 ・・・・・・・・・・・・ 108、162、175、183、184
解剖学的な名称 ・・・・・・・・・・・・・・・・・ 48
解剖学的ランドマーク ・・・・・ 19、50、62、98、99、100、102
解剖構造 ・・・・・ 14、42、44、46、48、50、52、54、76、78、82、98、
104
核磁気共鳴画像法（MRI） ・・・・・・・・・・・・ 112
覚醒下手術 ・・・・・・・・・ 162、222、224、225
確率アトラス ・・・・・・・・・・・ 100、126、127
画像認識 ・・・・・・・ 60、68、76、77、79、88、130、138、139
画像誘導下手術 ・・・・・・・・・・・・・・ 288、289
画像誘導下手術支援ロボット ・・・・・・ 82、288、289
患者個別筋骨格バイオメカニクスモデル ・・・・・・・ 244
肝切除 ・・・・・・・・・・・ 234、235、236、237、238
肝線維化 ・・・・・・・・・ 74、75、208、210、211
肝臓 ・・・・・・ 10、27、38、41、52、54、55、68、72、73、
74、75、78、80、81、83、115、124、125、126、128、131、132、
134、146、147、148、151、196、198、202、204、205、206、207、
218、234、235、236、237、238、239、241、250、251、289、292
肝腫瘍性病変 ・・・・・・・・・・・・・・・ 130、132
眼底検査 ・・・・・・・・・・・・・・・・・ 166、168
がん微小環境 ・・・・・・・・・・・・・・・・・ 266

【き】

機械学習 ・・・・・・ 76、77、83、88、90、99、100、102、104、126、
138、175、176、178、185、244、256、276、281、285
機能イメージング ・・・・・・・・・・・・・・・・ 152
機能画像 ・・・・・・ 10、68、76、79、80、182、183、184、222
共起 ・・・・・・・・・・・・・・・・・・・・ 134、135
教師なし学習 ・・・・・・・・・・・・・・ 90、92、141

【共焦点顕微鏡】

共焦点顕微鏡 ・・・・・・・・・・・・・・・ 270、273
共焦点内視鏡 ・・・・・・・・・・・・ 270、271、272
共分散 ・・・・・・・・・・・ 53、54、62、64、66
筋間神経叢 ・・・・・・・・・・ 271、272、273、275
筋骨格解剖 ・・・・・・・・・・・・・・ 68、69、72
筋骨格シミュレーション ・・・・・・・・・・・ 69、70
筋骨格統計モデル ・・・・・・・・・・・・・・・ 242
筋線維 ・・・・・・・・・ 69、70、71、72、258、259、260
筋線維走行 ・・・・・・・・・・・・・ 69、70、71、72
筋肉付着部位 ・・・・・・・・・・・・・・・・ 69、243

【く】

組み合わせ最適化問題 ・・・・・・・・・・・・・ 102
クラウド型ストレージ ・・・・・・・・・・・・・・ 44
クラスタリング ・・・・・・・・・・ 90、92、93、140、144

【け】

蛍光イメージング ・・・・・・・・・・・・・ 190、238
蛍光計測 ・・・・・・・・・・・・・・・・・・・・ 84
蛍光色素 ・・・・・・・・・・・・ 270、272、273、275
計算解剖学 ・・・ 10、12、18、19、20、21、68、78、225、244、248
形態画像 ・・・・・・・・・・・・・・・・・・ 79、80
経頭蓋磁気刺激 ・・・・・・・・・・・・・・ 162、165
血管造影 ・・・・・・・・・・・・・ 26、27、30、234
元 ・・・・・・・・・・・・・・ 19、20、21、42、46、50

【こ】

5アミノレブリン酸（5-ALA） ・・・・・・・・・・ 186
構造テンソル ・・・・・・・・・・・・・・・・ 70、71
光線力学的の診断 ・・・・・・・・・・・・・・・ 186
工程解析 ・・・・・・・・・・・・・・・・・ 222、224
後方散乱係数 ・・・・・・・・・・ 200、201、202、203
国際共同研究 ・・・・・・・・・・・・・・・・・ 297
骨陰影抑制処理 ・・・・・・・・・・・・・・・・ 152
骨粗鬆症 ・・・・・・・・・・・ 216、218、242、244
コンピュータ支援診断 ・・・・・・・・ 88、90、124、216
コンボリューション・ネットワーク ・・・・・・・・ 57

【さ】

3次元画像化技術 ・・・・・・・・・・・・・・・・ 28
酸素飽和度 ・・・・・・・・・・・・・ 208、210、212
3次元的な外科解剖学 ・・・・・・・・・・・・・ 266

【し】

シアウェーブイメージング（shear wave imaging） ・・・・ 196、197、
198、199
死因推定 ・・・・・・・・・・・・・・・・・・・ 128
支援ロボット ・・・・・・・・・・・・ 82、288、289
軸 ・・・・・・ 7、10、11、12、13、15、19、20、21、22、
26、30、40、42、44、56、62、64、65、67、79、84、104、105、106、
107、108、110、118、120、121、130、134、146、150、154、155、
156、157、159、166、178、188、221、225、232、235、236、244、
248、250、252、266、270、296、297、299
死亡時画像病理診断 ・・・・・・・・・・・・・・ 124
消化管撮影 ・・・・・・・・・・・・・・・・・・・ 22
情報幾何 ・・・・・・・・・・・・・ 64、65、66、67
時空間統計形状モデル ・・・・・・ 104、108、111、256、257
時空間統計モデル ・・・・・・・ 62、64、65、66、67
時空間特徴 ・・・・・・・・・・・・・・・・・・ 135
時空間標準人体 ・・・・・・・・・・・・・ 19、20、21
時系列画像 ・・・・・・・・・・・・・・ 46、48、256

自己符号化器 ························· 90、94、139
手術計画の自動化 ·························· 244
尺度空間法 ··································· 58
手術支援ロボット ·········· 82、83、84、298
手術シミュレーション ·· 234、235、236、242
手術ロボット ··················· 288、289、290
術中生体情報計測 ··············· 82、83、84
循環器 ························· 28、256、260
小児固形悪性腫瘍 ·························· 252
情熱 ····································· 296
新学術領域 ·········· 7、10、15、21、78、296、297
進化発生学 ···························· 112、116
心筋線維走向 ··················· 258、259、260
神経ガイド下外科手術 ····················· 273
神経膠腫 ················· 186、224、282、284
放射線医学 ································· 90
心血管 ················· 40、218、256、258
人材育成 ·································· 7、296
深層学習 ···· 20、68、76、78、88、90、138、139、144
心臓 ······· 12、22、24、34、36、78、80、84、234、256、257、
258、260
心臓刺激伝導系 ···························· 258
人工知能 ···················· 14、51、288、298
新生児脳 ··············· 104、108、109、110、111
人体画像 ···················· 42、44、46、48
診断支援システム ··············· 28、276、277、281
じん肺 ························· 216、218、219
振幅包絡 ···················· 201、202、203
【す】
膵がん ············ 138、142、143、262、264、265、266
数値人体モデル ························ 160、161
スーパーコンピュータ ·················· 43、164
スーパーコンティニューム ··················· 168
スカラーポテンシャル法 ····················· 161
ストレインイメージング（strain imaging）···· 195、196
スパースコーディング ····· 130、131、132、133、134、135、137
3D造形モデル ····························· 266
ずり弾性率（shear modulus）········· 192、193、194
【せ】
生体肝移植 ······················· 40、41、252
生体シミュレーション ·········· 12、13、68、258、299
身体発育 ·································· 248
脊柱 ·································· 98、102
セグメンテーション ··· 36、38、40、42、44、46、76、78、100、102、
139、146、147、148、163、164、242、244、256、258、260、266
センサ ············ 82、84、166、168、204、234、238、288、289
全身動作 ···································· 36
先端医工学診療部 ·························· 298
先端医療イノベーションセンター ··············· 7、298
先天性横隔膜ヘルニア ············ 40、41、250、251
先天性疾患 ·························· 248、250
先天性心疾患 ··················· 256、258、261
先天性胆道拡張症 ·························· 248
【そ】
臓器認識 ···················· 124、126、129
臓器領域抽出 ························ 18、100

組織改革 ··································· 296
組織学的診断 ························ 228、231
組織性状・機能 ····························· 208
組織性状診断 ························ 200、206
組織粘弾性のイメージング ··················· 208
損失弾性率（loss modulus）··········· 194、198
【た】
対応付け ···· 19、20、38、40、50、51、52、53、54、58、66
胎児 ·············· 10、12、15、112、114、116、117、
118、120、122、123、166、248、249、250、258
大腸 ··············· 26、234、238、250、273、276
大腸がん ·················· 201、216、218、276
大腸内視鏡 ······························ 48、276
多元計算解剖学 ··········· 7、10、11、12、13、15、18、
19、20、21、42、43、44、46、48、50、51、52、76、116、118、120、
153、154、156、178、228、231、232、242、248、262、264、266、
268、270、273、282、288、289、290、296、297、298、299
多元計算解剖モデル ·············· 7、10、11、12、
20、28、42、68、72、76、216、218、260、296、298、299
多時相CT画像 ·············· 130、131、132、134、135
多属性データ空間 ··················· 19、20、21
畳み込みニューラルネットワーク ···· 76、88、89、138、139、141
多様体学習 ··························· 105、106
単純X線写真 ························· 22、90
胆道閉鎖症 ··················· 248、250、251、252
【ち】
超音波 ····· 10、12、15、26、27、34、59、82、196、200、201、
202、204、206、208、209、210、211、212、213、234、238、242、
248、264、289、290、291、293、299
超音波エラストグラフィ ·········· 83、208、209、211、212
超音波診断 ···· 26、166、192、196、200、201、204、206、289、
291、293
超拡大内視鏡 ················ 276、277、278、281
腸管神経叢 ································· 270
重畳 ········· 187、188、225、284、287、289、290、293
重畳積分（コンボリューション）············· 56、60
重畳表示 ················· 84、87、186、234
直接電気刺激 ··················· 162、164、224
貯蔵弾性率（storage modulus）········· 194、198
【て】
ディープラーニング ·········· 14、76、77、88、276
定量化····· 64、152、155、156、157、186、188、208、216
データ表現空間 ······················· 19、21
データベース ····· 14、18、20、24、28、42、44、45、46、47、
48、49、78、114、126、134、135、175、178、212、216、222、224、
225、227
デジタル化 ················· 22、222、223、224
電磁界シミュレーション ················ 160、161、164
【と】
統計形状モデル ···· 72、74、75、104、256、258、259
統計的形状モデル ······· 18、104、109、124、126
動態解析 ···················· 36、218、221
特徴抽出 ···· 88、89、90、94、104、132、134、135、142、144
トラクトグラフィー ················· 71、72、222
トレーニングセンター ······················ 298

301

【な】

内視鏡検査 ・・・・・・・・・・・・・・・・・・ 26、272
内挿補間 ・・・・・・・・・・・・・・・・・・・・・・ 56
ナビゲーション 38、162、222、223、224、225、231、234、235、236、
237、238、266、288、289、298
軟組織変形 ・・・・・・・・・・・・・・・・・・・ 38、83

【に】

認知症 ・・・・・・・・・・・・・・ 176、182、183、184

【ね】

粘弾性 ・・・ 192、194、196、198、200、208、209、210、211、212

【の】

脳機能マッピング ・・・・・・・・・・・・・ 222、223、224
脳腫瘍 82、162、164、165、186、187、188、190、191、222、224、
225、282、284
脳脊髄液 ・・・・・・・・・・・・・・・・・・ 162、175
脳ネットワーク解析 ・・・・・・・・・・・・・・・・・ 178

【は】

パーソナル医療 ・・・・・・・・・・・・・・・・ 162、164
バーチャル画像 ・・・・・・・・・・・・・・・・・・・ 48
バーチャル手術 ・・・・・・・・・・・・・・・・・・・ 235
肺　28、29、30、31、32、33、34、40、45、46、47、78、80、81、90、
92、93、95、115、124、125、126、128、129、152、153、154、155、
156、157、159、170、172、216、217、218、219、228、229、230、
231、232、233、234、250、251
肺がん ・・・・・・28、29、47、83、138、139、140、142、155、156、
157、216、218、221、228、229、230、231、233、282
肺換気 ・・・・・・・・・・・・・・・・・・・ 154、156
肺機能評価 ・・・・・・・・・・・ 152、153、154、155、156、157
肺3次元ミクロ病態 ・・・・・・・・・・・・・・・ 28、32
胚子 ・・・・・・・・ 62、63、64、66、112、114、117、118、120
肺切除 ・・・・・・・・・・・・・・・・・・・ 228、229
白質 ・・・・・・・・・ 108、175、184、222、224、225
発達障害 ・・・・・・・・・・・・・・・・・・・・・ 104

【ひ】

光音響特性のモデル化 ・・・・・・・・・・・・・・・・・ 210
光コヒーレンス顕微鏡 ・・・・・・・・・・・・・・・・・ 170
光コヒーレントトモグラフィー ・・・・・・・・・・・・・・ 166
光断層計測 ・・・・・・・・・・・・・・・・・・・・ 166
光ファイバ ・・・・・・・・・・・・・・ 166、168、169
非剛体位置合わせ ・・・・・・・・・・・・・・・・・・ 134
鼻中隔 ・・・・・・・・・・・・・・・ 114、116、117
ヒトの成長 ・・・・・・・・・・・・・・・・・・ 10、40
ヒト胚子 ・・・・・・・・・・・ 62、112、118、119、120
ヒト発生解剖学 ・・・・・・・・・・・・・・・・・・・ 118
非破壊内部計測 ・・・・・・・・・・・・・・・ 166、170
微分同相写像 ・・・・・・・・・・・・ 52、53、54、55
びまん性肺疾患 ・・・・・・・・・・・・ 88、90、91、93
標準化 ・・・・・・・・ 19、62、66、79、80、139、174、175、
176、177、223、224、244
標準脳 ・・・・・ 175、223、224、225、227、283、284
病変局在 ・・・・・・・・・・・・・・・・・・・・・ 284
表面形状 ・・・・・・・・・・・・・・ 38、40、66、68
病理診断 ・・・・・・・・・ 124、186、200、201、204、206、276、
278、279
病理組織画像 ・・・・・・・・ 138、139、140、141、143、144、228、
231、233、270、275

ピラミッド変換 ・・・・・・・・・・ 57、58、59、60、61

【ふ】

ファイバプローブ ・・・・・・・・・・・・・・・ 170、173
ファントム実験 ・・・・・・・・・・・・・・・・・・・ 189
腹腔鏡下手術 ・・・・・・・・・・・ 82、83、266、268、290
腹腔鏡操作ロボット ・・・・・・・・・・・・・・・・・・ 82
腹部外科 ・・・・・・・・・・・・・・・・・・・・・ 234
腹部臓器 ・・・・・・・・・・・・・ 38、46、72、73、99
物性 ・・・・・・・・・・・・・・・・・ 83、200、206
フラットパネルディテクタ（FPD） ・・・・・・・・・・・・ 152
プロトポルフィリンIX（PpIX） ・・・・・・・・・・・ 186、187
分子遺伝学 ・・・・・・・・・・・・・・・ 282、283、285

【へ】

平均 ・・・・・・・・・・・・・・ 20、26、54、55、56、58、59、62、64、
65、66、67、70、72、74、75、78、80、81、88、89、100、106、110、
126、128、135、139、156、160、168、174、176、178、183、184、
189、201、202、211、224、230、248、256、273、284
平均曲率流 ・・・・・・・・・・・・・・・・・・・・・ 59
偏差成長 ・・・・・・・・・・・・・・・・・・・・・ 120
並列処理 ・・・・・・・・・・・・・・・・・・・・・ 161

【ほ】

放射光CT ・・・・・・・・・・・・・ 28、29、30、31、32
放射線治療 ・・・・・・・・・・・ 79、98、252、288、289
ポリープ ・・・・・・・・・・・・・・ 23、276、279、281

【ま】

マイクロCT（Micro-CT）12、30、31、32、45、46、47、228、229、
230、231、232、233、242、258、259、263、264、
マイクロMRI ・・・・・・・・・・・・・・・・ 264、265
マスタースレーブ型 ・・・・・・・・・・・・・・・・・・ 82
窓関数 ・・・・・・・・・・・・・・・・・・・ 58、60
マルチスケール ・・・・・・・・ 12、28、29、32、46、47、206、216
慢性肝炎の早期診断 ・・・・・・・・・・・・・・・・・・ 212
マンモグラフィ ・・・・・・・・・・・ 22、23、208、210

【み】

未来予測手術 ・・・・・・・・・・・・・・ 222、225、227

【め】

免疫染色 ・・・・・・・・・・・・・・ 142、146、282

【も】

モチベーション ・・・・・・・・・・・・・・・・・・・ 296
モデル構築 ・・・・・・・ 18、62、76、83、108、160、256

【や】

ヤング率（Young's modulus）・・・・・・ 84、192、193、195、196、
208、209、211

【よ】

4次元画像 ・・・・・・・・・・・・・・・・・・ 34、38
4次元人体モデル ・・・・・・・・・・・・・・・・ 36、39
4次元データ収集 ・・・・・・・・・・・・・・・・・・ 34

【ら】

ラダー状構造 ・・・・・・・・・・・・・・・・ 273、275
ラベル画像 ・・・・・ 42、43、44、45、46、62、66、78、126
ランドマーク 52、53、62、63、64、65、66、67、98、100、102、114、
116、117、222
ランドマーク検出 ・・・・・・ 50、100、101、102、103

【り】

力覚・触覚計測 ・・・・・・・・・・・・・・・・・・・ 83

【る】

類似画像の検索 · 135

【れ】

レジストレーション 19、20、59、60、100、154、175、238、242、243、283

レベルセット · 66、67

【ろ】

肋骨 · · · · · · · · · · · · 22、23、98、115、152、154、156、157、216、217

ロボット工学 · · · · · · · · · · · · · · · 288、289、290

【A】

ADNI · 14、18、20

AI · 76、124、268

AlphaGO · 14

Automated Anatomical Labeling（AAL）アトラス · · · · · · 175

【B】

Biomarker · 198、252

BoVW · 134、135

【C】

CAD · · · · · · · 88、90、124、138、216、221、276、278

Cresyl violet · · · · · · · · · · · · · · · · · · · 272、273

CT 10、12、15、18、19、22、23、24、26、27、28、29、30、31、32、35、36、38、40、41、42、43、44、47、48、73、78、79、82、112、113、118、120、122、124、125、126、128、129、132、134、152、166、174、216、218、219、221、228、229、230、234、235、236、242、244、245、247、252、263、264、289、299

CT画像 · · 28、30、31、32、45、46、47、48、49、50、52、68、69、70、71、72、73、74、76、78、79、80、81、82、90、130、131、132、134、135、154、217、218、219、220、221、228、229、230、231、233、242、243、244、245、247、256、258、263

CLE観察法 · 271

computer-aided diagnosis · · · · · · · · · · · · 88、124、138

connectome · · · · · · · · · · · · · · · · · 12、161、178

COPD · · · · · · · · · · · 28、29、170、172、216、218、231

【E】

EMアルゴリズム · · · · · · · · · · · · · · · · · · 64、108

【F】

FDG · · · · · · · · · · · · · · · · 24、78、79、80、183

FSL · 174、282、284

Fully convolutional neural network · · · · · · · · · 44、46

【G】

Geometric Morphometrics · · · · · · · · · · · · · · · 114

Ground Glass Opacity（GGO）· · · · · · · · · · · · · · 230

【H】

heterogeneity · 264

High-resolution CT（HRCT）· · · · · · · · · · · · · · 228

【I】

IBM Watson · 14

in vivoイメージング · · · · · · · · · · · · · · · · · · 273

IPMN · · · · · · · · · · · · · · · · · · · 263、264、266

【K】

KPCマウス · · · · · · · · · · · · · · · · 142、262、264

【L】

lepidic growth pattern · · · · · · · · · · · · 228、230、231

【M】

magnetic resonance elastography（MRE）· · · · · · · · 83、192

MNI152 · 284、287

MR顕微鏡 · · · · · · · · · · · · · · · 112、119、120、122

MRI · · · · · · · · · · · 10、12、14、15、18、19、24、25、26、34、35、36、38、42、44、48、68、70、82、104、108、114、118、120、122、150、152、166、174、178、192、196、212、222、223、225、227、234、235、242、244、248、249、250、252、258、263、264、282、283、289、299

MRI画像 · · 42、108、117、178、183、185、222、224、225、234、242、255、265

【N】

NAMIC · 14

Needle steering · 83

【O】

OCM · 170、173

OCT · · · · · · · · · · 166、167、168、169、170、171、172

【P】

PET（Positron Emission Tomography）· · 10、12、14、24、26、27、44、68、76、78、79、80、81、174、182、183、184、185、222

PET/CT画像 · 76

Physiome · 10、12

【Q】

q-正規分布 · · · · · · · · · · · · · · 63、64、65、66、67

【R】

Radiomics · · · · · · · · · · · · · 90、282、284、285、287

Radiologic-pathologic correlation · · · · · · · · · · · · 252

RI（Radioisotope）· · · · · · · · · · · · · · · · · 24、152

【S】

Statistical Parametric Mapping（SPM）· · · · · · · · · · · · · · 174

【T】

TCGA · 14、140

T1強調画像 · · · · · · 161、163、174、175、176、177、178、179、181、282、284

【U】

ultrasound elastography（USE）· · · · · · · · · · · · · · 192

【V】

Voxel-Based Morphometry（VBM）· · · · · · · · · · · · · 20、174

【X】

X線動画 · · · · · · · · · · · · · · · 152、153、154、157

X線CT · · · · · · · · · · 10、12、18、24、79、82、112、122、166、229、230

303

編著者

橋爪 誠　はしづめ まこと

九州大学大学院医学研究院先端医療医学部門災害・救急医学分野教授。昭和54年九州大学医学部卒業、同大第二外科入局。平成10年同大第二外科助教授。平成11年同大大学院医学系研究科災害救急医学教授。平成15年九州大学病院先端医工学診療部部長兼任。平成18年～24年同病院救命救急センター長兼任。平成22年九州大学先端医療イノベーションセンター長兼任。平成26年九州大学主幹教授就任。平成28年九州大学多元計算解剖学国際研究センター長兼任、現在に至る。
主な研究分野は消化器外科、門脈圧亢進症、内視鏡外科、災害救急医学、ロボット外科、インテリジェント治療を目指した手術支援ロボティックシステムに関する研究に従事、新学術領域「多元計算解剖学」領域代表。
主な受賞歴は、第41回日本消化器外科学会会長賞受賞、平成18年度文部科学大臣表彰科学技術賞受賞、2007年度グッドデザイン賞受賞、2007年度今年のロボット大賞優秀賞および審査員特別賞受賞、2010年Best Paper Award of International Conference on Advanced Mechatronicsほか。

デザイン：林琢真、鈴木晴奈（林琢真デザイン事務所）
編集：青木耕太郎

カバー、本文P13人体画像：Photo by Getty Images

多元計算解剖学の基礎と臨床への応用

2018年3月17日　発　行　　　　　　NDC491

編　著：橋爪誠
発行者：小川雄一
発行所：株式会社 誠文堂新光社
　　　　〒113-0033 東京都文京区本郷3-3-11
　　　　（編集）電話 03-5800-5753
　　　　（販売）電話 03-5800-5780
　　　　URL http://www.seibundo-shinkosha.net/
印刷所：株式会社 大熊整美堂
製本所：株式会社 ブロケード

©2018, Makoto Hashizume.　　　　　　Printed in Japan
検印省略
本書記載の記事の無断転用を禁じます。
万一落丁・乱丁の場合はお取り替えいたします。

本書のコピー、スキャン、デジタル化等の無断複製は、著作権法上での例外を除き、禁じられています。
本書を代行業者等の第三者に依頼してスキャンやデジタル化することは、たとえ個人や家庭内での利用であっても著作権法上認められません。

JCOPY 〈（社）出版者著作権管理機構 委託出版物〉
本書を無断で複製複写（コピー）することは、著作権法上での例外を除き、禁じられています。本書をコピーされる場合は、そのつど事前に、（社）出版者著作権管理機構（電話 03-3513-6969 /FAX 03-3513-6979 / e-mail: info@jcopy.or.jp）の許諾を得てください。

ISBN978-4-416-51824-3